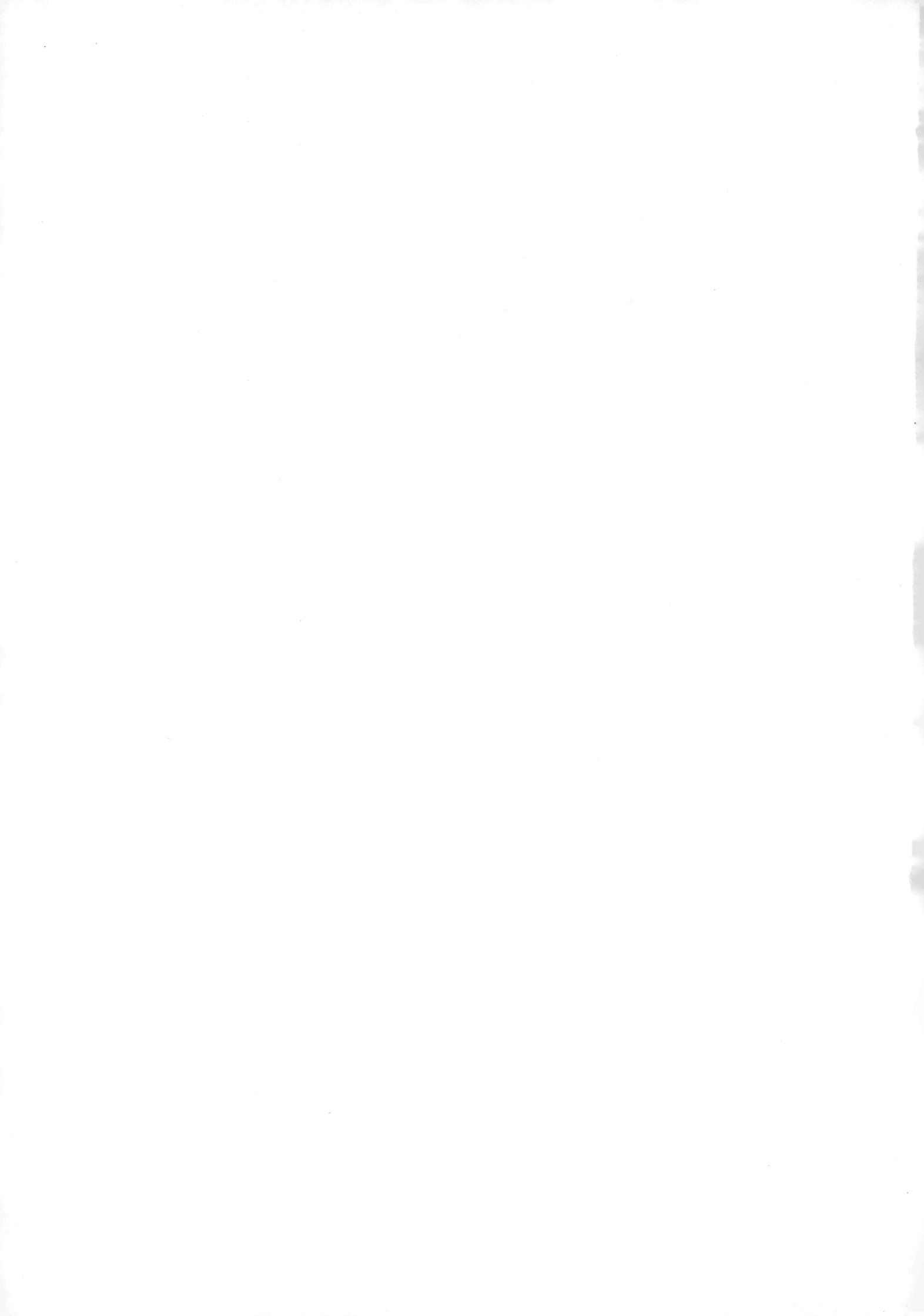

図説 カラダ大辞典 ③

神経の病気

金沢医科大学

刊行にあたって

金沢医科大学理事長　山下 公一

　ヒトの神経系は、中枢神経系、末梢神経系、自律神経系などのそれぞれ固有のネットワークを形成し、その情報処理機能によって、外界や体内からの感覚の信号を中枢に伝達したり、中枢での信号処理や中枢からの運動指令を目的の筋細胞に伝えたり、また内臓のはたらきを制御するなど、身体の各種の機能をコントロールするという、きわめて巧妙で洗練された機能を営んでいます。

　その神経系が種々の理由で部分的にあるいは広範囲におかされ機能に障害が起ると、痛みや麻痺（まひ）が起こったり、種々の不愉快な神経症状に悩まされることになります。直接生命に関係することは少ないにしても、状態によっては治りにくく後遺症で長く悩まされることも少なくありません。

　近年の神経疾患に関する研究の発展は著しく、診断・治療面での進歩には眼を見張るものもありますが、神経の病気に対処するには、病気について正しく理解する必要があります。しかし神経の病気について系統的に分かりやすく解説した本は意外に少ないように思われますので、金沢医科大学の医師たちに呼びかけて、一般市民の皆さんにも役立てていただけるような、また医学を学ぶ学生にも理解しやすい副読本としても役立ててもらえるような本を目指して、この本を作ることをお願いしました。執筆の皆さんは自分自身の豊富な経験と資料を活かして写真やイラストを多く用い、質の高い健康・医学情報を盛り込んだ医学の教科書づくりに協力してくれました。

　この企画は、金沢医科大学病院の診療・教育スタッフとテレビ金沢との全面的協力のもとで、平成18年4月から放送を続けている「カラダ大辞典」というテレビ番組に取り組む作業の中からその副産物として企画されたもので、シリーズの第1巻「メタボリックシンドローム」、第2巻「がん」に続いて、このたび第3巻「神経の病気」を出版することができました。

　本書が多くの皆様にご利用いただき、よい評価をいただければ、執筆や製作に携わったスタッフ一同はその労が報われるものと思います。

推薦のことば

金沢医科大学学長　山田　裕一

　私の学生時代には、神経疾患といえば「奇病」「難病」の代表で、不治の病と思われていたものがほとんどでした。ですから、当時、神経疾患の臨床や研究を志すことは、もっとも困難で報われることの少ない領域への、果敢な（時には無謀な）挑戦とさえ言われました。その頃から40年が経ち、もちろん今でも、原因が十分明らかでなく、治療が困難な疾患は少なからずありますが、疾患によっては、そうした果敢で勇気ある挑戦者たちの苦労が大きく実って、病気の成り立ちがずいぶん明らかになり、治療法も進歩して、治癒することができたり、症状を軽減したり、進行を食い止めたりすることができるようになってきました。医学の進歩の速さと偉大さを感じるとともに、人間の身体の不思議もあらためて感じさせてくれるのが「神経」の生理と臨床です。

　本書の構成は、まず初めに、頭痛やめまいなど、なじみのある症状について、その成り立ちの機序と、それに関係する可能性のある疾患を解説しています（第1章）。次いで、第2章で、脳や神経の生理学的基礎を解説しています。ここまでは医学生、看護学生、コ・メディカル職など、ある程度、医学的知識のある人にとっては、とても解りやすい内容であると思いますが、一般の方でも時間をかけてじっくり読まれれば、理解できると思います。

　第3章で、いよいよ神経の病気の話に進みます。一般の方にとっては、病気の名前だけでも、どこかおどろおどろしく、とっつきにくいものが並んでいると思われるでしょう。実際、これらの病気にかかる人の数はそんなに多くはなく、それゆえに耳慣れない病名なのですが、冒頭に申し上げたように、これらの難病に苦しんできた人たちと、その解明と克服に果敢に挑んできた多くの医師をはじめとする医療者や研究者の、共同の長い戦いの中で明らかにされてきた事実が、この章では書かれています。少し難しい内容ですが、そんなことに思いを馳せながら、ぜひ、ご一読をお願いしたいと思います。

　最後の章では、最新の診断と治療技術が紹介されています。われわれ医学に携わってきたものでも、その進歩には驚かずにはいられません。楽しく読んでいただけると思います。

　医学情報が爆発的に増えている現代では、このような紙媒体での知識は、あっという間に古くなってしまう運命にある時代です。ぜひ、なるべくお早めに、賞味期間中にお読みいただけることを願って、推薦のことばといたします。

監修のことば

金沢医科大学出版局長　松井　忍

　脳・神経の病気は、人間としての根幹をなす意識、知能、言語、運動などの機能障害を来たすこと、その障害が後々まで残ることが多く、長い間「怖い病気」とされてきました。しかし、近年、遺伝子操作技術や脳の内部を画像化する技術など脳を研究するための手段が急速に進歩した結果、多くの脳・神経に関する謎が解明されてきました。それとともに、臨床の場においては、X線CT，MRIやPETを中心とした画像診断技術のめざましい発展と、あたらしい治療薬の開発、遺伝子治療、内視鏡・血管内治療、定位放射線治療など近代医学ならびに工学の粋を駆使した治療技術の発展により、脳・神経の病気の治療成績は著しく向上しました。

　このような状況にある現在、脳・神経の病気を患われている方、ならびに、その周りの人たちにとって、病気に関する正しい情報を得ることは適切な治療を受ける上で必要不可欠であります。また、現在、健康な人たちにとっても、脳・神経の病気の予防法や早期診断法に関する正しい知識を得ることは快適な生活を維持する上で大変重要であります。

　金沢医科大学出版局を通して出版される図説「カラダ大辞典」シリーズは、本学医療スタッフによる日常診療の経験をもとに実際の診療や教育に用いている資料やイラストを中心に、「質の高い健康・医療情報」を一般の方々に提供することを目的としております。

　本書はこの目的に沿って企画された本シリーズの出版書として「メタボリックシンドローム」「がん」に次いで3冊目のものであります。目次欄をご覧いただくとお分かりいただけると思いますが、一般の方々に取り組みやすいように、まず「症状」から入り、必要に応じて「基礎知識」、「いろいろな病気」や「最新の治療」の関連箇所へ進んでいただく形をとっております。また、図説シリーズにふさわしくふんだんに図・写真や表が取り入れられており、一般の読者に十分ご理解いただける内容となっております。本書は一般の方々を主な読者として編集されておりますので、比較的平易に記述されていますが、内容的には医学生、看護学生をはじめ医療職の方々においても「入門書」として活用していただけるものと期待しております。

　最後に、お忙しい中、企画立案、討議、校閲いただいた編集委員の先生方、ならびに、一般の読者に分かりやすい内容での執筆という難しい命題にお答えいただいた本学医療スタッフの方々に厚くお礼申し上げます。

編集者を代表して

金沢医科大学教授・病院長　飯塚　秀明

　『神経』は、動物に存在し、身体の中での情報伝達をつかさどっているシステムですが、人間にとっては、生命維持だけでなく、人間が人間の尊厳をもって生きていくうえで最も大切な臓器です。

　『神経』ということばは、江戸時代に杉田玄白たちが翻訳した『解体新書』のなかで創られたもので、『神気（万物を組成する気、精神、こころ）』と『経脈（すじ、みち）』をあわせたことばです。まさに、神経の働きをあらわしたすばらしいことばです。私は、脳神経外科医ですが、一般の皆様へお話しする機会にも、そして私共の学生への講義の最初にも、この『神経』のことばについて話しております。

　神経は非常に大切な働きをしているだけに、きわめて精巧な構造をもっております。したがって、神経に生ずる病気には、いろいろな種類のものがあり、また、それによってでてくる症状も多彩です。今回、刊行となりました『神経の病気』は、皆様にとって使いやすく、またできるだけ容易に理解していただけるように、はじめに、神経の病気によって生じてくる代表的な『症状』を解説しております。"頭痛"や"めまい"のほか、比較的多くみられる19の症状について、それぞれの専門医が解説しております。また、病気を理解していただくために、知っておくと便利な知識として、脳のかたちや、脳からどのように情報が伝えられているのか（まさに『経脈』です）、そして、最近注目されている神経の再生の話題や顕微鏡で見える神経の病気について解説しております。

　そのうえで、いろいろな神経の病気について17項目にわたって説明しております。"脳卒中"や"アルツハイマー型認知症"など、よく耳にする病気のほかに、少し難しいのですが大事な病気についても説明しております。未だ、現代の医学でも治療が難しい病気についても解説されています。さらに、神経の病気の診断と治療について、私共で行っている最新の機器や方法もまじえて説明しております。

　わが国において高齢化が急速にすすんでいることが唱えられて久しくなりますが、健やかに長寿を全うするために、『神経』を健やかにすること、『神経』の病気を予防することが大切なことが、図説カラダ大辞典『神経の病気』によってわかっていただけるものと思います。このような意味で、本著が多くの皆さまの健康維持のためにお役に立つことをお祈り申し上げます。

目　次

刊行にあたって　………………………………　山下　公一
推薦のことば　…………………………………　山田　裕一
監修のことば　…………………………………　松井　忍
編集者を代表して　……………………………　飯塚　秀明
企画・監修・編集・執筆者紹介

第1章　症状からのアプローチ

頭痛	川村　和之	2
ショック	山川　淳一	4
意識障害	山川　淳一	7
けいれん	山川　淳一	12
めまい	友田　幸一	16
視力障害	永井　康太	22
聴力障害	鈴鹿　有子	25
耳鳴	堀口　章子	29
咽頭痛	山下　公一	31
悪心・嘔吐	山川　淳一	36
認知症	森本　茂人	39
幻覚・妄想	窪田　孝	41
不安・憂うつ	窪田　孝	43
食欲不振	堀　有行	46
睡眠関連疾患（睡眠障害）	堀　有行	48
運動麻痺・筋力低下	松井　真	51
感覚障害	松井　真	54
摂食嚥下障害	坪川　操	56
顔面神経麻痺	三輪　高喜	59

第2章　病気を理解するための基礎知識

　　脳の機能局在 ……………………………………… 加藤　伸郎　64
　　脳からの情報を伝えるしくみ ―神経細胞と神経細胞の会話―
　　　　　　　　　　　　　　　　……………………… 西尾　眞友　69
　　中枢および末梢神経の再生 ……………………… 加藤　伸郎　71
　　顕微鏡で見る神経組織の異常 …………………… 佐藤　勝明　76

第3章　神経のいろいろな病気

　　脳卒中 ……………………………………………… 長山　成美　82
　　脳炎・髄膜炎 ……………………………………… 川村　和之　87
　　アルツハイマー型認知症 ………………………… 森本　茂人　90
　　パーキンソン病 …………………………………… 松井　　大　94
　　脊髄小脳変性症 …………………………………… 松井　　大　98
　　多発性硬化症 ……………………………………… 松井　　真　101
　　ギラン・バレー症候群 …………………………… 永石　彰子　106
　　重症筋無力症 ……………………………………… 長山　成美　108
　　筋萎縮性側索硬化症 ……………………………… 長山　成美　110
　　ミトコンドリア脳筋症 …………………………… 永石　彰子　112
　　先天性筋ジストロフィー ………………………… 柿沼　宏明　114
　　小児の脳神経外科疾患 …………………………… 赤井　卓也　116
　　脊椎の病気 ……………………… 飯田　隆昭、飯塚　秀明　122
　　脳下垂体腫瘍 ……………………………………… 立花　　修　128
　　プリオン病 ………………………………………… 永石　彰子　130
　　寄生虫迷入性脊髄炎 ……………………………… 中西　恵美　132
　　高次脳機能障害 …………………………………… 堀　　有行　135
　　女性のメンタルヘルス ………… 鴨田　佐知子、赤澤　純代　137

第4章　最新の診断と治療

　　神経画像最先端 ………………………… 東 光太郎、利波 久雄　142
　　脳血管内治療 …………………………………………… 白神 俊祐　145
　　神経内視鏡手術 ………………………………………… 赤井 卓也　147
　　定位放射線治療 ………………………………………… 岡本 一也　151

索引 ……………………………………………………………………… 153

企　画

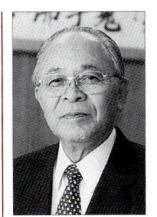
山下　公一
金沢医科大学
理事長

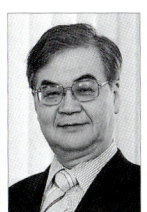
山田　裕一
金沢医科大学
学長

監修・編集

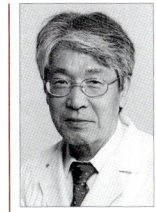
松井　忍
金沢医科大学教授
生活習慣病センター
出版局長

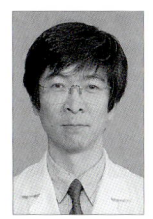
飯塚　秀明
金沢医科大学教授
脳神経外科学
病院長

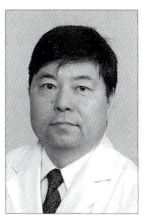
松井　真
金沢医科大学教授
神経内科学

執　筆（執筆順）

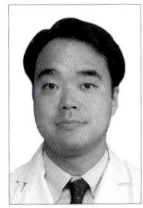
川村　和之
金沢医科大学講師
神経内科学

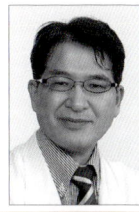
山川　淳一
金沢医科大学講師
総合診療科

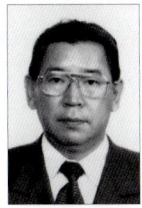
友田　幸一
前 金沢医科大学教授（耳鼻咽喉科学）
関西医科大学 耳鼻咽喉科学 教授

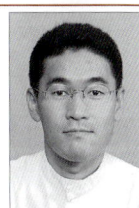
永井　康太
金沢医科大学講師
眼科学

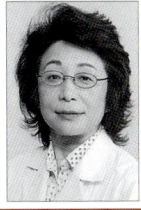
鈴鹿　有子
金沢医科大学教授
耳鼻咽喉科学

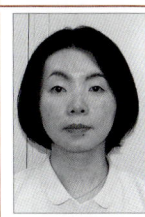
堀口　章子
金沢医科大学講師
耳鼻咽喉科学

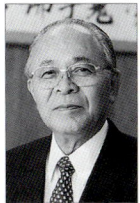
山下　公一
金沢医科大学名誉教授
元 耳鼻咽喉科学教授

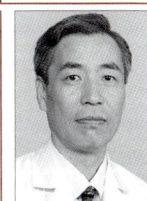
森本　茂人
金沢医科大学教授
老年病学

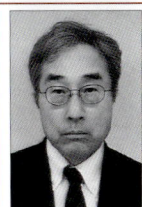
窪田　孝
金沢医科大学教授
神経精神医学

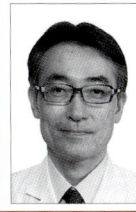
堀　有行
金沢医科大学准教授
医学教育学

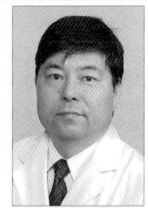
松井 真
金沢医科大学教授
神経内科学

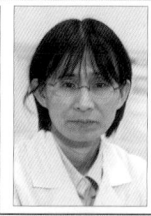
坪川 操
金沢医科大学非常勤講師
リハビリ科

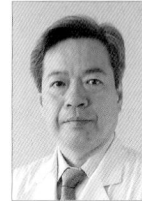
三輪 高喜
金沢医科大学教授
耳鼻咽喉科学

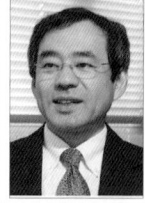
加藤 伸郎
金沢医科大学教授
生理学Ⅰ

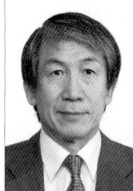
西尾 眞友
金沢医科大学教授
薬理学

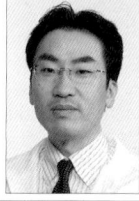
佐藤 勝明
金沢医科大学准教授
病理学Ⅱ

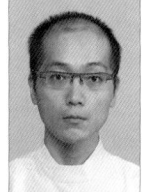
長山 成美
金沢医科大学講師
神経内科学

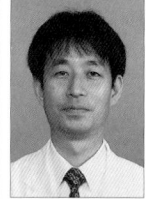
松井 大
前 金沢医科大学講師（神経内科学）
国立病院機構 宇多野病院
神経内科 医長・臨床研究部 室長

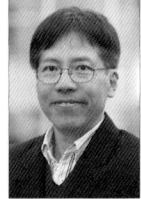
柿沼 宏明
前 金沢医科大学教授（看護学部）
重症心身障害児施設 千葉市桜木園 園長

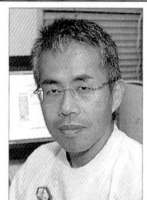
赤井 卓也
金沢医科大学教授
脳神経外科学

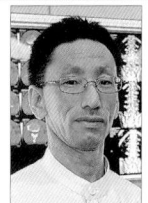
飯田 隆昭
金沢医科大学講師
脳神経外科学

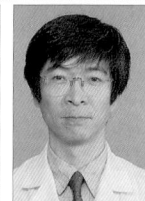
飯塚 秀明
金沢医科大学教授
脳神経外科学

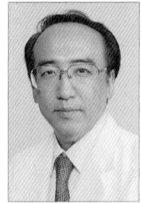
立花 修
金沢医科大学教授
脳神経外科学

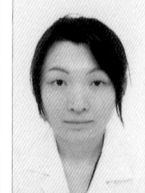
中西 恵美
金沢医科大学助教
神経内科学

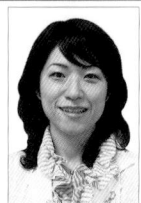
鴨田 佐知子
金沢医科大学助教
生活習慣病センター

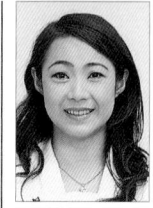
赤澤 純代
金沢医科大学講師
女性総合医療センター

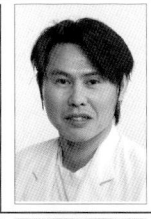 白神 俊祐
金沢医科大学助教
脳神経外科学

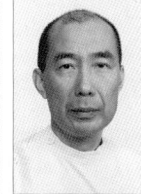 岡本 一也
金沢医科大学講師
脳神経外科学

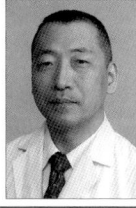 東 光太郎
前 金沢医科大学教授（放射線医学）
浅ノ川総合病院 放射線部 部長

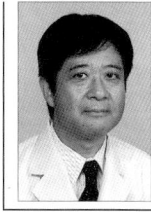 利波 久雄
金沢医科大学教授
放射線医学

永石 彰子
元 金沢医科大学助教（神経内科学）

編集協力者

大石勝昭　（元 金沢医科大学広報局）
中山正喜、木下英理　（金沢医科大学経営企画・広報局）
丸谷　良、中川美枝子　（金沢医科大学出版業務部出版課）
中谷　渉　（金沢医科大学出版業務部フォトセンター）

第1章

症状からのアプローチ

頭痛	2
ショック	4
意識障害	7
けいれん	12
めまい	16
視力障害	22
聴力障害	25
耳鳴	29
咽頭痛	31
悪心・嘔吐	36
認知症	39
幻覚・妄想	41
不安・憂うつ	43
食欲不振	46
睡眠関連疾患(睡眠障害)	48
運動麻痺・筋力低下	51
感覚障害	54
摂食嚥下障害	56
顔面神経麻痺	59

第1章 症状からのアプローチ

頭 痛

川村 和之

　頭痛は、明らかな基礎疾患をもたない一次性頭痛と頭頚部領域あるいは全身性の基礎疾患が原因で生じる二次性頭痛に大きく分類することができます。

一次性頭痛

　いわゆる「頭痛持ち」の方の慢性頭痛は一次性頭痛であることが多く、片頭痛、群発頭痛、緊張型頭痛が代表です。片頭痛と群発頭痛は、頭蓋内の痛覚を中枢へと伝える働きをする三叉神経の活性化と頭蓋内血管の炎症により引き起こされる「神経血管性頭痛」と考えられています。一方、緊張型頭痛は、ストレスや姿勢異常による頭蓋周囲の筋肉の持続的な緊張・筋痛と、中枢神経系における痛みに対する感受性の亢進により引き起こされると考えられています。それぞれの頭痛は、表1にまとめたような特徴を持つので、臨床症状により鑑別することができます。ただし、脳腫瘍、脳血管奇形や副鼻腔炎などでも一次性頭痛と非常に似た頭痛が起こることがあるので、一次性頭痛が強く疑われる場合にも頭部MRI・MRA検査等を行って、二次性頭痛の可能性を否定しておくことが大切です。

　頭痛発作時には、片頭痛に対してはトリプタン系薬剤やエルゴタミン製剤、群発頭痛に対してはトリプタン系薬剤や100％酸素吸入、リドカイン点鼻、緊張型頭痛に対しては鎮痛薬を使用します。

　頭痛薬（トリプタン系製剤、エルゴタミン製剤、鎮痛薬）の乱用により、頭痛があらたに出現したり、もともとの頭痛が著明に増悪増強することがあります（薬物乱用頭痛）。具体的に、3ヶ月以上の期間、定期的に1ヶ月に10日以上、頭痛薬を使用すると薬物乱用頭痛になる可能性が高くなります。そのために、頭痛発作が頻回である場合は、頭痛の予防治療が必要になります。この場合には抗

表1　一次性頭痛の臨床的特徴

（「Clinical Neurosciece, 頭痛－その最新情報」中外医学社に基づき作成）

		片頭痛	群発頭痛	緊張型頭痛
性差、初発年齢		女性、若年～中年	男性、中高年	女性、若年～高年
家族歴		濃厚	希薄	希薄
前兆		目のチカチカ、半身のしびれ	なし	なし
頭痛の性質		拍動性	錐もみ様	圧迫、締め付け感
	部位	片側性、両側性 側頭部	片側性 眼窩、側頭部	両側性 後頭部～頸部
	強さ	中等度	激痛	我慢できる
	持続時間	4時間～3日間	15分～3時間	30分～7日間
	頻度（回）	発作性、1～5/月	発作性、1～8/日（発作期と寛解期あり）	持続性
	時間帯	一定しない	夜間早朝	夕方に増強
随伴症状		悪心・嘔吐 光や音への過敏性	流涙、結膜充血、鼻閉 顔面発汗（頭痛側）	肩こり

うつ薬、抗てんかん薬、β遮断薬やカルシウム拮抗薬が使用されます。

二次性頭痛

「今までに経験したことのない頭痛」と表現されるような急性重症初発頭痛の場合や、発熱などの全身症状や神経学的異常所見、髄膜刺激症状を伴っている頭痛の場合には二次性頭痛を疑います。表2に列挙したように、二次性頭痛の原因となる疾患は非常に多彩なので、頭部画像検査や髄液検査を組み合わせて、鑑別診断を行います。二次性頭痛では、原因疾患に対する治療が優先されます。

表2 二次性頭痛の原因となる疾患

(「Clinical Neurosciece, 頭痛－その最新情報」中外医学社に基づき作成)

脳血管障害	虚血性脳疾患	外傷性	―
	硬膜外血腫・硬膜下血腫	頭部の感染症	髄膜炎・脳炎
	脳出血		脳膿瘍
	未破裂動脈瘤、くも膜下出血		急性副鼻腔炎
	内頸動脈・椎骨脳底動脈解離	全身性感染症	感冒
	静脈洞血栓症	急性中毒	一酸化炭素
	高血圧性脳症	血液ガスの異常	睡眠時無呼吸症候群
脳血管障害以外の頭蓋内疾患	脳腫瘍	眼疾患	緑内障
	低髄液圧症候群		

Q & A

問：どのような頭痛の場合に、急いで医師の診察を受ける必要がありますか。

答：①50歳以上で初発した頭痛 ②突発した頭痛 ③増悪傾向の頭痛 ④発熱、発疹などの全身症候を伴う頭痛 ⑤意識障害や髄膜刺激症状、半身の脱力やしびれなどの局在神経症候を伴う頭痛の場合には早急な診断・治療が必要になります。

第1章 症状からのアプローチ

ショック

山川 淳一

ショックとは血圧低下により末梢の血液の流れが著しく障害され、末梢の組織が栄養できなくなった状態です。とくに、血圧低下により生命を維持するための重要臓器が機能しなくなることがあり、放置しておくと死に至ることがあります。そのため、できるだけ早く原因を明らかにして適切な治療を行うことが必要となります（表1）。

神経原性ショック

病態生理

痛みなどの何らかの引金によって神経が刺激され、徐脈や心臓の収縮力が低下して心臓からの血液拍出量低下や末梢血管が拡がることによる血圧低下が原因です。

症状の特徴
・比較的急激に発症します。
・徐脈、血圧低下、ときに意識消失が主症状です。
・不安や痛みが誘因となり、それが明らかなことが多いです。
・手足は暖かく、全身状態が血圧低下の割に良好です。

治療
・多くの場合、頭を低くして衣服をゆるめ、しばらく観察するのみで改善します。
・改善がみられないときは、輸液や薬で治療します。
・ショックが長引くときは、他のショックの可能性も考え、原因を検索していきます。
・必要に応じて、次項の循環血液量減少性ショックに準じた治療を行います。

循環血液量減少性ショック

病態生理

種々の原因により体をめぐる血液量が減少し、手足の血管に張りがなくなることにより血圧の低下を来し

表1　ショックの分類と症状

（米国MIRU診断基準に基づき作成）

ショックの分類	ショックの症状：（5P）
・神経原性ショック（neurogenic shock、primary shock）	・蒼白（pallor）
・循環血液量減少性ショック（hypovolemic shock）	・虚脱（prostration）
・アナフィラキシーショック（anaphylaxy shock）	・冷汗（perspiration）
・敗血症性ショック（septic shock）	・脈拍触知不能（pulselessness）
・心原性ショック（cardiogenic shock）	・呼吸不全（pulmonary deficiency）
・その他のショック	・血圧低下（収縮期圧 90-100 以下）
	・脈圧減少
	・表在性静脈虚脱
	・呼吸促拍
	・乏尿（25ml/hr 以下）

[参考] 米国MIRUの診断基準
1. 収縮期圧＜90mmHg、または通常の血圧より30mmHg以上低下
2. 臓器循環障害（尿量＜20ml、意識障害、末梢血管収縮）　ただし、迷走神経反射・不整脈などによる低血圧を除く

ます。原因としては、出血と脱水の2つが挙げられます（表2、3）。

診断

- 原因疾患がはっきりしているとき（とくに出血）は診断が容易です。
- 他のショックとの鑑別が困難なときには、各種のショックを診断する検査を行います。
- 血液検査で出血のときは、貧血と血液中の蛋白質の低下を認めますが、出血初期には貧血の程度は軽く診断が困難な場合があります。また、脱水のときは、逆に濃縮した血液像がみられます。

治療

- 出血の場合：まずは輸液です。心電図、血圧などを見ながら、点滴を行います。とくに血圧と尿量に注意しながら行います。それでも血圧の上昇がないときには、薬の投与を行います。出血性ショックと診断したら、輸血をすることもあり、出血源の確認と止血を急ぎます。
- 脱水の場合：まず、体のバランスをとっている電解質を調べます。そこで体から喪失した組成に近い点滴を行います。

アナフィラキシーショック

病態生理

アレルギー（即時型アレルギー）によります。いろいろな原因が考えられますが、最も頻度の高いものは薬です。まれに食物、虫によるものなどがみられます。刺激によりケミカルメディエーターとよばれる刺激物質が体の中に放出され、気管支が収縮したり、血管が拡張したりと、種々の症状を発現させます。

臨床症状

多くの場合、刺激により1～30分以内に以下のような症状が様々な組合せで出現します（検査のための造影剤などでも起こりえます）。

- 蕁麻疹様皮疹
- 気管支喘息様症状。とくに重篤な場合は呼吸が停止します。
- 血圧低下。とくに重篤な場合は心臓が停止します。
- けいれん

軽症の場合：軽症の場合は蕁麻疹のみですむことが多く、重症の場合は死に至ります。

アナフィラキシーショックを起こす頻度の高い薬剤：抗生物質（とくにβラクタム剤）、造影剤、抗不整脈剤などですが、薬剤はすべてショッ

表2　循環血液量減少性ショック

（「内科レジデントマニュアル　第2版」医学書院に基づき作成）

比較的急性の出血を来す疾患

・各種外傷	
・心大血管からの出血	大動脈瘤破裂、心破裂
・喀血をきたす疾患	気管支拡張症、肺結核、肺癌、気管支炎、肺梗塞、僧帽弁狭窄、肺炎、動静脈瘻、Goodpasture症候群
・上部消化管出血	胃十二指腸潰瘍、出血性胃炎、胃癌、食道炎、食道静脈瘤破裂、Mallory-Weiss症候群
・下部消化管出血	大腸癌、痔核、出血性大腸炎、大腸ポリープ、虚血性腸炎、潰瘍性大腸炎、憩室炎、腹腔内出血、肝腫瘍、脾破裂

脱水を来す疾患

・不感蒸泄の増加	各種発熱性疾患（補液が不適当な場合が多い）
・尿よりの体液の喪失	急性腎不全利尿期、利尿剤使用時、糖尿病性昏睡、尿崩症
・消化管よりの体液喪失	嘔吐を来す全ての疾患、下痢を来す全ての疾患（とくにコレラ）
・その他	腸閉塞（嘔吐に加え、third spaceに大量の細胞外液が移行）、急性膵炎（脱水と末梢血管拡張）
・医原性	医師が考えていたよりも体液喪失が著しかったとき

クを起こす可能性があります。

敗血症性ショック

病態生理

主として細菌が産生する毒素により、様々な生体の反応が活性され、初期には体温の上昇、心拍数の増加など他のショック状態では認めない症状が出現します。末期には、低心拍出の心原性ショックと区別できない状態となります。

臨床症状

初期症状は悪寒戦慄、発熱、暖かく湿った皮膚、チアノーゼ、精神錯乱などが特徴的です。末期の状態は冷たい湿った皮膚、乏尿、チアノーゼなど重症心原性ショックの症状と同じです。

診断

困難なことも少なくなく、ショックの鑑別時に本症を考えることが重要です。初期には、全身状態がそれほど悪くみえないこともあるので注意が必要です。

治療

原疾患（感染）の適切な抗生剤の選択が最重要で、起因菌を予測して治療します。また、外科的に感染巣の治療が可能なものは積極的に行います。しかし重症化したときには基本的に治療は無効か、効果不十分のことが多く、治療を行っても救命は不可能に近い状態です。したがって、早期診断と初期の適切な治療につきます。

表3　循環血液量減少性ショック重症度の判定指標

（「内科レジデントマニュアル　第2版」医学書院に基づき作成）

重症度の判定把握

ショック指数を用いて循環血液量の減少を推定し重症度の判定を行います。

ショック指数＝脈拍数／血圧

ショック指数	循環血液量の減少
0.5	なし
1.0	23%
1.5	33%
2.0	43%

第1章　症状からのアプローチ

意識障害

山川　淳一

意識障害とは

意識障害とは、物事を正しく理解することや周囲の刺激に対する適切な反応が、損なわれている状態のことです。意識の構成には「清明度」「広がり」「質的」の三つの要素が存在し、このうち一般的な意識障害とは「清明度」の低下を指します。また「広がり」の低下（意識の狭窄）は「催眠」であり、「質的」の変化（意識変容）は「せん妄」や「もうろう」等を指します（表1、2、3）。

意識水準を維持しているものに脳幹網様体賦活系が挙げられます。この脳幹網様体賦活系が大脳皮質に影響を与え、活動させています。また、視床下部では睡眠と覚醒のリズムを作っている場所があり、ここから直接辺縁皮質に働きかけるものと、中脳を介して大脳皮質に働きかけるものがあります。そのため、広範な大脳機能障害、脳幹、視床下部の障害によって意識障害が起こります。

救急処置と診断

まずは気道の確保を行います。とくに、呼吸が正常以外のもの、血液中の酸素濃度が低いかまたは二酸化炭素濃度が高い場合は、原則として気管内挿管を行います。

つぎに治療可能な代謝性意識障害の治療を行います。低血糖発作が否定できないときにはブドウ糖を静脈注射します。低血糖での意識消失が90分以上続くと回復しなくなります。低酸素での意識障害は、血中の酸素が2.0 ml/100 g（正常：3.3 ml/100 g）で昏睡となり、中間は意識混濁を起こします。脳は血流停止6〜7秒で意識消失し、4〜8分で回復しなくなります。また、低栄養状態にある患者さんにブドウ糖を投与すると、脳症が起こることがあるのでビタミンB_1も同時に使用します。

一般的な救急処置が終わったところで原因の究明を急ぎます。

必要な検査は、
- 血算、生化学的検査
- 頭部CT：意識障害のある患者はほぼ全例適応となります。
- 髄液検査：髄膜炎（発熱・頭痛・髄膜刺激症状など）が疑われたときに行います。

意識障害の原因は様々であり、神経系が直接関与するのものと、二次的に関与のものがあります。また一時的あるいは持続的に意識障害を起こすものにも分類できます（表4、5）。

一時的な意識障害

脳震盪：頭部打撲の後の短時間の意識障害で、強い刺激で覚醒します。正常化するときに錯乱と健忘を伴うことが多く、後遺症はないのが特徴です。

てんかん・けいれん：一時的な発作でけいれん、錯覚、幻視などの異常感覚、異常行動を伴い意識障害が出現します。大脳の自発性過剰放電が原因と考えられています。

失神：脳血流の減少と意識を維持する系の血流の低下のことで、数秒から数分で改善し、先行して、ふらふら感、脱力感、めまい、発汗、眼前が暗くなるなどの症状があります。

代謝性脳症：多数の全身性疾患で起きます。意識を維持する系が広範囲に侵されるのが原因です。低血糖や薬物過剰摂取などでみられます。

持続的意識障害

昏睡、昏迷、傾眠のいずれも同じ原因で起こりえます。

- 意識を維持するための脳幹を直接侵す病変（硬塞、出血、新生物、外傷、代謝異常、薬物）
- 大脳半球の両側性病変（脳炎、髄膜炎、くも膜下出血、低血糖、低酸素）
- 限局性病変が大きく、意識維持系を圧迫したとき

また、お酒で酔うのも意識障害で、酩酊（めいてい）状態と言います。

意識障害の原因は頭の障害だけではなく、それ以外のものもありますのでしっかり診断しなければなりません。

表1 意識障害の分類

(秋口一郎「臨床神経学の手引き」南江堂に基づき作成)

意識の清明度の低下（狭義の意識障害）

一過性	失神
持続性	傾眠、昏迷、半昏睡、昏睡の順に高度になります。

意識内容の変化

せん妄	軽度の意識混濁の上に精神運動性興奮、幻覚、誤認、不安等が強く現れ、抑制のとれた混乱した言動が見られる状態。老人で夜間に生じることがあり、夜間せん妄と呼びます。
もうろう状態	軽い意識障害で意識の狭窄した状態。全般的な認知・判断・思考が低下。

特殊な意識障害

無動性無言	自発的な運動や発語が全くなく、反応を示さないが、眼は動かし追視したりします。痛み刺激に対しての逃避反応が見られます。睡眠・覚醒のリズムは保たれています。植物状態とは異なる状態です。
失外套症候群	大脳皮質の広汎な機能障害によって不可逆的に大脳皮質機能が失われた状態で眼は動かすが、無動・無言であり、睡眠と覚醒の調節は保たれています。
遷延性植物状態	いわゆる「植物状態、植物人間」。単に状態を表現した言葉で、障害部位、原因はさまざまです。覚醒しているに関わらず大脳の精神活動を全く行っていない状態ですが脳幹機能は保持されています。

鑑別すべき状態

閉じこめ症候群	眼は動かすが無動・無言。四肢の完全麻痺。橋底部の梗塞性病変によるものが知られています。動眼神経、滑車神経は保たれるので眼は動くが、それ以下の運動神経系は遮断されるので顔面・咽頭・四肢は全く動かないのですが、感覚系は保たれ、網様体賦活系は障害されないので意識は清明です。睡眠・覚醒のリズムはあり、脳波は正常です。

脳死

大脳・脳幹を含めた脳機能が不可逆的にすべて失われた状態。植物状態とは全く異なります。深昏睡であり、脳幹反射は失われ、自発呼吸はありません。脳波は平坦。こういう状態が不可逆的に持続していることを確認してはじめて「脳死」と判定されます。

表2　意識障害の原因

（秋口一郎「臨床神経学の手引き」南江堂に基づき作成）

意識障害の原因は様々であり、主なものは、無酸素、低血糖、脳の虚血といった代謝性のものと、外傷、薬物、腫瘍といった器質性ものがあります。

糖尿病性昏睡	ケトアシドーシス性昏睡：	多尿、口渇、体重減少、全身倦怠、嘔気、クスマウル呼吸、呼気のアセトン臭、脱水
	非ケトン性高浸透圧性昏睡：	脱水（50歳以上の高齢者に多い）
低血糖性昏睡	あくび、冷汗、虚脱感、顔面蒼白、発汗、急激発症、瞳孔拡大、まれに片麻痺	
肝性昏睡	肝機能障害によりアンモニア等の毒性物質が血中に増加 肝性口臭（ネズミ臭・ニンニク臭）、深い呼吸、黄疸、腹水、振戦	
尿毒症	腎機能障害により尿素窒素が増加。アンモニア臭、チェーンストークス・クスマウル呼吸、高血圧	
肺性脳症	肺胞低換気により動脈血炭酸ガス分圧が上昇、呼吸性アシドーシスから意識障害をきたしたもの。（CO_2ナルコーシス）	
アルコール	急性アルコール中毒（呼吸抑制、低血圧など）	
電解質・浸透圧異常	低ナトリウム血症：	ナトリウム摂取低下・喪失、水分過剰
	高ナトリウム血症：	脱水など
	低カルシウム血症：	副甲状腺機能低下症、ビタミンD欠乏症、慢性腎不全
	高カルシウム血症：	副甲状腺機能亢進症、ビタミンD中毒、悪性腫瘍など
	高浸透圧血症：	脱水、高ナトリウム血症など
内分泌異常	下垂体機能低下症：	低血糖症、急性副腎不全、粘液水腫など
	甲状腺機能亢進症：	発熱、発汗、頻脈、不整脈、肺水腫、心不全など
	甲状腺機能低下症：	低体温、低換気
	副甲状腺機能亢進症：	高カルシウム血症
	副甲状腺機能低下症：	低カルシウム血症
	副腎機能低下症：	悪心、嘔吐、腹痛、脱力、低血圧
脳虚血	ショック	
	アダムスストークス症候群	
	過換気症候群	
	高血圧性脳症：	脳浮腫から
	子癇：	脳浮腫から
	低酸素症	
中毒		
環境障害	熱射病：	高温環境での体温調節中枢の障害
	低体温：	寒冷環境、体温30度以下では昏睡、徐脈、低血圧、筋緊張低下
ビタミン欠乏症	ウェルニッケ脳症：	ビタミンB_1の欠乏からエネルギー代謝異常、ブドウ糖の利用低下（偏食、慢性アルコール中毒）、意識障害、眼球運動障害、運動失調、多発性神経炎
	コルサコフ症候群：	ビタミンB_1の欠乏、慢性アルコール中毒、記憶障害、失見当識、作話傾向、混迷
	ペラグラ脳症：	ニコチン酸欠乏

表3　意識障害の程度の分類

（Japan Coma Scale, Glasgow Coma Scale, Jennett, 1977に基づき作成）

Japan Coma Scale（JCS）

JCSは、覚醒の程度によって分類したもので、3-3-9度方式ともよびます。数値が大きくなるほど意識障害が重いことを示します。

■スコア

3. 刺激しても覚醒しない（deep coma, coma, semicoma）
- 300　全く動かない
- 200　手足を少し動かしたり顔をしかめたりする（除脳硬直を含む）
- 100　はらいのける動作をする

2. 刺激すると覚醒する（stupor, lethargy, hypersomnia, somnolence, drowsiness）
- 30　痛み刺激で辛うじて開眼する
- 20　大きな声、または体をゆさぶることにより開眼する
- 10　呼びかけで容易に開眼する

1. 覚醒している（confusion, senselessness, delirium）
- 3　名前、生年月日がいえない
- 2　見当識障害あり
- 1　だいたい意識清明だが、今ひとつはっきりしない

付　R：不穏　I：糞尿失禁　A：自発性喪失。例　30-R　3-I　3-A　など

Glasgow Coma Scale（GCS）

GCSは、開眼、言語反応、運動反応の3つについて、点数化をして表したものです。点数が低いものほど、意識障害が重いことを示します。

15点満点（正常）で、最低は3点（深昏睡）。一般に8点以下を重症として取り扱います。

■スコア

開眼（eye opening）
- 4　自発的に開眼する
- 3　呼びかけで開眼する
- 2　痛み刺激を与えると開眼する
- 1　開眼しない

言語反応（verbal response）
- 5　見当識の保たれた会話
- 4　会話に混乱がある
- 3　混乱した単語のみ
- 2　理解不能の音声のみ
- 1　なし

運動反応（best motor response）
- 6　命令にしたがう
- 5　合目的な運動をする
- 4　逃避反応としての運動
- 3　異常な屈曲反応
- 2　伸展反応
- 1　全く動かない

表4　生命徴候の把握と最も緊急に行うべき検査

（「内科診断検査アクセス」日本医事新報社に基づき作成）

呼吸：正常、失調性、中枢性過換気、Cheyne-Stokes、Kussmaul大呼吸、無呼吸、呼吸困難－吸気性・呼気性、その他

循環：血圧、心電図、胸部XP

血液：血液ガス、血算、血糖、電解質（Na, K, Cl, Ca）、BUN、クレアチニン、アンモニアなど

表5　各検査で診断が可能なもの

（「内科診断検査アクセス」日本医事新報社に基づき作成）

頭部CTにて診断可能な疾患

クモ膜下出血、脳内出血、硬膜外血腫、硬膜下血腫
・脳梗塞は、発症後6～24時間経たないと診断できないことが多く、病歴、神経学的所見が極めて重要となります。

血算、生化学的検査などにて診断可能な疾患

低血糖、糖尿病性昏睡、尿毒症性昏睡、肝性昏睡、電解質異常、乳酸アシドーシス
・これらが脳血管障害に併発していることもあるので注意が必要です。
・代謝性疾患には基礎疾患がかくれている可能性が高いので注意が必要です。

病歴が極めて重要な診断根拠となる疾患

急性アルコール中毒、薬物中毒
・これらは病歴が不明の場合、しばしば診断困難となります。

以上にても診断が不明で、呼吸・循環系にも異常がない場合

まれな疾患も考慮に入れつつ最初から鑑別に抜けがないか再検討します。

ウェルニッケ脳症：　ビタミンB_1の欠乏からエネルギー代謝異常、ブドウ糖の利用低下（偏食、慢性アルコール中毒）、意識障害、眼球運動障害、運動失調、多発性神経炎

コルサコフ症候群：　ビタミンB_1の欠乏、慢性アルコール中毒、記憶障害、失見当識、作話傾向、混迷

ペラグラ脳症：　ニコチン酸欠乏

第1章 症状からのアプローチ

けいれん

山川 淳一

「けいれん」とは

けいれん（痙攣）とは、筋肉が過剰な収縮を起こすものを言い、通常は大脳の異常に伴って起こりますが、脊髄、末梢神経や筋肉の異常によっても起こります。

大脳の神経細胞の病的な電気的興奮状態により生ずる短時間の神経学的異常症候を「てんかん発作」と言います。

発作には、意識障害と全身の筋肉のけいれんを伴う全般発作と、部分的な神経学的異常にとどまる部分発作があります（表1）。

症状

けいれんのうち一過性のものは直接生命に関わることは少ないのですが、重積状態（けいれんが改善せずに継続すること）になると危機的状態になります。

けいれん重積状態では筋肉の酸素が大量に消費され、呼吸を行う筋肉の運動が制限されるようになり、酸素不足が引き起こされるために、一刻も早く脱するよう適切な処置を行う必要があります。

けいれんの初期症状として「めまい、ふらつき、頭痛、ふるえ、手足のしびれ感、顔や手足の筋肉のびくつき、また、一時的にぼーっとして意識が薄れる」などがあります。

これらの症状の発生から30分～12時間でけいれんが出現します。

これらの症状を前駆症状とよびます。万一、意識を失ったり、全身性のけいれんを起こした場合には、躊躇することなく病院に受診するようにしてください。

原因としては、発熱とけいれんがみられたら熱性けいれんが挙げられますが、てんかん発作、髄膜炎、脳炎・脳症の可能性もあります。また、頭部外傷などに偶発的に上気道炎などの発熱が加わっていることもあります。

発作後にしばしば意識障害（入眠）がみられますが、その持続時間は原因疾患により異なります。上限は熱性けいれんで1時間程度、てんかんで5～6時間程度です。これ以上の場合は脳炎、脳症や脳血管障害などが考えられます。てんかん発作後に麻痺を来すこともあります。これをトッドの麻痺とよんでいます。

原因

目をつり上げ、口から泡を吹く全身のけいれんは、てんかんを考えます。片方の手がしびれたり、動かなくなるような症状を伴うけいれんは、一過性脳虚血発作の場合があります。これは数分から数時間で回復しますが、回復しない場合は新たな脳血管障害（脳梗塞、脳出血）が起きた可能性があります。

糖尿病があってインシュリンを使っている人が、全身のけいれんを起こしたり、意識障害を起こした場合は、低血糖発作が考えられます。

顎の動きが悪いとか、口がよく開かないという前駆症状があって全身けいれんを来した場合は、破傷風の可能性があります。体のどこかに化膿した汚い傷はないか注意してください。

最後に熱性けいれんについてですがその名のとおり、熱（一般的には38℃以上）のあるときに起こるけいれん（ひきつけ）で、たいていは2～3分で治まります。小児だけに起き、脳炎や髄膜炎、先天性の代謝異常などけいれんの原因がはっきりしているものは除きます。熱性けいれんを起こしているときは普通、意識はありません（表2）。

原因の概要

てんかん：てんかん発作の内容は、てんかん活動を起こした神経細胞がどういう働きを受け持っている細胞なのかによって違います。例えば、てんかん活動が運動領野の神経細胞に起こると、その神経細胞が支配している対側の手足が、患者の意思とは無関係に勝手な収縮を起こします。これが、けいれん発作です。運動領野以外のところでてんかん活動が起きたときには、けいれんはみられません。けいれん発作は、運動領野にてんかん活動が起きたときに出てくるもので、てんかん発作の中の1つにすぎません。

成人の方の場合は脳出血や脳梗塞

表1　けいれんの分類と鑑別点

(池田昭夫、柴崎浩「臨床と研究」71：1991-1995, 1994に基づき作成)

全般性けいれん

1) **欠神（absence, アブサンス）**
　　基本的に小児のてんかん
　　　定　型：小発作（petit mal）4〜8才で始まる短時間の意識消失発作
　　　非定型：欠神に他の全般性けいれんが加わる（Lennox-Gastaut症候群を含む）

2) **大発作**
　(1) 5才から30才の間に始まる。（これらは通常特発性）
　(2) 30才以降の発症例は脳腫瘍、脳血管障害に続発するものがほとんど
　(3) 代謝性の原因で起こることもある
　(4) 数分から数日に及ぶ過敏状態の前駆期があることが多い
　(5) 急激な意識消失後、全身を固く伸展させる（強直性けいれん）
　(6) その後、躯幹、四肢を間代性にけいれんさせ、これを繰り返しながら治まる
　(7) 最終的には昏睡状態となり、その後意識を回復する
　(8) 部分発作が全体に広がったものとの鑑別は重要！

3) **ミオクローヌスてんかん**
　(1) 点頭てんかん：1歳以下の乳児にみられ、急に頸部と体幹を前に折るような発作。脳波ではhypsarrhythmiaと呼ばれる特有な所見を呈する。背景に器質的病変があり予後不良である
　(2) その他、亜急性硬化性全脳炎（SSPE）など

　※尿毒症、肝性昏睡などで、異常脳波を伴わないミオクローヌスをしばしば見るが、厳密にはこれはミオクローヌスてんかんとは呼ばない（脳波異常を伴うもののみ）。しかし、臨床的にはこちらの方がずっと高頻度

部分けいれん（焦点性けいれん）

1) **単純性（意識障害を伴わない）**
　(1) 脳のある一部から生じるけいれん発作
　(2) 運動性、感覚性、自律神経性の3種があり、運動性がもっとも高頻度
　(3) 広がりの型により、次の3つに分けられる
　　　・部分発作のままで治まる
　　　・近接の大脳皮質に広がる（Jackson型）
　　　・全般性けいれんに移行する（これと、元々の全般性けいれんは鑑別すべき）
　(4) 発作の開始状況により焦点を推定できる（重要！）
　(5) 時に発作後、一時的に焦点に一致した領域にマヒを残す（Toddの麻痺）
　(6) 部分発作は脳に局所的病変があることを示唆する
　(7) 全般性発作との鑑別は原疾患を考え治療する上で極めて重要！

2) **複雑性（精神運動発作―意識障害を伴う）**
　(1) 側頭葉に原因があり起こる
　(2) 10才から30才の間に始まるのが普通
　(3) 30才以降に始まるものは、脳腫瘍、ヘルペス脳炎などの器質的疾患を考えるべきである

表2　けいれんの原因

(池田昭夫、柴崎浩「臨床と研究」71：1991-1995, 1994に基づき作成)

本態性けいれん（機能性・特発性）— 原因不明・遺伝の関与

遺伝及び出生時の影響：遺伝性、先天異常（染色体異常・先天性代謝異常を含む）、出生前の影響（感染・薬物・低酸素）、周産期の影響（出生時外傷・低酸素・感染）

症候性けいれん（器質性・続発性）— 原因疾患があるもの

脳腫瘍	脳腫瘍（多くは焦点性）：原発性脳腫瘍（astrocytoma、meningioma、oligodendrogliomaに多い）、転移性脳腫瘍（白血病などの髄膜浸潤を含む）
脳血管障害	脳血管障害（焦点性）：くも膜下出血、脳内出血、脳梗塞、高血圧性脳症
頭部外傷	外傷（焦点性）：脳挫傷、硬膜外血腫、硬膜下血腫
感染症	感染（多くは焦点性）：髄膜炎、硬膜外または硬膜下膿瘍、脳膿瘍、脳炎
代謝異常	代謝性（多くは全般性）：水電解質異常（水中毒・低Na血症・低Ca血症・低Mg血症）、低血糖、尿毒症、肝性昏睡、非ケトン性糖尿病性昏睡
中毒	中毒（多くは全般性）：一酸化炭素、金属（鉛・水銀）、有機物（シンナー・アルコールなど）、薬物
後遺症てんかん	頭部外傷、感染後、脳手術後
その他	Adams-Stokes症候群、低酸素血症（原因は何でも可）、熱性けいれん、破傷風、神経変性疾患（アルツハイマー病など）、脱髄性疾患（多発性硬化症）、ポルフィリア、ヒステリー（厳密にはけいれんとは言いがたいが高頻度）

熱性けいれん

6ヶ月～4歳頃までの乳幼児、5～8％に発症

の後遺症として、てんかんが出ることがあります。また、頭部に外傷の既往がある場合も頭部外傷の後遺症として、てんかんが起こることがあります。てんかんそのものよりも周りのものにぶつかったり、火傷をしたりすることが危険です。周りを片づけあわてないで、発作が治まるのを待って受診してください。

　一過性脳虚血発作：一時的に脳の一部に血液が循環していかない状態ができたときに起きます。脳梗塞のように手足の麻痺やしびれが起きたり、けいれんを伴ったりします。しかし症状は一過性で、数分から数時間で元に戻ります。しかしこれは本当の脳梗塞の前触れということもありますから、治ったからといってそのままにせず、必ず受診し診断と治療を受けるようにしてください。

　脳梗塞・脳出血：これらは脳卒中と言われるものです。脳の血管がつまったり、血管が破れて出血したりして、脳細胞が一部死んでしまう状態です。起こった場所や範囲によって症状はまちまちです。

　低血糖発作：糖尿病が進行していくとインシュリンを使用する治療が必要になります。インシュリンや経口糖尿病薬は、一日に摂取するカロリーに見合った量が医師から処方されます。しかし何らかの理由でカロリーの摂取が少なかったりしても（風邪で食欲がない）通常と変わらぬインシュリンを使うと相対的にインシュリンの量が多くなり、低血糖となるのです。程度が軽いと冷や汗程度で自覚できるのですが、ひどいとけいれん発作や意識消失発作を起こしたりします。

　破傷風：破傷風菌は地方によっては土の中にもいる菌で、犬の口の中にいることもあります。かさぶたが張った中に膿があったりするような場合に繁殖します。繁殖すると毒素

が全身の筋肉をけいれんさせていきます。初め口の周りの筋肉が侵されるので、「口が開かない」と言って耳鼻咽喉科にかかる人もいますがそのうち全身のけいれんが始まります。以前は適切な治療ができず、半分ぐらいの患者が死亡しました。今では急性期を筋弛緩剤と人工呼吸で乗り切って助かる人が増えてきました。

熱性けいれん：ほとんどの熱性けいれんは、単純性熱性けいれんとよばれ、放置しても差し支えありません。しかし、単純性熱性けいれんであっても、脳波検査をしたり、けいれん予防の坐薬を使って再発を防止しようとすることもあります。一方、複雑性やてんかん性とよばれるものは放置しない方がよいでしょう（表3）。

表3　複雑性熱性けいれんを疑う状態

（「今日の小児治療指針」医学書院, 1999に基づき作成）

- けいれんの時間が15分以上と長かった場合
- けいれんが治まっても長い間、意識が戻らなかった場合
- けいれんに左右差があった場合
- 24時間以内に2回以上けいれんを繰り返した場合
- 生後6ヶ月以下や6歳以上でけいれんした場合
- 血縁者にてんかんの人がいる場合
- 37℃台でけいれんした場合
- 1年間に5回以上けいれんした場合など

てんかん発作によるけいれんの原因は、自己判断による薬の中断が非常に多いので、発作がなくても、必ず薬を飲んでください。

Q&A

問：熱性けいれんを疑ったら？

答：小さいお子さんをお持ちのお母さんへ、熱性けいれんが起きてしまったら、あわてないで吐いたものをのどに詰まらせないように、顔を横に向けてください。5分経ってもけいれんが治まらなかったら救急車を呼んでください。けいれんした後、すぐにけいれん前の状態に戻ったらまず心配いりませんので、夜中ならば翌朝受診するのでよいでしょう。しかし、何か様子がおかしいと感じたらすぐに受診するようにしてください。

第1章 症状からのアプローチ

めまい

友田　幸一

めまいの診断

めまいの診断で重要なことは、症状の分析です。医師は最初に問診といって「どのようなめまいなのか？」、「めまいの起こり方は？」、「めまいがどれくらいの時間続くか？」、「随伴症状は？」などを聞きます。この問診だけで7割程度診断ができると言っても過言ではありません。もし患者さん自身がある程度この点を把握できますと大体の病気を推測することができます。そこで図1に示したチャートを参考に解説します。

めまいの性質

回転感
　頭や天井がグルグル回るような感じ。
ふらつき、浮動感
　体が左右、前後に揺れたり、足が地に着かないような感じ。

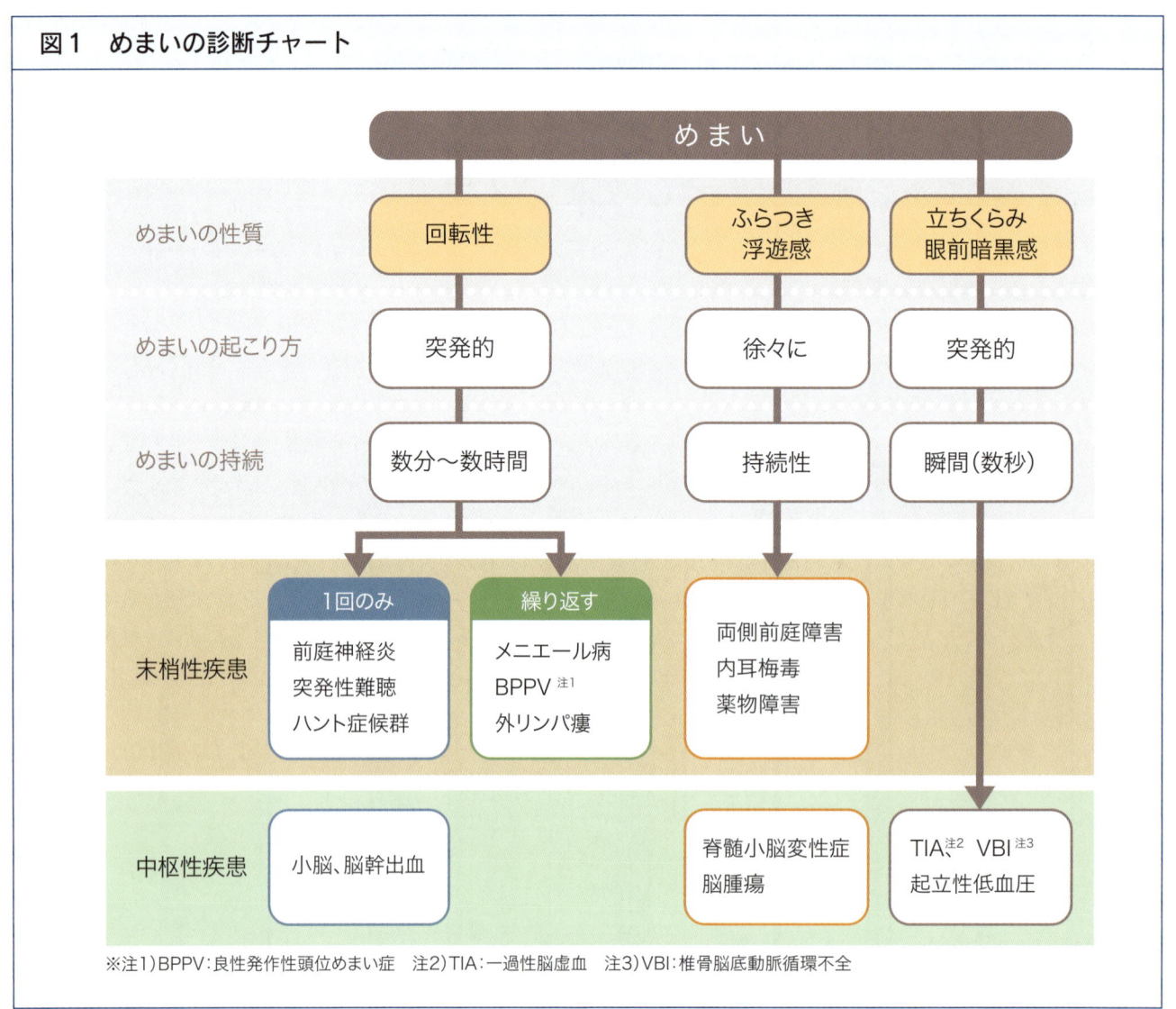

図1　めまいの診断チャート

※注1）BPPV：良性発作性頭位めまい症　注2）TIA：一過性脳虚血　注3）VBI：椎骨脳底動脈循環不全

眼前暗黒感
　立ちくらみ、失神のような目の前が一瞬暗くなって倒れてしまう感じ。

めまいの起こり方
　突発的：誘引がなく突然起きる場合と、体や頭を動かすとめまいが起きる場合。
　持続的：寝ていても起きていてもたえずめまい感のする場合。

めまいの持続
　瞬間（数秒程度）：一瞬めまいがしてすぐに治まるような場合です。
　間欠的：数分から数時間ほど続く場合。
　持続的：大なり小なりのふらつき感が1日中続く場合。

随伴症状
　難聴、耳鳴、耳閉塞感：耳が詰まった感じ、せみが鳴く音やキーンという耳鳴など。耳（内耳）の病気で現れます。
　吐き気、嘔吐、冷や汗：前庭神経から自律神経に伝えられる反射で起きる自律神経の症状です。
　頭痛、頭重感：激しい頭痛は注意が必要。
　手足のしびれ、喋りにくい、意識障害など：脳の病気で現れます。

めまいの検査

　めまいの検査は、体の傾きや眼の動きを見る検査とめまいを誘発させて行う検査とに分かれます。後者の検査はときに気分が悪くなることがありますが、検査中の一時的なものなので心配はありません。

眼振検査
　めまいが起きているとき、あるいはその後しばらくの間は黒い瞳が左右や回転やときに上下に細かくふるえているのが観察されます。これを「眼振」（ニスタグムス）と言います。
　水平方向や水平廻旋性の場合：内耳（末梢性）が障害されていることが多い。
　垂直、斜め、方向が変わる場合：脳（中枢性）が障害されていることが多い。

体平衡検査
　体の傾きや手足の動きをみる検査です。
　内耳（末梢性）障害の場合：一定方向（障害側）に体が傾く（偏倚）、開眼時は正常だが閉眼すると偏倚がみられます。
　脳（中枢性）障害の場合：一定の方向性がなく、開閉眼に関係なくふらつきがみられます。

誘発検査
　頭の位置を傾けたり、耳に水を入れたりして、眼振を見る検査です。
頭位、頭位変換眼振検査
　頭の位置を左右に傾けたり、懸垂頭位から座位に変換するときにみられる「眼振」の検査。良性発作性頭位めまい症の診断。
温度眼振検査（カロリック検査）
　耳に温水、冷水を入れて内耳を刺激したときにみられる「眼振」の検査。内耳（末梢性）の病気（メニエール病、前庭神経炎など）の診断。

めまいを起こす病気

　めまいを起こす原因は、内耳（前庭性、末梢性）、脳（中枢性）、その他の3つに大きく分けることができます。それぞれの代表的な疾患について解説します。

耳（前庭性、末梢性）の病気

①良性発作性頭位めまい症（図2、4）
　中年以降に多く、外来を受診するめまいの患者さんの約半数を占めます。
　頭を特定の位置に動かしたり、寝返りをうったときに数分程度の回転性めまいが起きます。耳鳴や難聴はありません。
　内耳に存在する耳石とよばれる小さな石が半規管の中を浮遊すると考えられています。
　めまいのひどいときは、抗めまい薬を服用しますが、頭位や体位を変える訓練をすると次第に治まります。

②メニエール病（図2、3）
　中年の女性に多く、人口10万人に対し16人程度と言われています。原因不明ですが、多くの説があります。
　突然、数時間の回転性のめまい発作が起きます。耳鳴、難聴、耳閉塞感を伴い、めまいは反復します。吐き気や嘔吐、冷汗、血圧変動を認めます。
　内リンパ水腫といって内耳の中に水が溜まる病気です。
　急性期は、まず安静をとり、ステロイドや重曹水（メイロン®）などの点滴や抗めまい薬を服用します。2～3日でめまいは治まりますが、耳鳴は残ることがあります。めまいを認めない寛解期は、自覚症状はほとんどみられませんが、油断は禁物で、過度の疲労やストレス、水分の取りすぎに注意します。よく観察します

第1章 症状からのアプローチ

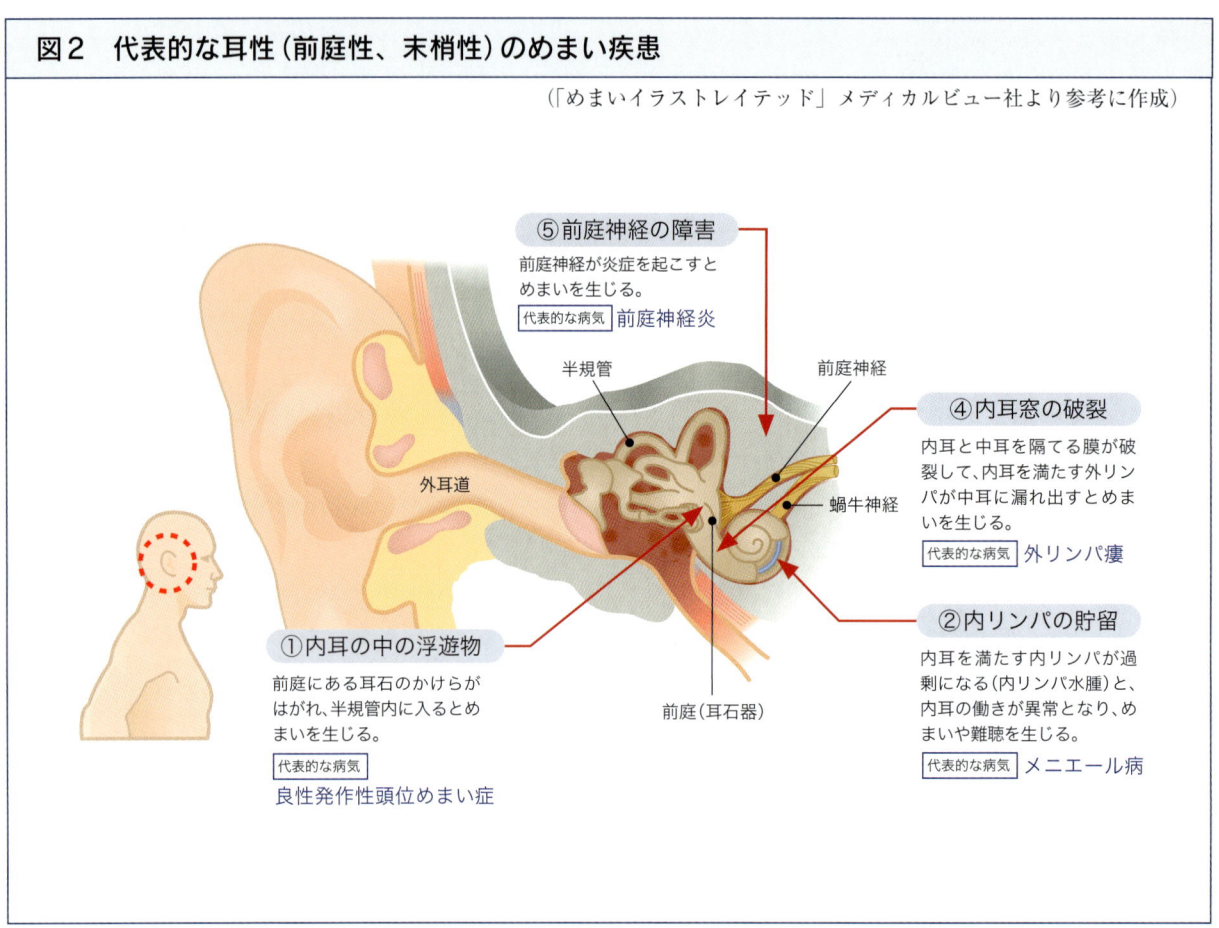

図2　代表的な耳性（前庭性、末梢性）のめまい疾患

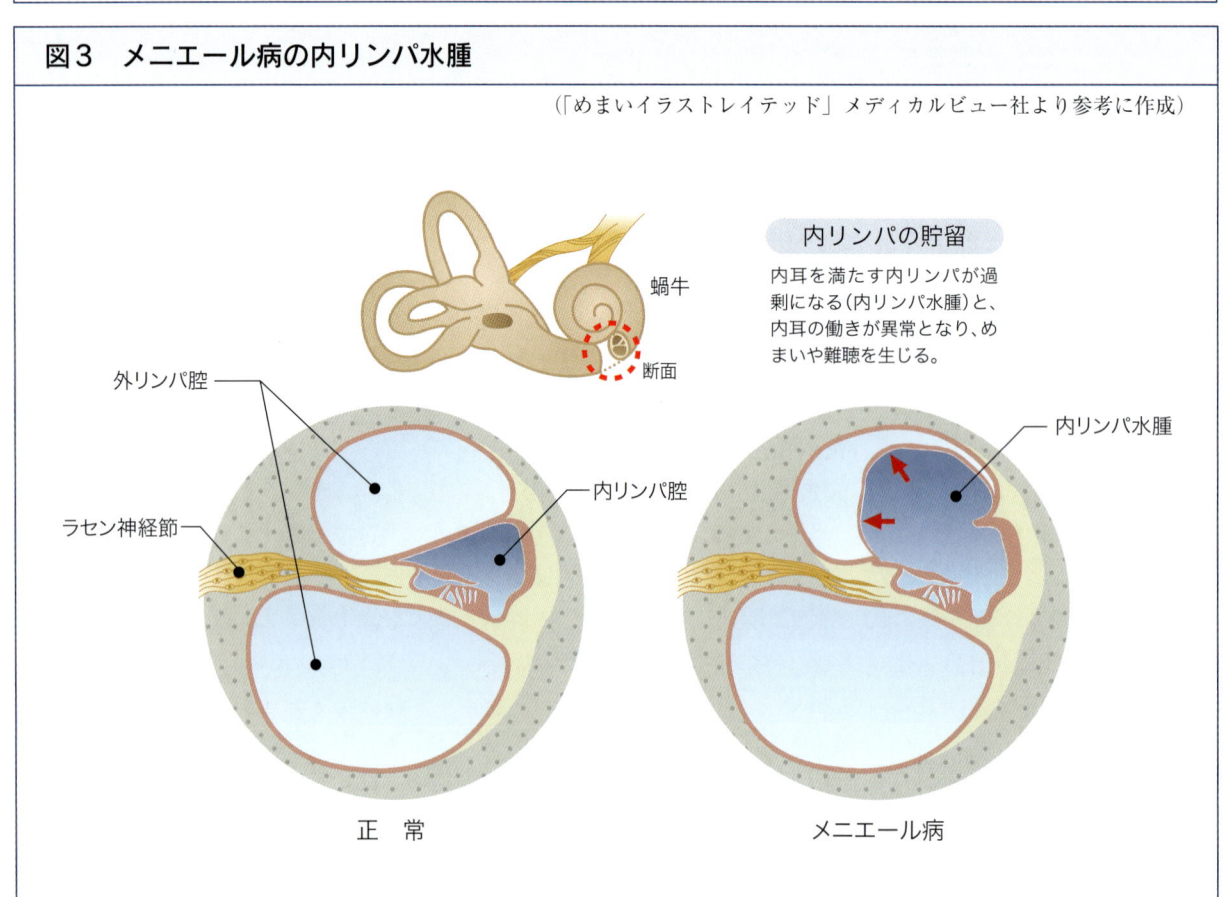

図3　メニエール病の内リンパ水腫

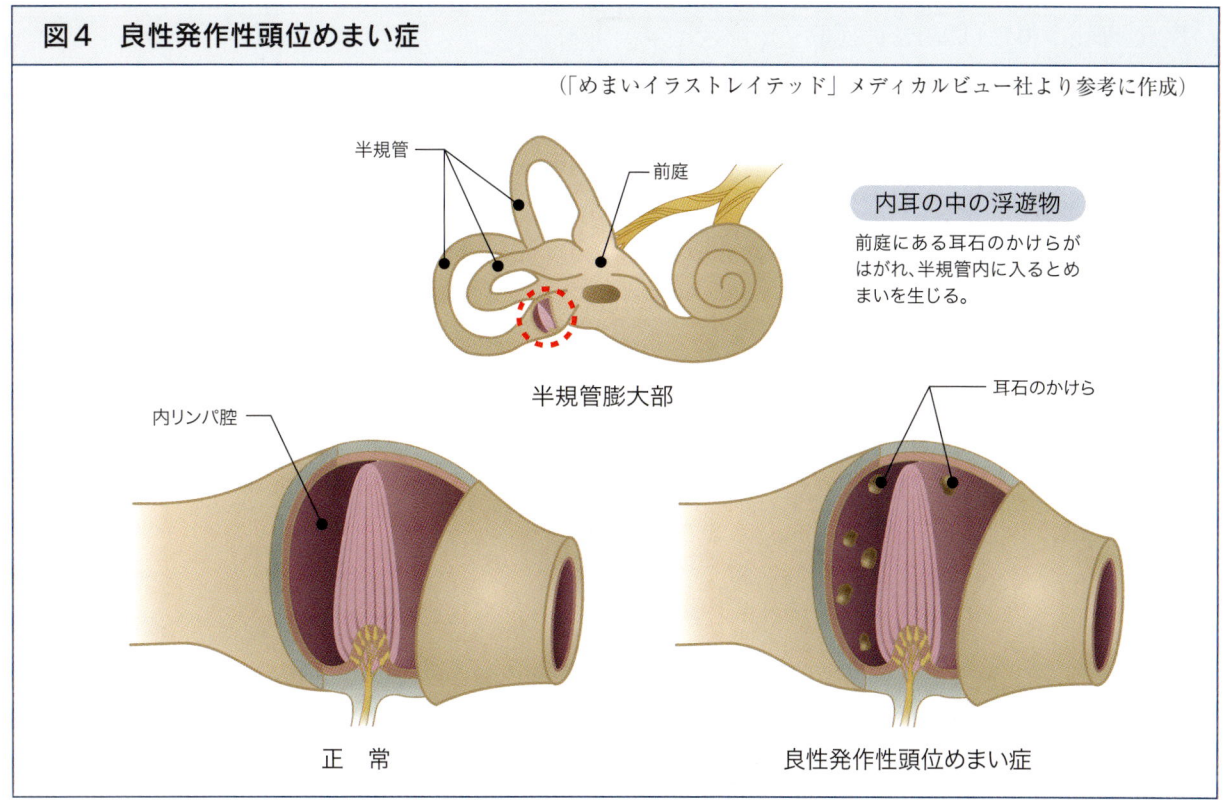

図4　良性発作性頭位めまい症

（「めまいイラストレイテッド」メディカルビュー社より参考に作成）

半規管／前庭／内耳の中の浮遊物／前庭にある耳石のかけらがはがれ、半規管内に入るとめまいを生じる。／半規管膨大部／内リンパ腔／耳石のかけら／正常／良性発作性頭位めまい症

とめまいの起こる前に、何となく体がだるいとか耳が詰まってボーと聞こえるなどの前兆があります。これを感じたらすぐに利尿剤（イソバイド®）を服用することを勧めます。1回／月以上めまいを繰り返す重症例は、手術を行います。内リンパ水腫を取り除く内リンパ嚢開放術やめまいの神経を切断する前庭神経切断術、内耳に薬を入れてめまいの神経を障害する方法があります。

経過の長い病気で、60歳を過ぎるとめまい発作は治まってきますが、耳鳴、難聴は残ります。

③突発性難聴に伴うめまい

突然の耳閉感、難聴、耳鳴とともに回転性めまいを生じます。過度の疲労、ストレス、ウイルス感染などが原因と考えられていますが不明です。めまいの程度は比較的軽いことが多く、数日で軽快します。治療は内服、点滴を行います。

④外リンパ瘻（図2）

過度の力み、鼻かみ、急激な気圧変化などに伴って、内耳の膜が破れ内耳液が漏れ出す病気です。耳で「バリ」とか「水が流れる」ような音とともに、難聴や回転性めまいが生じます。できるだけ安静をとることが重要です。治療は内服、点滴を行い、瘻孔が閉じると軽快しますが、閉鎖しない場合は手術が必要になります。

⑤前庭神経炎（図2）

風邪の後などに突然、激しい回転性めまいが起きます。最初のめまいは程度が強く、長い時間続き、嘔吐も生じます。耳鳴や難聴はありません。

めまいがひどいので多くの場合入院の上、点滴治療が必要になります。

脳（中枢性）の病気

①小脳、脳幹の出血（図5）

頭痛、回転性めまい、激しい嘔吐を伴い、ろれつが回らなくなったり、手がふるえたりします。緊急入院の上、安静が必要です。怖いめまいと言われています。

②脳梗塞、脳循環不全（図5）

脳血栓や脳血流低下に伴い、一過性または持続性のめまいを認めます。心臓疾患、高コレステロールの方、また低血圧の方によくみられます。循環器内科の受診を勧めます。

③脳腫瘍、変性症（図5）

めまいはふらつき感が強く、病巣部位によって様々な症状を呈します。

第1章 症状からのアプローチ

図5 脳（中枢性）のめまい疾患

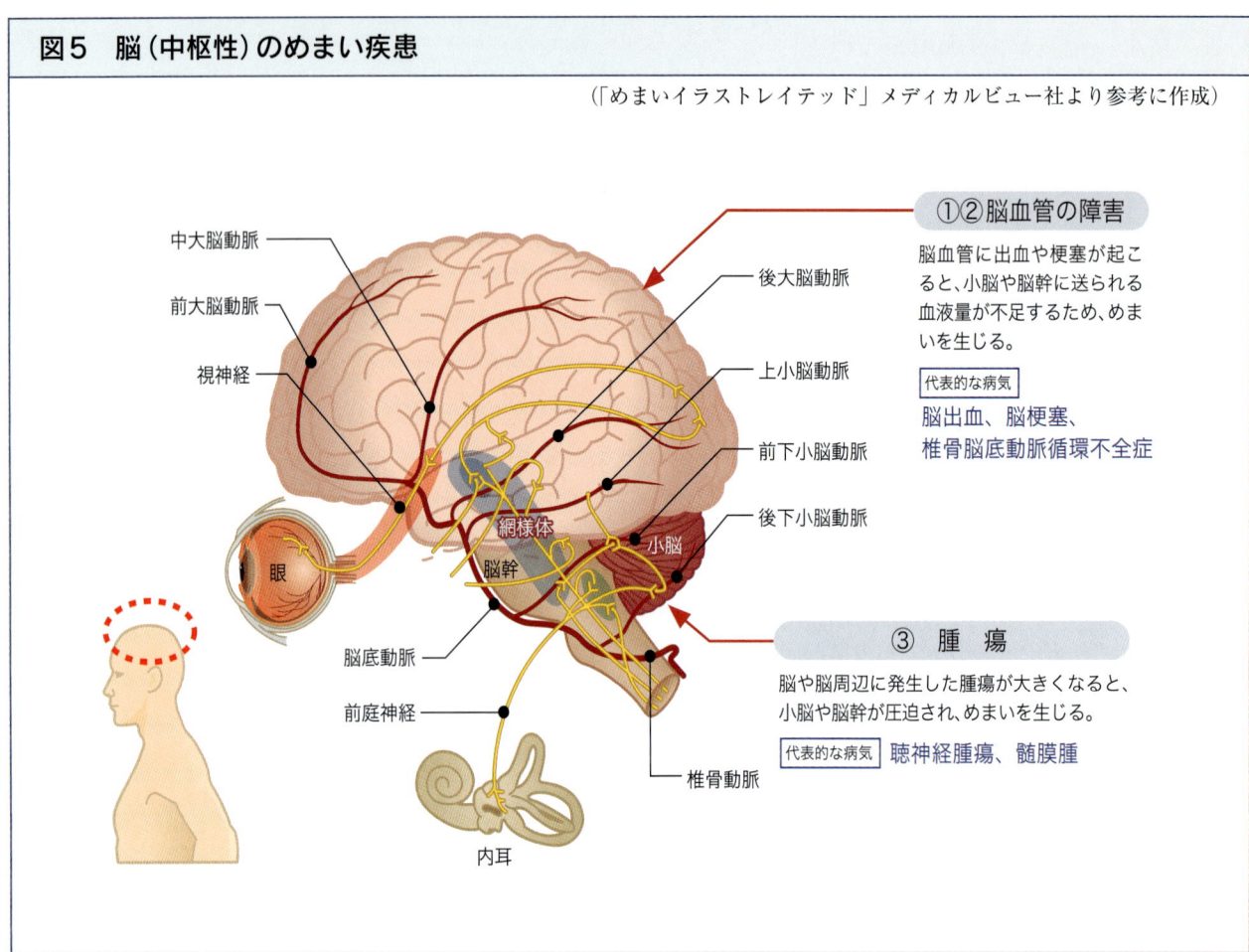

（「めまいイラストレイテッド」メディカルビュー社より参考に作成）

図6 その他のめまい疾患

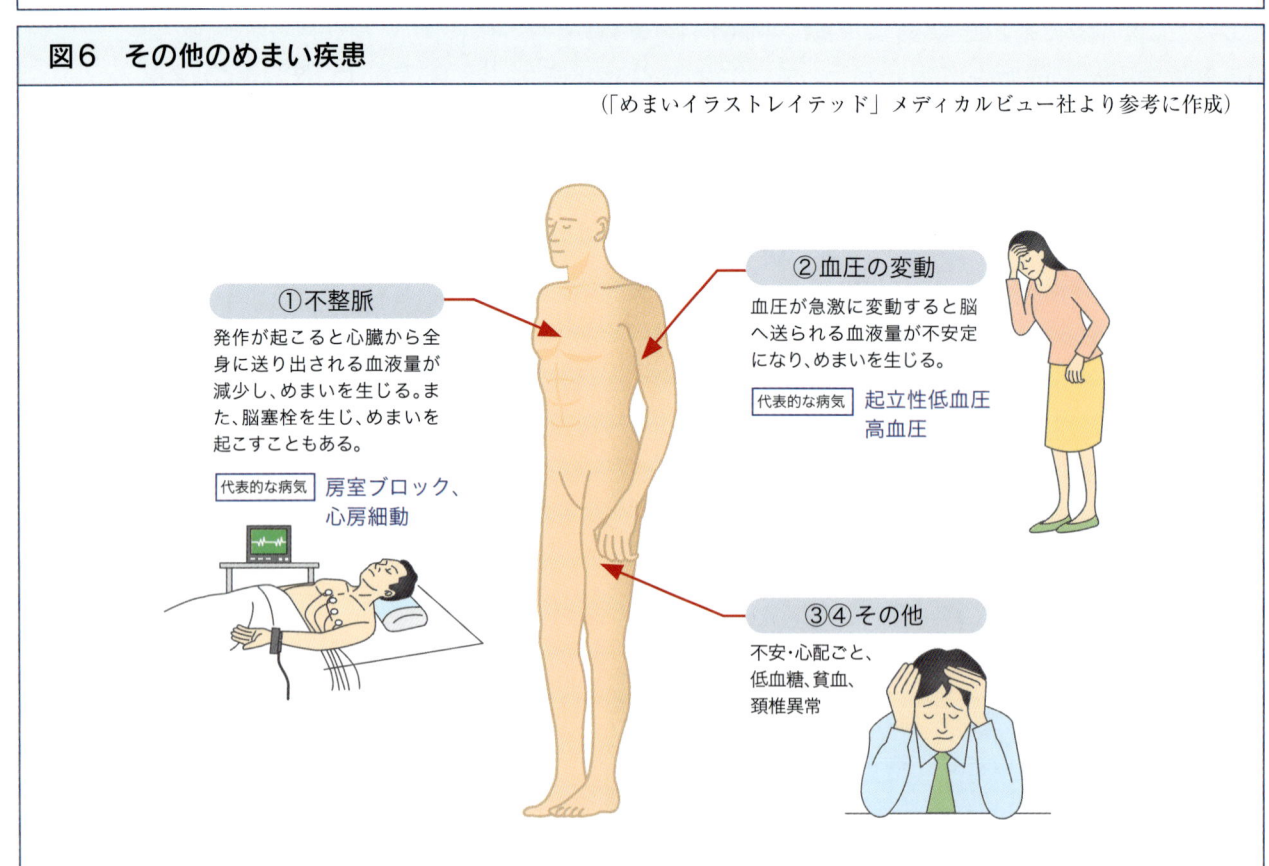

（「めまいイラストレイテッド」メディカルビュー社より参考に作成）

その他（図6）

①不整脈・心臓病
血栓、脳循環不全などを起こします。循環器内科の受診を勧めます。

②起立性低血圧
起立時あるいは起床時の、いわゆる「立ちくらみ」症状で、しゃがみこむか、横になると治まります。循環器内科の受診を勧めます。

③貧血症
一瞬くらっとする感じで、血液内科や婦人科の受診を勧めます。

④頸椎異常
変形、事故、ヘルニヤなどで、椎骨動脈が圧迫され、その結果脳血流低下を招きます。整形外科受診を勧めます。

Q&A

問：めまいは生命に関わることがあるのでしょうか？

答：多くのめまいは安静をとり数日間様子をみると軽快します。ただし、激しい頭痛や嘔吐を伴うめまいは要注意で、脳出血の可能性があり危険です。脳梗塞もつまる血管によって危険な場合があります。

問：いつめまいがするか不安でなりません。

答：内耳性のめまいでは、不安は大きいが生命にかかわることはありません。耳閉感や耳鳴など前兆を認めるときは早めに薬を飲みましょう。頻回に認める人はめまい日記をつけるのもよいかもしれません。抗不安薬が有効な場合がありますので医師にご相談ください。

第1章 症状からのアプローチ

視力障害

永井　康太

視力とは

　視力とは、2点を識別する眼の能力と定義されています。ランドルト環という『C』の切れ目がどちらの方向を向いているかで視力測定を行います。視力検査では、一般に裸眼視力と矯正視力（眼鏡、コンタクトレンズ等で屈折異常を補正した視力）に分けられ、眼科でいう視力障害は矯正視力の低下を意味します。

視力障害を来す原因と症状

　眼球から視神経を経て脳の中枢までに障害が発生すれば視力障害が生じます。光の通り道は、眼球側から順番に角膜→水晶体→硝子体→網膜→視神経→視交叉→大脳の順となります（図1、2）。角膜、水晶体、硝子体は本来、光の通り道であり、透明な組織です。そのため、いずれの組織でも混濁すれば視力障害の原因になります。角膜では細菌・ウイルス感染などにより混濁を生じます。症状としては、充血、眼脂、眼痛、羞明などがあります。水晶体が濁る病気を総称して白内障と言います。加齢が最大の要因ですが、他に糖尿病、アトピー性皮膚炎、強度近視、外傷、ステロイド内服などにより生じる白内障があります。白内障の主症状は、視力低下ですが、太陽を見たときに異常に眩しく感じたり、夕方薄暗くなると急に見え方が悪くなったりすることもあります。硝子体は、主に増殖糖尿病網膜症、網膜静脈閉塞、ぶどう膜炎等により出血、混濁を生じます。症状としては、視力低下、飛蚊症などがあります。また増殖糖尿病網膜症による硝子体出血の出血時は、水に墨汁を垂らしたような感じがすると訴えられる方もいます。網膜は、よくカメラでいうフィルムに例えられますが、出血、血管の閉塞、炎症などにより障害されてしまうと視野欠損や視力障害を生じます。出血や血管の閉塞による循環障害を生じる疾患としては、糖尿病網膜症、網膜静脈閉塞症、網膜中心動脈閉塞症などが多く、炎症はぶどう膜炎が代表的な疾患です。飛蚊症が初期症状であることが多い網膜剝離では、進行すると高度の視野欠損、視力障害を生じます。視神経は、網膜で受けとった光刺激を電気信号に変えて脳に伝える通り道です。緑内障は視神経障害により生じる疾患で40歳以上の5％にみられ、眼圧のコントロールで進行を予防できますが、無治療で放置すると高度の視野欠損を生じ失明に至ります。視神経炎では著明な視力低下、中心視野障害を来します。視交叉は、左右の視神経が交わる場所で、この近

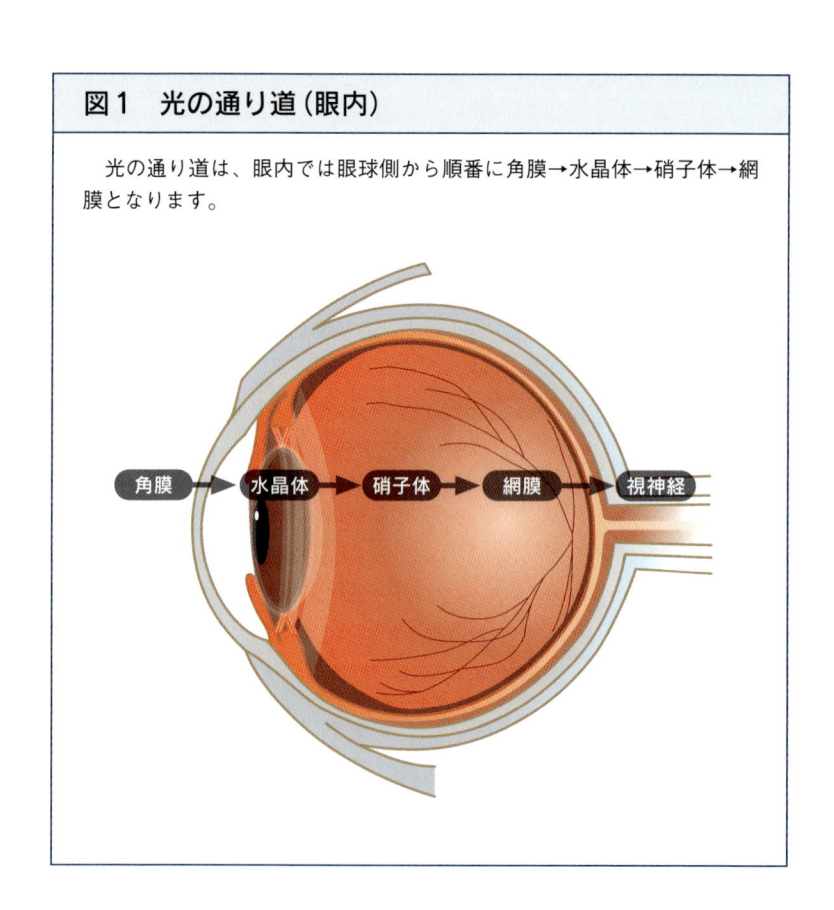

図1　光の通り道（眼内）

　光の通り道は、眼内では眼球側から順番に角膜→水晶体→硝子体→網膜となります。

角膜→水晶体→硝子体→網膜→視神経

図2 光の通り道（頭蓋内）

眼内から伝わった刺激は、その後、網膜→視神経→視交叉→大脳と伝わり視物として認識されます。

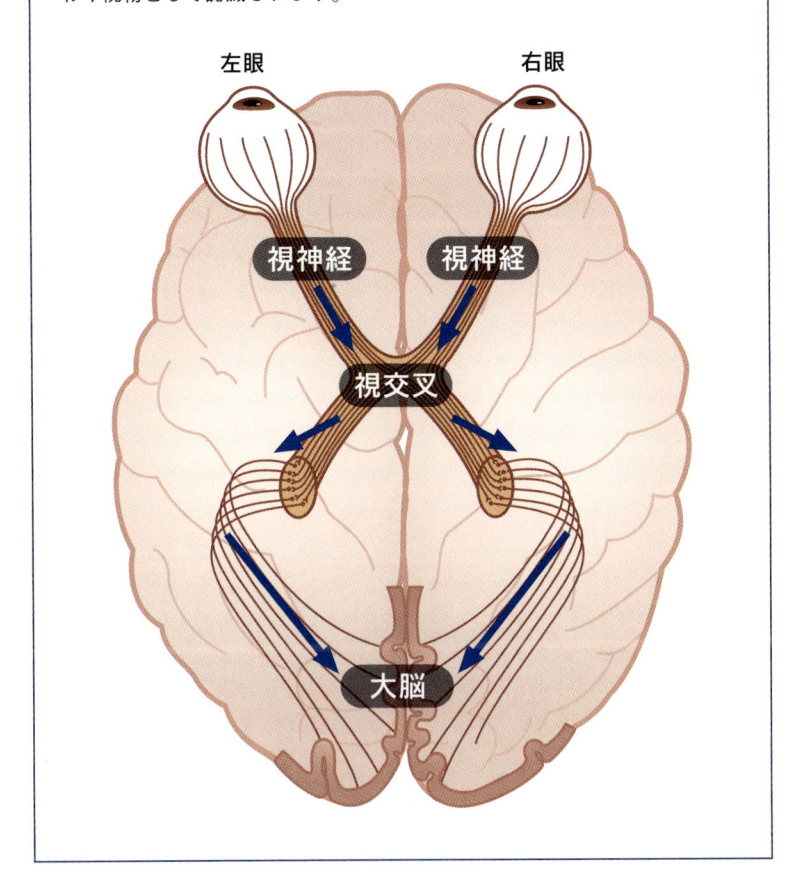

傍にある脳下垂体に生じる腫瘍や動脈瘤により視交叉部が圧迫される典型的な視野障害や視力障害を生じます。

それぞれ障害部位による代表的疾患を表にまとめます（表）。

厚生労働省難治性疾患克服研究事業の一環として施行された最近の報告によると、中途失明の原因としては、緑内障20.7％、糖尿病網膜症19.0％、網膜色素変性症13.7％、黄斑変性症9.1％、高度近視7.8％の順で多くみられます。世界的には白内障が全失明者の39％と未だに最も多いのですが、日本では近年の手術療法の進歩により白内障で失明することは非常に少なくなりました。

視力低下の種類

視力低下は、一般に『急激に視力が低下するもの』と『緩徐に視力が低下するもの』の大きく2つに分けられます。急激な視力低下を生じた場合は、緊急に治療を行う必要がある疾患である可能性が高く、代表的な疾患として急性緑内障発作と網膜中心動脈閉塞症があります。前者は、眼球前部にある眼内の水（房水）の排水口にあたる隅角部が、主に解剖学的異常により突然閉塞し、水が眼外に流れ出さず眼内に溜まる一方となり眼圧が急激に上昇する疾患です。眼圧が上昇することにより、視神経に急激な圧がかかり放置すると失明に至ります。また随伴症状として、吐き気、嘔吐、充血、光輪視などを伴います。治療としては、点眼剤、点滴、レーザー治療、手術療法などがあり、早期に治療を行うことで治癒可能な疾患です。解剖学的に本症を発症しやすい患者さんに対してはレーザー治療を行うことで、本疾患の発症を予防することが可能です。

網膜中心動脈閉塞症は、網膜の動脈が突然つまってしまい、光を感じる網膜に酸素や栄養を供給している血液が途絶えてしまうため突然光を感じられなくなる疾患で、心筋梗塞や脳梗塞と同じ範疇の疾患です。血流が途絶えてしまっているので、再開通させるための早急な治療が必要となります。急性期（発症後2時間以内）に治療を開始し、血流が再開通すれば視力改善の比率が高いと言われていますが、来院時にはすでにその時間帯を過ぎていることが多く、極めて予後不良な疾患です。治療内容としては、眼圧下降を目的とした眼球マッサージや前房穿刺、血流増加を目的とした速効性硝酸薬の投与、血栓溶解を目的とした血栓溶解薬の投与などが行われます。

緩徐に視力が低下するものは、多岐にわたり、代表的なものとして、開放隅角緑内障、白内障、網膜色素変性症などがあります。

表　障害部位別代表疾患

障害部位別代表疾患

角膜	角膜炎、角膜白斑
水晶体	白内障
硝子体	硝子体出血、ぶどう膜炎
網膜	網膜剥離、糖尿病性網膜症、ぶどう膜炎、加齢黄斑変性
視神経	緑内障、視神経炎
視交差	下垂体腫瘍、脳動脈瘤
大脳	脳腫瘍

Q&A

問：実際に視力障害を来した場合どのようにすればよいのでしょうか？　また、眼科ではどのような検査を受けるのでしょうか？

答：急激な視力低下を生じた場合、早急な治療が必要である場合が多く、できるだけ早く最寄りの医療機関を受診してください。とくに頭痛、眼痛、吐き気、嘔吐を伴う場合、急性緑内障発作の可能性があります。特徴として中年女性で遠視眼の方に発症しやすいと言われています。

　受診後の検査として、矯正視力、眼圧測定などを行い、必要に応じて視野検査やその他の検査を行います。これらの検査結果と細隙灯顕微鏡で眼の前の部分（前眼部）と眼底検査から原因疾患を診断します。緩徐に視力が低下した場合も、様々な原因が考えられるので、早めに受診され、早期に適切な治療を受けることが重要です。

第1章　症状からのアプローチ

聴力障害

鈴鹿　有子

難聴とは

　末梢の耳から中枢の脳にわたる聴覚路のどこかに障害があると、聴力が低下します（図1）。難聴は見えない障害で、軽度のときは耳の閉塞感のみを感じるだけで、またゆっくりと進行するときは自分では気づかないこともあります。痛みがない難聴の場合は放置されることもしばしばあり、高度難聴に進行してしまっているケースもあります。障害部位に応じて耳鳴やバランス障害、めまいを伴ってきます。感覚器障害のため、判定には信頼性の高い機能検査が必要です。まず行う検査は純音聴力検査で、検査結果はオージオグラムに記載されます（図2）。さらに内視鏡や画像検査と合わせて正確な診断のもと、治療していくことが大切です。

　難聴の種類としては3つのタイプがあります。

　伝音難聴： 鼓膜穿孔や中耳の炎症によって起こる音伝導の障害。気

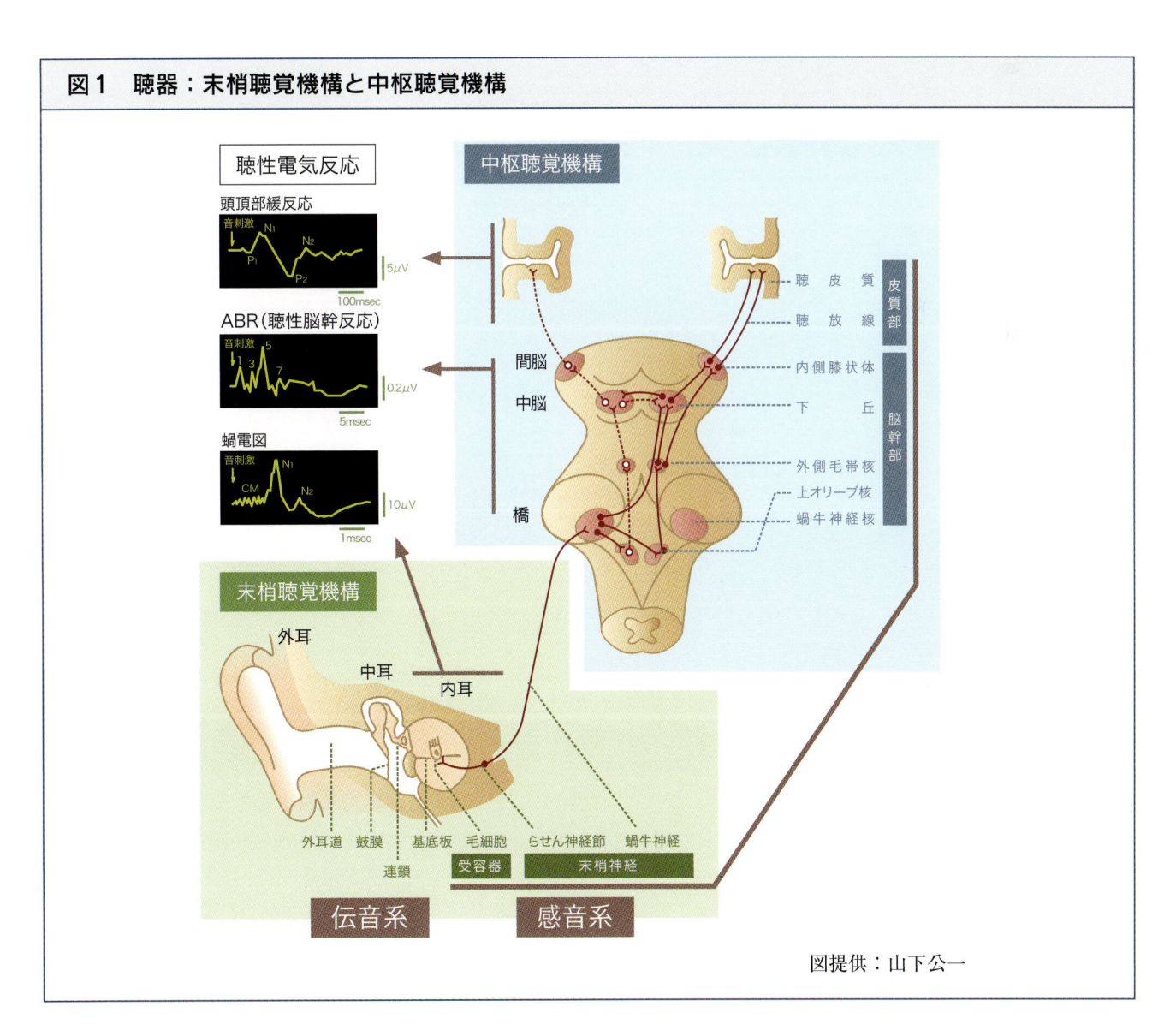

図1　聴器：末梢聴覚機構と中枢聴覚機構

図提供：山下公一

図2　オージオグラム（Audiogram, 聴力図）と難聴のめやす

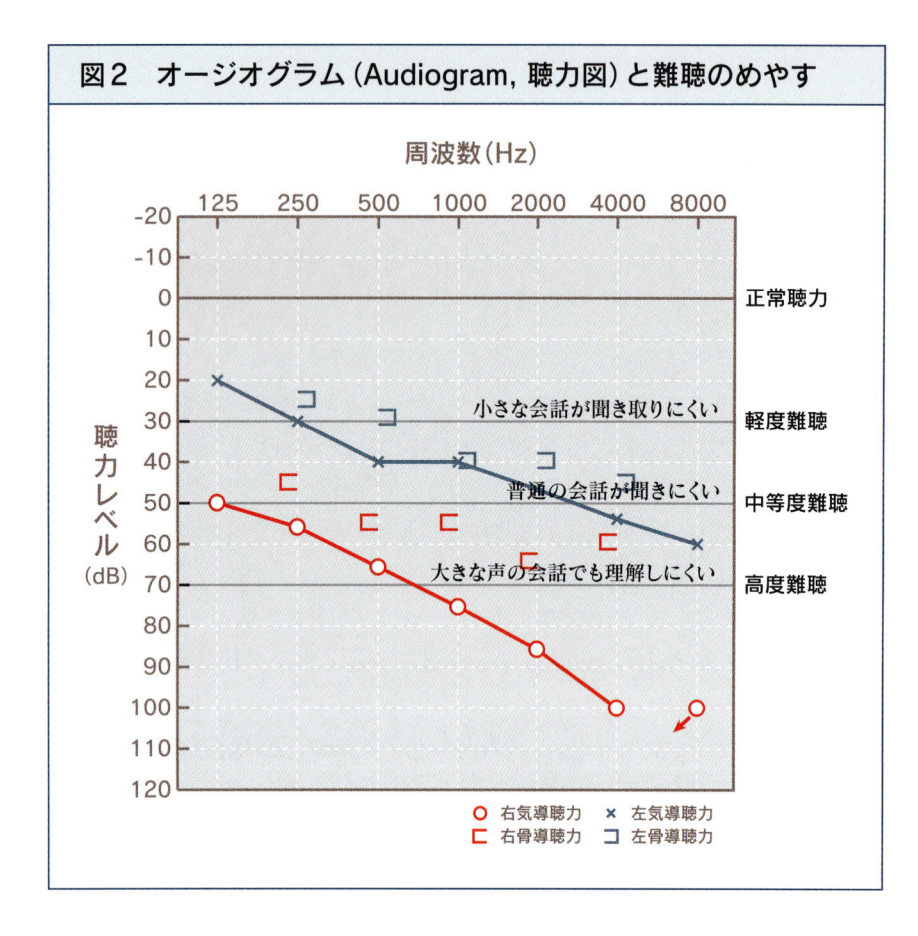

導聴力と骨導聴力に差がみられます（図3、4）。

感音難聴：内耳の有毛細胞、蝸牛神経や、内耳道、脳などで起こる音感知の障害。気導聴力と骨導聴力が同じように障害されます（図5～図8）。

混合難聴：伝音難聴と感音難聴が複合的に起こる障害。

難聴を起こす疾患と治療

急性中耳炎

小児に多く、上気道感染（風邪等）をきっかけに発症します。耳痛、耳漏、軽度難聴を起こします。鼓膜は赤く腫れて見えるので、診断は容易です。抗生剤の投与、鼓膜切開による貯留膿の排出で通常は1～2週間で治癒します。最近は耐性菌性の急性中耳炎が出現し、成人でも内耳の症状である感音難聴や耳鳴、めまいを伴い、治療に半年かかる重症例もあります。こうなると点滴や入院治療が必要です。

慢性中耳炎（図3）

長年を経過するので耳痛はほとんどなく、耳漏が繰り返されても放置されている場合が多いので、受診のときにはかなり進行している中耳炎です。ゆっくりした疾患の進行はまず鼓膜や中耳を障害するので伝音難聴から始まり、やがて内耳に波及し感音難聴を起こしてくるので、検査では混合難聴を示します。時々の耳鳴が、一日中の頑固な耳鳴と悪化します。鼓膜は穿孔し、膿や汚いかさぶたが蓄積、そこにはカビが生えることもあります。治療法としては手術が必要です。初期では鼓膜形成のみでいいですが、耳小骨連鎖まで破綻していると鼓室形成術をして伝音系の再建が必要となります。

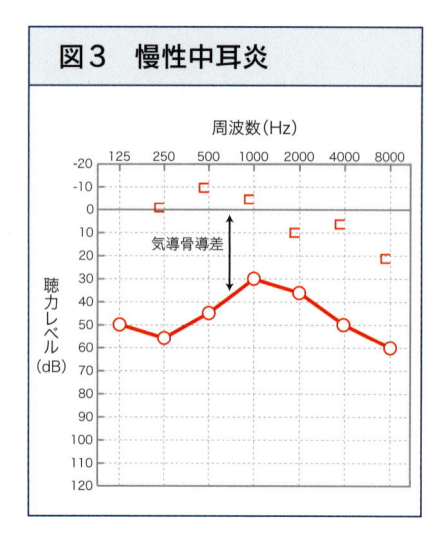

真珠腫性中耳炎

先天性と後天性の原因があり、真珠のような白色の塊ができるのでこの名がついています。骨破壊を起こしながら徐々に進展していく慢性中耳炎の中の悪玉です。耳小骨が破壊され、周囲に進むと顔面神経麻痺や重篤な頭蓋内合併症も引き起こします。真珠腫の摘出に加え、鼓室形成術が必要です。ただし手術をしても再発しやすいので、段階手術また長期のフォローが必須です。

滲出性中耳炎

低学年学童に多く、軽度の伝音難聴になり、両側性が多いです。最近聞き返しが多いという両親の訴えで、病気の存在が明らかになる場合が多いですが、痛みがなく、軽度のこともあり本人も周囲も気づかないケースも少なくありません。耳と鼻をつなぐ耳管機能の障害で発症し、鼻炎、副鼻腔炎、アデノイド増殖症、扁桃肥大、扁桃炎などがその原因です。成人ではときにこの中耳炎から上咽頭がんが発見されることもあります。治療としては鼓膜切開し滲出液を排出し、さらに換気のための鼓膜チュー

図3　慢性中耳炎

ブ留置、マクロライド系抗生剤を服用すると治療の効果はあがり、治癒します。原因疾患が明らかであればその治療をすることも大切です。

耳硬化症（図4）

耳小骨、とくにアブミ骨の脚が硬化し固着するので、伝導障害が起こります。原因は不明ですが、女性は出産を機に発症することもあります。人種差があり白人に多く、日本人には少ないです。両側性が多く、遺伝性とも言われています。初期は伝音難聴で始まり、進行すると混合難聴に発展していきます。薬物的治療法はなく、アブミ骨手術によって耳小骨の可動性を再獲得するようにします。

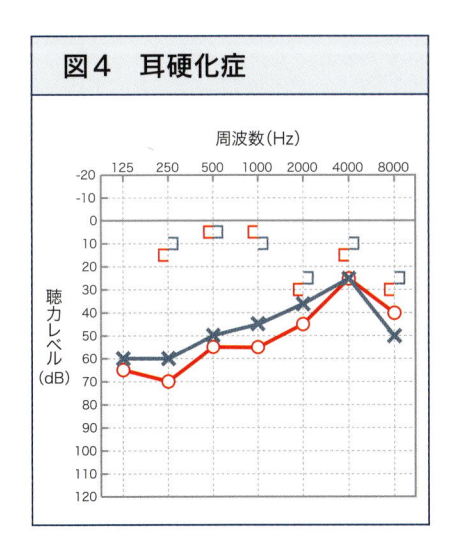

図4　耳硬化症

突発性難聴

突然何の誘因もなく起こる片側の難聴で、原因は不明ですが比較的多い疾患です。軽度から高度難聴まで様々な程度の感音難聴になります。耳鳴を伴い、数日間は軽いめまいが随伴します。ステロイドを主にした早期治療が効を奏し、発症から1週間以内であれば治癒率も高いです。

騒音性難聴（図5）

長年の騒音職場による音響外傷によって起こり、両側同程度の感音難聴です。オージオグラムでは高音域の4KHzを中心とした感音難聴（c^5dip）を起こし、dip型（くぼみ）が特徴的です。徐々に進行するので気づかない場合が多く、内耳の有毛細胞が障害されるので回復は困難です。最近ヘッドフォン使用の携帯音楽機器が普及し、若者の長時間の音響暴露による騒音性難聴が問題になってきました。使用には個人個人で注意することが大切です。

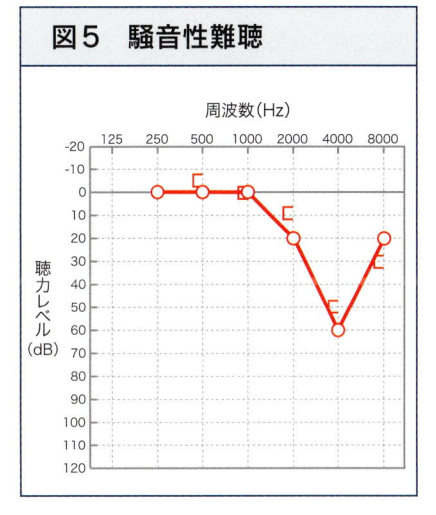

図5　騒音性難聴

急性音響障害

突然の爆音、射撃音、削岩機、ロックコンサートなどが原因で、一瞬にして特定の内耳有毛細胞が障害されて起こります。4KHz、6KHzを中心に感音難聴を起こし、軽度ではそのまま自然に治ることもありますが、中等度難聴以上だとステロイド治療に反応せず、固定する場合が多いです。

薬物性難聴（図6）

特定の薬物、アミノ配糖体（結核治療薬ストレプトマイシン）や抗がん剤で起こる場合があります。両側に起こる感音難聴です。難聴の程度をみながら、薬の使用を考える必要はあります。しかし同じ量を使っても個人差があり、発症に関係のある遺伝子も発見されました。

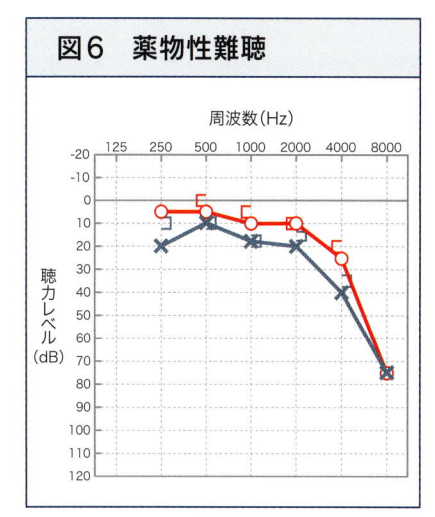

図6　薬物性難聴

老人性難聴（図7）

加齢による内耳、神経、脳の神経細胞・線維の変性で、個人差はありますが、すべての人に起こる生理的加齢変化です。両耳ともゆっくりと高音域から難聴が始まります。音量を大きくしても、はっきりと聞き取れないという明瞭度の低下も加齢変化の特徴です。

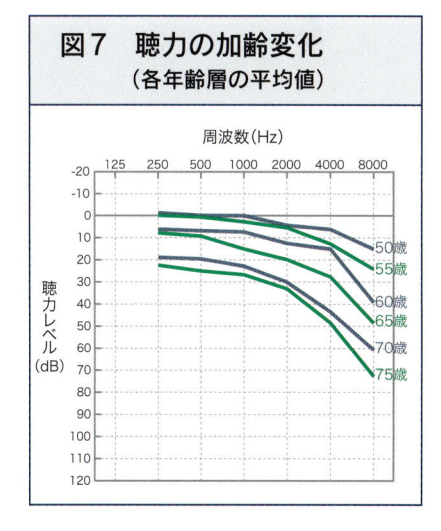

図7　聴力の加齢変化（各年齢層の平均値）

聴神経腫瘍

前庭神経や蝸牛神経にできる内耳道の腫瘍である。発見にはMRI検査が有効です。摘出または特殊な放射線治療で発育を抑えることができます。

メニエール病（図8）

回転性のめまいと、悪心嘔吐、難聴で発症する辛い病気の1つです。多くは一側性で持続的な耳鳴を伴います。内耳の器官に内リンパ水腫が証明されていますが、その発生の原因はいまだに不明です。利尿剤、ステロイド、血行循環剤、ビタミン剤で治療します。繰り返すのが特徴で、経過が長く、完全に治癒するのは困難ですが、生活に支障の出ないようにうまくコントロールしていくことが大事です。

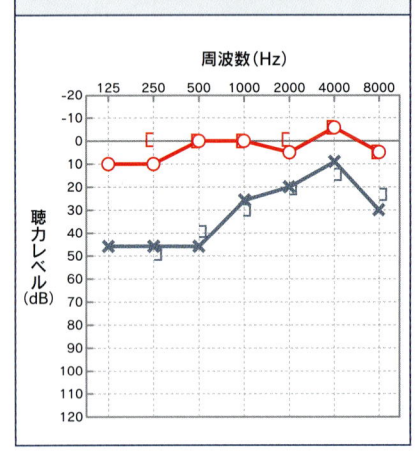

内耳炎

細菌やウイルス性に起こる内耳の炎症で、感音難聴と耳鳴、めまいが出現します。中耳炎に続発してみられるものもありますが、上気道感染後のものもあります。中には重篤で、難聴の改善をみないものもあります。

ムンプス難聴

ムンプスウイルス感染により耳下腺の腫脹だけでなく、内耳炎を引き起こし、感音難聴を発症します。幼少時に発症するので、本人の訴えがなく、小学校入学前の検査で判明することも少なくありません。感音難聴は高度で、多くは片方が聾になっています。両側には及ばないので、精神発育を障害することはありません。

心因性難聴

心因性の原因で起こる見せかけの感音難聴です。薬による治療ではなく、原因を追究し取り除くためにカウンセリングなどのケアが必要です。

図8　メニエール病（病耳：左）

Q & A

問：老人性難聴は治るのですか？

答：加齢による聴力低下は30歳代からすでに始まっています。両側で同じように始まり、徐々に進行していきます。生活に支障のある難聴（30デシベル以上）が出現してくるのは70歳代ですが、個人差も大きく、さらに長年の騒音職場などの影響での騒音性難聴などが土台にあると難聴の程度もその分増加します。原因は内耳の有毛細胞や神経細胞、神経線維、脳細胞の衰えであるので、治りません。しかし最近補聴器技術の進歩がめざましく、小さく目立たず、性能が良くて使いやすいので、その装用を勧めます。聴力はもちろんのこと、自分の耳型（オーダーメイド）にあったものをフィッティングすることが必要です。言葉がはっきり聞きとれなくなったり、聞き返しが多くなったと家族に言われたりしたら、まず耳鼻科専門医を訪れ、補聴器の相談をしてみてください。

第1章　症状からのアプローチ

耳　鳴

堀口　章子

耳鳴とは

　耳鳴（じめい，みみなり）とは外部に音源が確認されないのに音が聞こえることを言います。普段日中は気にならないのに、夜静かになると"キーン"とか"シーン"といった音が聞こえるのを自覚したことはないでしょうか？　このような耳鳴の多くは生理的耳鳴といって治療が不要とされています。一方、これまで正常に聞こえていたのに突然難聴とともに"ブーン"といやな音が聞こえてきて昼も夜も気になって仕事が手につかない場合もあります。この例は何らかの原因で主に内耳が障害されて出現した耳鳴で、早急な治療が必要です。

　このように一言で耳鳴といってもその症状や起こり方は様々で、一旦気になるととてもわずらわしいものです。何とか消したいとそればかりを気にしているとますます大きくなるような気がします。この項では原因疾患を加療しても耳鳴が残存してしまった慢性の耳鳴について、現在大学病院ではどのような治療が行われているのかをお話したいと思います。

耳鳴は消失するか

　「耳鳴をなくしてほしい」と言われる方がよく外来を訪れます。ステロイドや漢方など様々な治療を試してみたが、耳鳴は一向に良くならないという訴えをよく耳にします。残念ながら一旦発症して3ヶ月以上経過した耳鳴のほとんどは完全に消失することはあまりありません。

　ではどのように耳鳴を治療するのかというと、発想を変えて、耳鳴が消えないなら無理に消そうとせず、耳鳴に自分自身が慣れるようにしたらいいのではないか、耳鳴が鳴っていても気にならないようにしたらいいのでは、という考え方が近年なされるようになってきました。

　それが現在金沢医科大学病院で行われているTRT療法（耳鳴再訓練療法）というものです。

TRT療法とは

　1980年後半にイギリスで、Jastreboff博士によって提唱された耳鳴モデルでは、音を耳で聞き、その音が不快かどうかを判断するのは大脳皮質としています。そのため耳鳴が大脳皮質で不快な音であると判断された場合は、イライラ、不安、その他自律神経症状が引き起こされる結果、自分自身が不快であると感じます（図1）。そのため耳鳴とは別の、不快をもたらさない音源を耳に装着し、そちらの音を聞くことによって、耳鳴があっても気にならなく感じさせよう、というのがこの治療法の特徴です（図2）。

　耳鳴がして不快だと思っている人の脳はすでに図1のような耳鳴の悪循環モデルができあがっているので、これを音治療用の機械（TCI：耳鳴治療器）によって再訓練し不快ではないと感じさせるようにするのが目的です。

　またこの治療法は、正しい耳鳴の知識と考え方がわからないと効果を発揮しませんので、音治療のほかにカウンセリングが必要になります。

どのような人が適応になるか

　あくまでも3ヶ月以上経過した慢性の耳鳴で、耳鳴を来す原因疾患の治療を優先して行ったが結果的に慢性耳鳴となったものが対象です。また精神疾患が原因の耳鳴や幻聴は治療の対象にはなりません。カウンセリングをうけて耳鳴に対する正しい知識を理解できること、そして音治療が受けられる最低限の聴力が残存していることが条件です。音源の耳鳴治療器は耳掛け型補聴器と似た形のものです。これを1日8時間程度装着して数ヶ月ではじめて効果が得られるようになります。これをつけて何らかの効果があったと判断された人は当科では約60％でした。

　耳鳴は長期にわたる内服や外科治療をもってしても改善がなかなか期待できません。TRT療法は今後効果が期待できる治療法のひとつと言えるでしょう。

第1章　症状からのアプローチ

図1　耳鳴モデル

（名古屋市立大学 関谷・松田・高橋による耳鳴カウンセリングより参考に作成）

耳鳴の悪循環を示したモデルです。耳鳴が気になる人の脳内を図式化するとこのような状態であると言われ、耳鳴を気にすればするほど音が増大し、イライラを引き起こします。

- イライラ・不安
- 不眠・自律神経失調　肩こり・頭痛

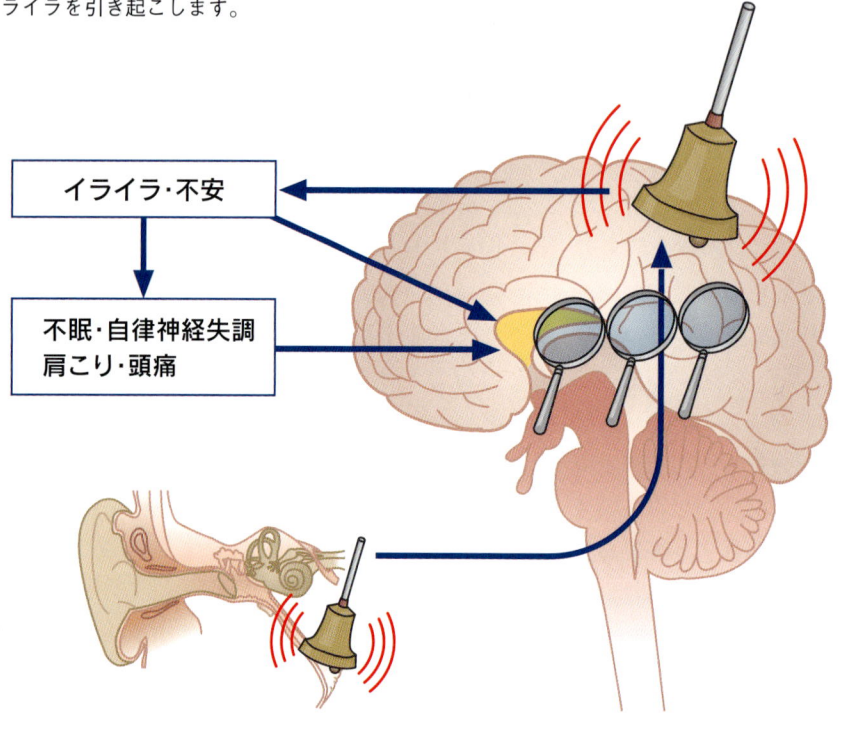

図2　TRT療法

（名古屋市立大学 関谷・松田・高橋による耳鳴カウンセリングより参考に作成）

サウンドジェネレーターでの音治療を行うことによって耳鳴が緩和され、耳鳴に対する正しい理解が不安を取り除きます。

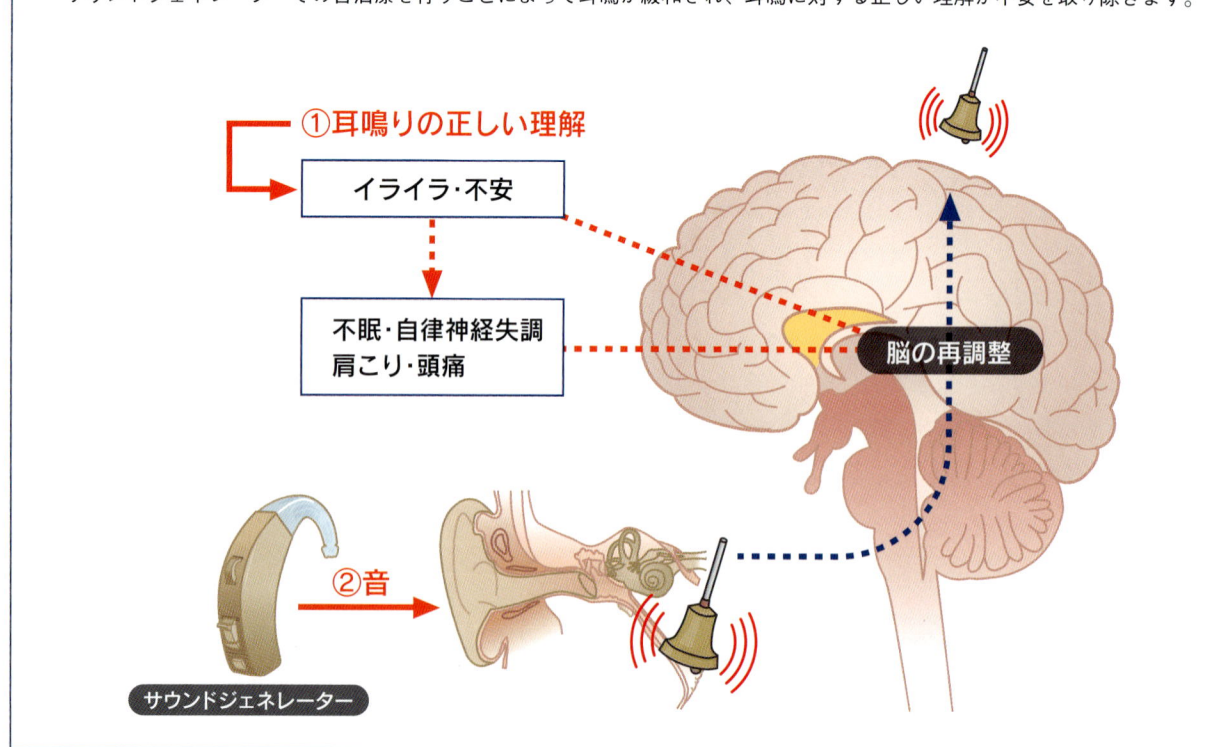

- ①耳鳴りの正しい理解
- イライラ・不安
- 不眠・自律神経失調　肩こり・頭痛
- ②音
- サウンドジェネレーター
- 脳の再調整

第1章　症状からのアプローチ

咽頭痛

山下　公一

いろいろな咽頭痛

　咽頭痛とは「のどの痛み」のことです。身近に起こる痛みですが、単に「のどの痛み」といっても、表に示すように、疾患の種類によって、痛みの特徴、すなわち痛みの場所、強さ、起こり方など、病因によって異なり多彩です。身近に起こる症状なので、用語の用い方にも文化的要素を伴うものもあります。咽頭痛、Rachenschmerzen（独）は単なるのどの痛みを意味し、広い意味で用いられます。英語圏でよく用いられるsore throat（英）は、のどのヒリヒリするような痛みで、感冒などに伴う急性咽頭炎の痛みを意味し、発熱あるいは高熱を伴う場合も少なくありません。そのときは咽頭を見ると真っ赤です。のどの炎症でも口蓋扁桃に腫脹と炎症が強い場合は扁桃炎とよび、とくに細菌性の急性腺窩性扁桃炎 angina lacunarisは高熱と強い嚥下痛 Schluckschmerzen（独）を伴います。Anginaという語は「締め付ける」という意味で、angina pectoris すなわち「胸を締め付ける」という意味で「狭心症」を指しますが、通常単にanginaというと、急性口峡炎や急性扁桃炎を指します。上記の急性腺窩性扁桃炎はその最も特徴的な疾患です。

咽頭の痛覚神経支配

　咽頭の痛覚は舌咽神経（Ⅸ）と迷走神経（Ⅹ）によって支配されます。両神経は知覚枝と運動枝を含んで咽頭神経叢を作っていますが、担当する痛覚支配領域は、舌咽神経（Ⅸ）が図1に黄色で示す中咽頭、扁桃窩、舌根部などです。迷走神経上喉頭神経内枝（Ⅹ）の痛覚支配領域は図で緑色に示す下咽頭、頚部食道などの部分です。この迷走神経上喉頭神経内枝（Ⅹ）の支配部位に腫瘍や潰瘍ができたときはしばしば迷走神経耳介枝（Ⅹ）を介して同側の耳痛を起こすことがあり、下咽頭がんや食道がんの早期発見に結びつくことがあるので、注意を払っておく価値があります（図1）。

表　咽頭痛を来す疾患

咽頭感染症
　　急性咽頭炎
　　急性腺窩性扁桃炎
　　特殊な急性咽頭炎（伝染性単核症、白血病）
　　慢性扁桃炎
　　扁桃肥大
　　扁桃周囲炎、扁桃周囲膿瘍
　　Tornwaldt 病
咽頭異物・外傷
　　異物（魚骨、釘など）、機械的外傷、熱傷、化学薬品によるもの
咽頭腫瘍
　　中咽頭がん
　　下咽頭がん
　　扁桃悪性リンパ腫
神経痛
　　舌咽神経痛
　　上喉頭神経痛
形態的異常
　　茎状突起過長症
その他
　　特発性咽頭潰瘍
　　亜急性甲状腺炎

図1 咽頭の痛覚神経支配

- 三叉神経第2枝(V)支配域
- 舌咽神経(IX)支配域
- 上喉頭神経内枝(X)の支配域

図2 ヘルパンギーナ

高熱と強い咽頭痛を訴えます。軟口蓋に発赤と多数の小水疱、小潰瘍がみられます。

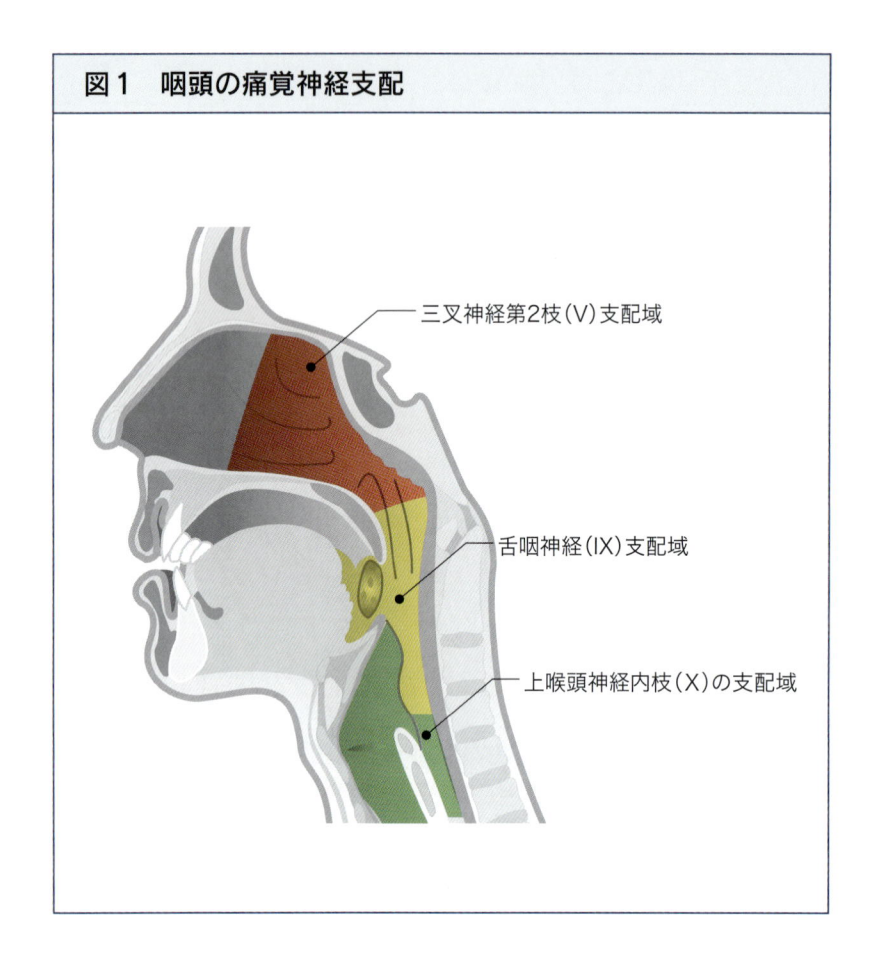

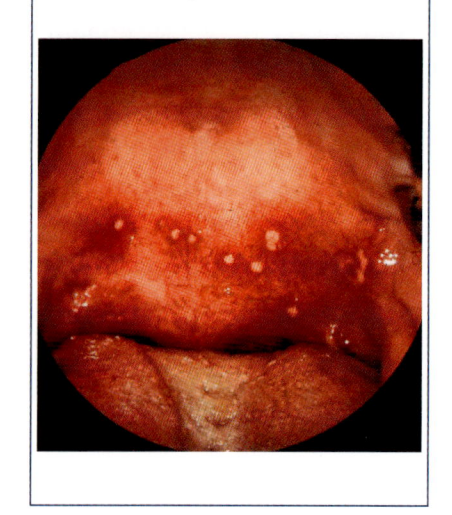

咽頭痛を起こす疾患

咽頭感染症

咽頭は気道、消化管の入り口であり、外来の刺激や汚染により急性咽頭炎、急性扁桃炎や慢性咽頭炎、慢性扁桃炎の舞台となります。とくに咽頭周辺には「粘膜下リンパ組織」としてワルダイエル咽頭輪(口蓋扁桃、咽頭扁桃、舌根扁桃、喉頭扁桃など)があり、急性炎症や慢性炎症を起こす場所となっており、扁桃は「慢性炎症臓器」とよばれる場合もあります。

急性咽頭炎：ウイルス感染による感冒の初期などに起こります。咽頭痛は最初は比較的限局し、鼻腔の奥の突き当たりとか片側の咽頭の壁などと咽頭痛の場所をはっきり言えることもありますが、次第に咽頭全体に及び発熱も伴うようになります。そしてさらには周囲の喉頭、気管などへと炎症が広がることも少なくありません。コクサッキーウイルスによるヘルパンギーナ herpangina (図2)では通常激しい自発痛を伴います。

急性腺窩性扁桃炎：ブドウ球菌や肺炎球菌によって起こり、強い咽頭痛と嚥下痛とともに、高熱(39～40℃)が数日続きます。口蓋扁桃は腫脹し咽頭は強く発赤し、腺窩に白色の壊死物質を見ます(図3)。抗生物質を系統的に投与します。

慢性扁桃炎：口蓋扁桃が慢性炎症臓器と言われるように、強い炎症はないが、炎症が遷延し、限局性の発赤を認めたり、口蓋扁桃肥大をみる場合が少なくありません(図4、5)。そのような慢性扁桃炎、口蓋扁桃肥大というような状態では、軽度の咽頭痛、あるいは咽頭異常感、嚥下時の不快感といった症状を呈します。

扁桃周囲膿瘍：扁桃への細菌感染が扁桃皮膜を越えて周囲の粗い結合組織に進展して膿瘍を形成したもので、通常片側性に起こります(図6)。高熱に加えて咽頭痛が強く、全身的感染徴候とともに重症観を呈します。口腔内への腫脹がはなはだしく、開口障害を認め、発音は制限され、嚥下痛のため嚥下運動が困難で唾液を垂れ流す状態となることもあります。深頸部膿瘍へ進展し、生命をおびやかす場合もあるので、投薬のみで漫然と経過を見ていないで、系統的抗生物質投与とともに、口腔内から膿瘍の腫脹部位を試験穿刺し、切開して排膿する必要があります。

咽後膿瘍：咽頭腔の後壁と後にある脊椎との間には、粗い結合織層があり、そこに感染が起こり膿瘍ができることがあります。高熱、嚥下

図3 急性腺窩性扁桃炎

両側の口蓋扁桃が発赤し強く腫れており腺窩には白い膿栓がみられます。高熱とともにきわめて強い咽頭痛と嚥下痛を訴えます。

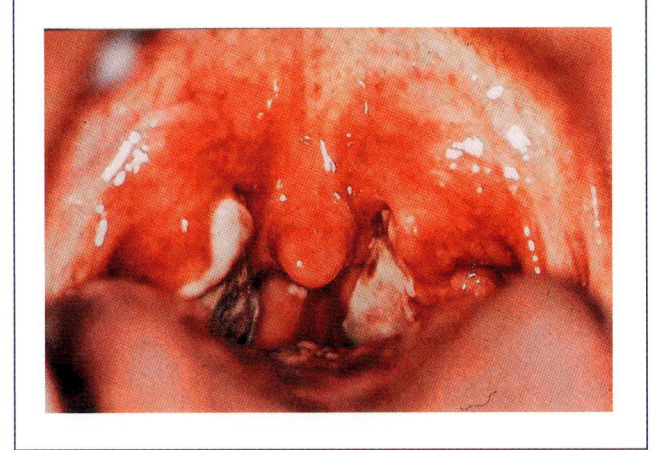

図6 左扁桃周囲炎＋膿瘍

通常片側性で、開口障害のため観察が難しい。試験穿刺、切開排膿により快癒が促進されます。

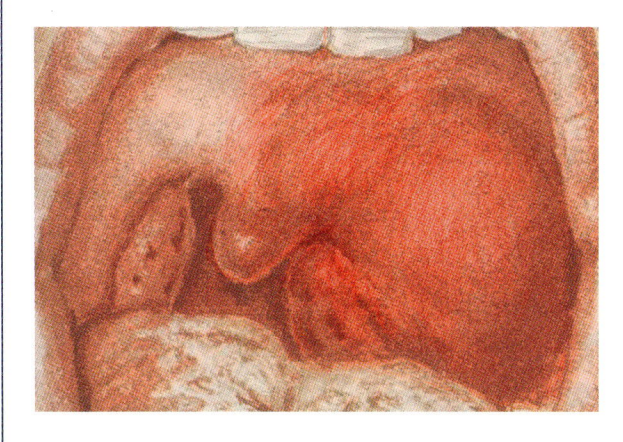

図4 慢性扁桃炎

口蓋扁桃を主体に発赤がみられます。

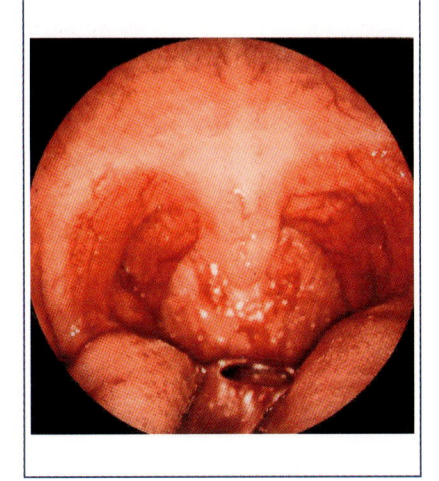

図5 口蓋扁桃肥大

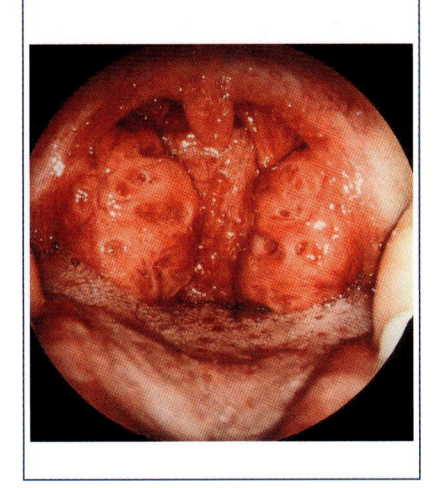

困難、誤嚥、鼻閉などが起こり、比較的珍しい疾患なので診断が遅れることもあり注意が必要です。頚部の画像診断か咽頭後壁の波動がある腫脹を発見して試験穿刺、切開排膿を行う必要があります。まずは抗生物質の系統的投与が必須です。

口腔底蜂巣織炎（Ludwig angina）：下顎のむし歯や、口蓋扁桃周囲炎からの感染によって起こる深頚部膿瘍 deep neck infectionの1つで、口腔底および、顎下部から側頚部にかけて板状に腫脹し（図7）、高熱、疼痛、圧痛、嚥下困難、呼吸困難を伴い重篤な状態を呈します。他の疾患で重篤となった場合に起こりやすくなります。起炎菌は溶血性レンサ球菌とブドウ球菌との混合感染が多いと言われます。縦隔洞炎や敗血症を併発し死亡するおそれもあるので、緊急に強力な治療を施す必要があります。

Tornwaldt病：鼻咽腔の後上壁にのう胞ができており、感染すると頭痛や咽頭痛が起こるものです。胎生期に形成されるRathke囊の遺残部分に感染が起きて膿瘍を形成したものです。大きく切開して排膿します。

咽頭異物・外傷

咽頭の外傷は多いものではありませんが、魚骨や中国では獣骨による外傷があります。骨が咽頭や食道壁に傷を作ったり、咽頭壁に刺さった状態で放置して、そこから感染が進むというようなことがないように、異物は完全に除去して清潔に保つことが大切です。

咽頭腫瘍

咽頭がん、下咽頭がん：一般に浅在性初期がんは異物感か嚥下などに伴って軽度の咽頭痛を起こす程度の場合が多く、気にしないままに病状が進行してしまう場合があります（図8）。したがって異常感が3ヶ月以上も長く続くような場合や少しずつ進行する気配がある場合は早めに診察を受けるよう勧めねばなりません。

図7　ルードウィッヒ（Ludwig）アンギーナ

下顎部から頚部にかけて板状に脹れています。

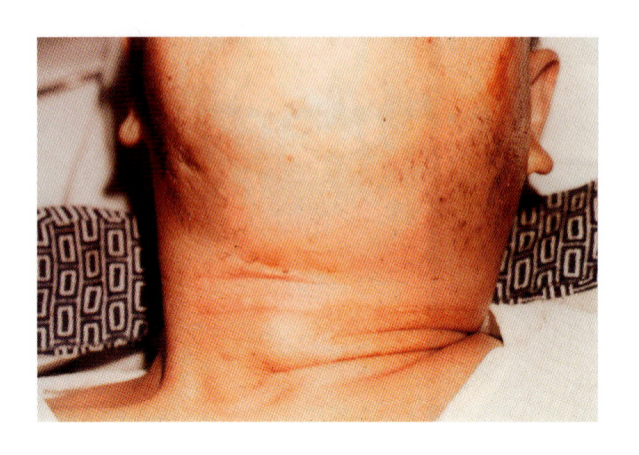

図8　下咽頭がん

右の食道入口部ががんによって破壊されています。咽頭痛は強くなく、発見が遅れた症例です。

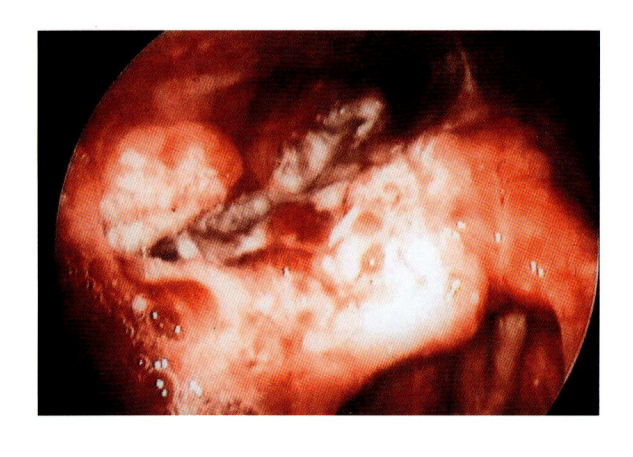

図9　舌咽神経痛患者の発作時の表情

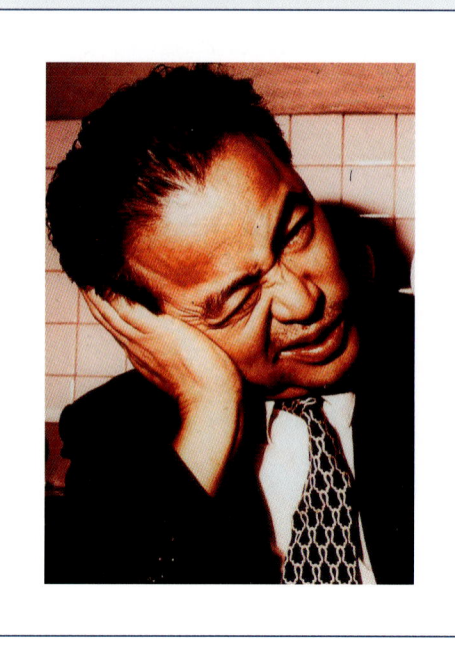

咽頭の神経痛

　咽頭領域の典型的な神経痛としては、舌咽神経痛と上喉頭神経痛があります。知覚神経繊維組織の変性が原因と考えられます。神経痛の典型像は、①耐えられないほどの激痛であり（図9）、②痛みは発作性で持続は短く、③神経の支配領域に一致する痛みで、④痛みは片側性、⑤誘発部位 trigger zone があり、そこを刺激すると発作的に痛みが起こるというものです。

　舌咽神経痛：病側ののどが裂かれるような、耐え難い鋭い痛みの発作を訴えます。物を飲み込んだり、噛んだり、咳、くしゃみなどでも痛みを誘発し、痛みは上記の神経痛の特徴を持っています。治療はまず当該神経の神経ブロックを試みます。病側の舌咽神経幹が出てくる扁桃窩に局所麻酔剤を局注した上で、無水アルコールを注射する方法を2、3度繰り返すことで治癒する場合が多いです。他に脳外科的に後頭蓋窩経由で、頚静脈孔に入る舌咽神経幹を圧迫している動脈幹を移動させて圧迫を解除させる方法をとって効果があることがあります。

　上喉頭神経痛：病側の食道の入口付近が裂かれるような、強い痛みを訴えます。物を飲み込んだときなどの運動がきっかけとなって痛みが誘発されるなど、症状は舌咽神経痛と似ていますが、痛みの場所が上喉頭神経領域である点で診断されます。この場合も外頚部から触診して病側の甲状軟骨上角の約1cm前上方にある上喉頭神経が喉頭内に穿通する部位で神経ブロックを行います。

形態的異常

　茎状突起過長症：比較的珍しい疾患です。茎状突起（図10の黄色の部分）が茎状舌骨靱帯に沿って（図10の赤い部分）長く骨化した状態になっているものです。第2鰓弓由来の、茎状突起、茎状舌骨靱帯、舌骨

小角の一連の構造の胎生期の発達異常によって起こるものと考えられています。片側性で、症状は病側の鈍い咽頭痛や肩こり、時々鋭く弱い咽頭痛が起こることもある。診断は画像診断と病側扁桃窩からの触診。症状が長引くようなら、病側の口蓋扁桃を摘出して扁桃窩から指で触診しながら茎状突起の状態を把握し、筋層を鈍的に剥離して茎状突起の過長部分を露出し（図11）剪除します。

図10　茎状突起過長症
（E.Pernkopf: Atlas of Anatomy.Vol.1, Saunders より参考に作成）

茎状突起過長症は茎状舌骨靭帯方向に茎状突起が2～3cm長くなっている状態です。
黄：茎状突起　　赤：茎状舌骨靭帯

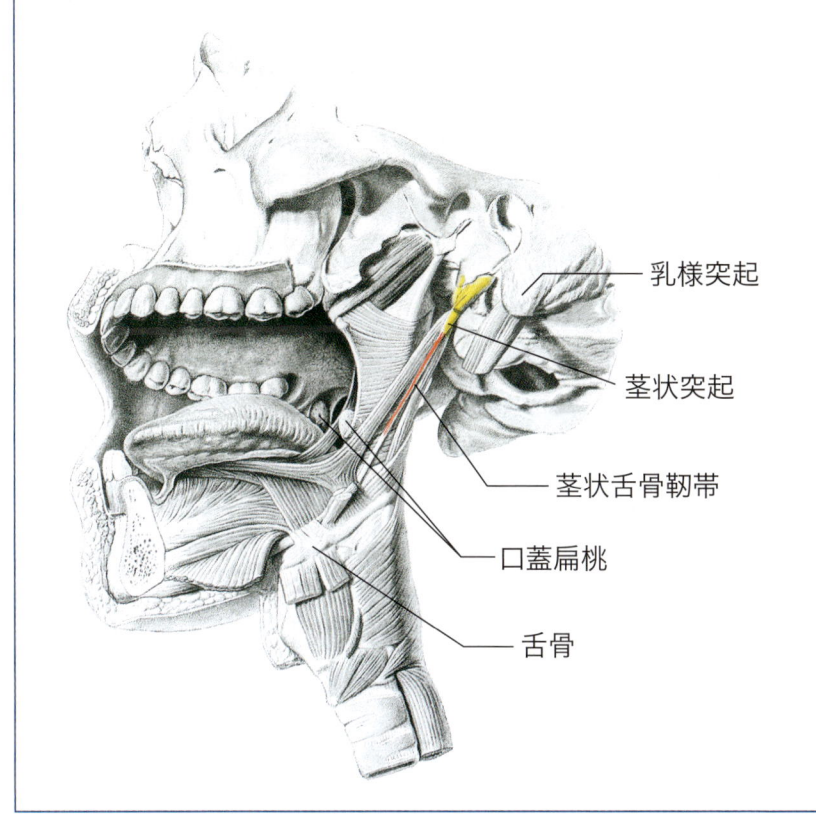

- 乳様突起
- 茎状突起
- 茎状舌骨靭帯
- 口蓋扁桃
- 舌骨

図11　茎状突起過長症（左）

左口蓋扁桃を摘出後、扁桃窩から指で触診しながら、筋層を鈍的に剥離し、茎状突起の過長部分を露出し切除するところです。

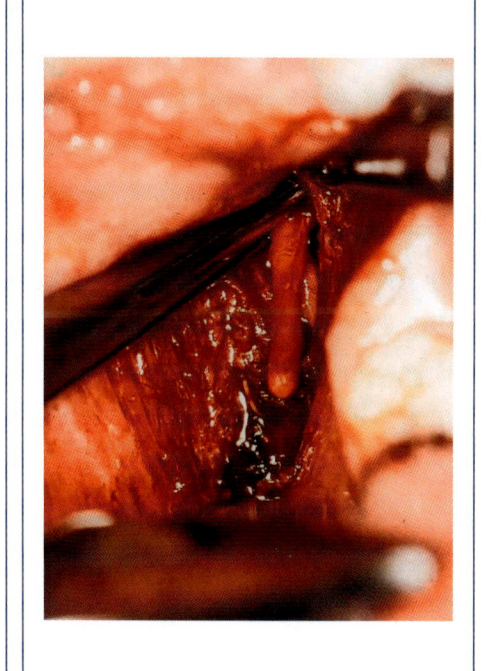

Q&A

問：咽頭痛といってもいろいろあると思いますが、一般に、どんな痛みであるかによって病気の診断がつくものですか。

答：痛みの性質を大きく分けると、①ヒリヒリする痛みで嚥下時に増強するような痛みは粘膜の急性炎症によるもの、②ズキズキと痛む場合はより深い潰瘍や傷がある場合、③重く鈍い痛みは慢性咽頭炎や慢性扁桃炎などの場合に多いと言えます。珍しいものとしては、神経痛があります。この場合はのどが裂かれるような痛みでそれが急に電撃的に起こるというものです。このように痛みの性質や特徴を患者さんからよく聞くことは、のどの肉眼的所見を良く見ることと共に病状を診断するための大切な情報となります。

第1章 症状からのアプローチ

悪心・嘔吐

山川 淳一

悪心・嘔吐とは

悪心（嘔気）とは、胃の中にあるものを吐き出したいという切迫した不快感のことで、脱力感、蒼白、冷汗、血圧低下等の自律神経症状を伴うことがあります。

嘔吐とは、胃の中の内容物が食道・口から逆流して勢いよく外に吐き出される状態を言います。

原因

悪心・嘔吐は、脳の延髄にある嘔吐中枢が刺激されて起こります。この刺激が軽度であれば悪心、さらに進めば嘔吐となります。ここに刺激が加わると胃の出口が閉ざされ、反対に胃の入口が緩み、胃に逆流運動が起こります。それとともに横隔膜や腹筋が収縮して胃を圧迫し、胃の内容物が口腔や鼻腔を通して排出される仕組みです。消化器疾患のみならず、他の種々の疾患によっても生じます（表1）。

反射

一般に過度の飲酒や摂食、腐敗・変質した食物の摂取、過度の運動、体調不良などの際にまず悪心を催し、それに続いて嘔吐します。また口腔内から舌の奥を強くおさえたりして悪心を催すことを「嘔吐反射」と言います。咳などと同様、反射であることから、本人の意思では制御できません。また、車や船舶などで長時間もしくは激しく揺れる環境下にあった場合、いわゆる「乗り物酔い」が発生して嘔吐に至る場合があります。メニエール病の発作時に起こる強い悪心・嘔吐は、脳幹の反射系を介して起こるものですが、「めまい」「片側の難聴」を伴うので鑑別できます。

このほか、高温になる閉所、きつすぎる衣服（とくに着物）、帽子、ヘルメット等の重量があったり蒸れたりするものを長時間着用の場合、他者の嘔吐、排泄物等を見たり聞いたり各種の悪臭を嗅いだり、恐怖映画、マインドクラッシャー等の不快な映像、音声を見たり聞いたりした場合にも、精神的なストレスから、悪心・嘔吐を引き起こす場合があります。

これらの要因に当てはまらず、頭痛など他の部位の症状を伴う嘔吐の場合は、臓器や脳・神経系の損傷など、別の病因による症状である可能性があり、場合によっては生命の危険にかかわることがあるため、早急な医師の診察が必要です（表2）。

症状

悪心・嘔吐による身体への影響は、嘔吐によって水分と一緒に胃液・十二指腸液などに含まれる電解質も体外に出てしまいます。電解質（カリウム・ナトリウム・塩素など）は、体内の水分量の調節、神経筋肉の興奮・伝達、体内の水分性状バランス保持（酸性・アルカリ性に傾き過ぎないようにする）などの働きがあります。そのため電解質や水分が多量に失われると、脱力感・倦怠感・手足のしびれなどの電解質異常症状や口の渇き・皮膚の乾燥・尿量の減少・体重の減少などの脱水症状が出てきます。これらがさらに進むとだんだんと衰弱し、意識障害などを起こすこともあります。

また、嘔吐することによって、消化・吸収の働きが低下し、体内に必要な栄養が行き届かなくなり、栄養状態の低下・体重の減少が起こります。他に、吐物が誤って気道に入ると肺炎、ひどいときには窒息を起こすことがあります。

以上のように、身体的な苦痛だけでなく、精神的にも不安・苦痛をもたらします。それらによって食欲がなくなり食事が摂れなくなって、栄養状態が低下することもあります（表3）。

治療

悪心・嘔吐は頻度の高い訴えであり、救急外来でもよくみられます。

まず悪心・嘔吐に伴う全身状態の評価が必要です。脱水、低カリウム血症、誤嚥性肺炎などの有無を確認します。

次に原因を探し治療を行います。また症状の緩和を図ります。ただし、嘔吐の原因は非常に多岐にわたるので、原因を見分けていく必要があります。

表4に臨床症状を示します。

表1　悪心・嘔吐から予想される主要症候

（「内科診断検査アクセス」日本医事新報社に基づき作成）

- 細菌や毒素に汚染された食物の摂取による食中毒、アルコール、薬物等による急性胃炎もあります。
- 食後に頻発する嘔吐では、消化性潰瘍に伴う反射性幽門狭窄や潰瘍治癒後の狭窄に伴う通過障害、消化管の悪性腫瘍による通過障害や他の臓器の腫大による壁外からの圧迫等が考えられます。
- 発熱、右下腹部痛、腹膜刺激症状等を合併すれば虫垂炎を疑います。
- 排便、排ガスがなく、グル音亢進あるいは消失、腹膜刺激症状があれば、イレウスに伴う反射性嘔吐と考えられます。
- 栄養状態のよい乳児に反復する嘔吐では先天性肥厚性幽門狭窄があり、小児に反復する嘔吐ではアセトン血症嘔吐症があります。
- 黄疸、右季肋部痛を伴うときは胆石発作を考えます。また、肝腫大を伴えば、肝障害に伴う嘔吐が疑われます。
- 片頭痛、前庭迷路障害に伴う嘔吐は発作的に強い症状として起こりますが、予後は良好です。
- くも膜下出血や髄膜炎等による髄膜刺激症状に伴う嘔吐や脳出血、脳腫瘍等による脳圧亢進症状としての嘔吐があります。
- 悪阻、尿毒症、薬物中毒、消化器以外の感染症も嘔吐の原因となり得ます。

表2　がん治療上の悪心・嘔吐の原因

（「内科診断検査アクセス」日本医事新報社に基づき作成）

最近ではがん治療上に出現する悪心・嘔吐のコントロールが重要になってきました。

化学療法による副作用

中枢神経には、嘔吐を誘発する物質に反応して嘔吐中枢を刺激する部分があります。これは、血液中の化学物質の影響を受けやすく、抗がん剤治療による嘔吐は、主にこのルートにより起こりやすいと考えられています。また、ある種の抗がん剤は末梢の神経を介し嘔吐中枢を刺激します。化学療法による嘔気・嘔吐には症状のあらわれ方によって、大きく以下の3つに分かれています。
- 急性悪心・嘔吐：化学療法開始後より24時間以内に出現するものです。
- 持続性あるいは遅延性嘔吐：薬物投与後24～48時間よりはじまり、持続するものです。
- 予測（心因性）嘔吐：以前の嘔吐した体験から脳の中にある大脳皮質を刺激することによって起こると言われ、主に精神的要因により出現するものです。それぞれ各種制吐剤、向精神薬の適切な使用により症状の軽減がはかられます。

放射線療法による副作用

放射線によって体内の細胞が変化を起こし、壊された細胞の成分が血液または神経を介し、嘔吐中枢を刺激し起こります。

消化管通過障害

がんの再発・転移による消化管の圧迫・狭窄（きょうさく）、手術後の腸管癒着などの原因で起こります。腹痛、腹部の張り、排便・排ガスがないなどの症状を伴い、食事中・食後に苦しくなり吐くと楽になることもあります。

脳圧の上昇

脳腫瘍・脳出血・髄膜炎・脳への放射線照射などにより嘔吐中枢を刺激して起こります。多くの場合、頭痛を伴います。

精神的・心理的な刺激

緊張・不安、不快なにおい・音・味覚などが原因となり、これらの刺激が大脳皮質を介して嘔吐中枢を刺激し起こります。個人差が強く、条件反射化されやすい、また、前記すべての嘔吐を増強させる因子（もと）になりやすいと言われています。

表3　悪心・嘔吐の診断確定への目安

（「内科診断検査アクセス」医事新報社に基づき作成）

急性胃炎	原因となる食物や薬物摂取、上部消化管内視鏡検査にて胃粘膜の発赤、浮腫、急性びらん、胃造影検査では粘膜へのバリウム付着不良を認める場合があります。
消化性潰瘍	上部消化管造影にてニッシェ、foldの集中、瘢痕による狭窄、変形 上部消化管内視鏡にて白苔を伴う粘膜欠損と周囲の浮腫、再生上皮、foldの集中 悪性腫瘍との鑑別のためには必要に応じて生検します。
イレウス	腹部単純X線写真にて閉塞部より口側の腸管の拡張が認められます。
胆石症	右肩へ放散する右季肋部痛 腹部超音波検査にてacoustic shadowを伴う胆石の証明 胆道造影にて胆石による陰影欠損 随伴する所見として胆道系酵素の上昇が認められます。
急性肝炎	GOT、GPT、血清ビリルビン値上昇を認めます ウイルス性肝炎の場合は、IgM型抗HA抗体、HBs抗原、IgM型、抗HBc抗体、HBV・DNA、HBV関連polymeraseを検索して、病因や病期を決定します。
メニエール病	発作的に起こり、めまい、片側性の感音性難聴と耳鳴りを伴います。

表4　悪心・嘔吐から予想される臨床症状

- 胃腸炎、腸閉塞など消化管に起因するもののほかに、膵炎、肝炎、胆のう炎などの消化器疾患。
- 敗血症、髄膜炎、肺炎といった感染症、糖尿病性ケトアシドーシス、尿毒症などの代謝疾患。
- ジゴキシン中毒、テオフィリン中毒などの中毒やめまいなどの内耳疾患。
- 卵巣・精巣捻転、妊娠、子宮外妊娠などの泌尿生殖器疾患。
- 心筋梗塞の患者が嘔気・嘔吐を主訴に受診する場合もあります。
- 頭痛や意識障害に嘔吐を伴う場合は頭蓋内疾患も考慮に入れます。
- 悪心・嘔吐がめまいや片側の耳鳴・難聴に伴って起きる場合は内耳の病気（メニエール病など）が疑われるので耳鼻科を受診します。

第1章 症状からのアプローチ

認知症

森本　茂人

認知症はどのような症状を示すのですか

　加齢とともに、人の名前などがすぐに思い浮かばないなど記憶障害が起こりますが、多くの場合はヒントを与えられ、あるいは記憶をたどっていくと思い出せる健忘とよばれる状態です。しかし、ヒントを与えられてもわからない、つい先ほどのことも忘れてしまう、今まで使っていたものの使い方がわからなくなる、適切なお金の支払いができなくなる、言葉の数が少なくなるなどの症状がある場合は認知症を疑い、物忘れの専門外来を受診されることをお勧めします。

認知症はどのように診断されるのですか

　認知症の診断基準を表1に示します。認知症の診断には3つの要素があります。1つ目は記憶障害の存在です。2つ目は、① 失語：物の名前が提示できない、「あれ」、「これ」などの指示語が多くなり曖昧な内容となる ② 失行：髪を櫛でといたり、靴のひもをむすんだり、エレベーターのスイッチを押すといった日常的行動が障害される ③ 失認：机や椅子などの名前がわからなくなったり、進行すれば家族や鏡に映った自分自身がわからなくなる、あるいは ④ 実行機能障害：時間や空間などの抽象思考が障害され、新たな行動を計画し実行することが困難となる、のうち少なくとも1項目以上認められること、3つ目はこれらの障害によって、日常の社会的活動、または他の人との人間関係を著しく障害していることです。発熱時や、内科疾患、夜間の血圧低下時、あるいは入院など環境が変わった直後に起こる一時的なせん妄（様々な程度の意識障害、知覚障害、錯覚や幻覚、著しい過活動あるいは鎮静、不穏などを特徴とする）で起こる失見当、記憶障害は認知症に含めません。

家庭でもできる認知症検査にはどのようなものがあるのでしょうか

　上記の記憶障害や時間、場所のオリエンテーションなどを問診で検査する長谷川式簡易知能スケールを表2に示します。問1・2・3は年齢、時間、場所に関するオリエンテーション、問4は即時記憶、問5・6は計算、問7は短期記憶、問8・9は一般生活における認知機能を問うてい

表1　認知症の診断基準

（Diagnostic and Statistical Manual of Mental Disorders, Fourth Edithion, Text Revision, American Psychiatric Association（DSM-Ⅳ-TR）より抜粋）

A. 短期および長期の記憶障害の存在

B. 以下のうち少なくとも1項目
　（1）失語
　（2）失行
　（3）失認
　（4）実行機能障害

C. AおよびBは仕事、日常の社会的活動、または他者との人間関係を著しく障害している

D. せん妄の経過中にのみ起こるものではない

表2　改訂長谷川式簡易知能評価スケール（HDS-R）

（加藤伸司、長谷川和夫ら「老年精神医学雑誌　2巻11号」1339～1347, 1991に基づき作成）

30点満点

(1) お歳はいくつですか？（2年までの誤差は正解）		0、1
(2) 今日は何年の何月何日　何曜日ですか？ （年月日、曜日が正解でそれぞれ1点ずつ）	年 月 日 曜日	0、1 0、1 0、1 0、1
(3) 私達がいまいるところはどこですか？ （自発的にできれば2点。5秒おいて、家ですか？　病院ですか？　施設ですか？ 　の中から選択できれば1点）		0、1、2
(4) これから言う3つの言葉を言ってみてください。 あとでまた聞きますのでよく覚えておいてください。 （以下の系列いずれか1つで、採用した系列に〇をつけておく） 　1：a) 桜　b) 猫　c) 電車　　2：a) 梅　b) 犬　c) 自動車		0、1 0、1 0、1
(5) 100から7を順番に引いてください。 （100－7は？　それからまた7を引くと？　と質問する。最初の答えが不正解 　の場合、打ち切る）		0、1 0、1
(6) 私がこれから言う数字を逆から言ってください。 （6-8-2、3-5-2-9を逆に言ってもらう。3桁逆唱に失敗したら、打ち切る）	2-8-6 9-2-5-3	0、1 0、1
(7) 先ほど覚えてもらった言葉をもう一度言ってみてください。 （自発的に回答があれば各2点、もし回答がない場合、以下のヒントを与え正解 　であれば1点）a) 植物　b) 動物　c) 乗り物	a) b) c)	0、1、2 0、1、2 0、1、2
(8) これから5つの品物を見せます。それを隠しますので何があったか言ってください。 （時計、スプーン、鍵、鉛筆、歯ブラシなど必ず相互に無関係なもの）		0、1、2 3、4、5
(9) 知っている野菜の名前をできるだけ多く言ってください。 （答えた野菜の名前を右欄に記入する。途中で詰まり、約10秒間待っても出な 　い場合にはそこで打ち切る） 　0～5＝0点、6＝1点、7＝2点、8＝3点、9＝4点、10＝5点		
	合計点数	点

ます。30点満点で20点以下が認知機能障害と診断されます。一方、長谷川式簡易知能スケールが21～27点程度の時期は軽度認知機能障害（mild cognitive impairement）とよばれており、さらに金子医師が提唱している廃用性認知症の初期症状（表3）が思いあたる場合、初期の認知症症状である可能性が高く、この時期からの生活習慣の修正（運動習慣、社交性、高血圧の予防・治療）などが将来の認知症進展予防に重要と言われています。

表3　廃用性認知症の初期症状

（静岡県立浜松医療センター　金子満雄医師より）

・無表情・無感動の傾向がみられる

・ぼんやりしていることが多い

・生きがいがない

・根気が続かない

・発想が乏しく、画一的になる

・一日の計画が立てられない

・仕事をてきぱきと片付けられない

・反応が遅く動作がもたもたしている

・同じことを繰り返し話したり、尋ねたりする

・相手の意見を聞かない

第1章 症状からのアプローチ

幻覚・妄想

窪田　孝

幻覚・妄想とは

　幻覚とは実際には存在しない対象を、存在するかのように知覚することです。例えば実際存在しない声や音が聞こえてくるのが幻聴、実際存在しない動物、虫などが見えるのを幻視と言います。

　意識障害を伴わない幻覚は、統合失調症、アルコール症などにみられ、意識障害を伴った幻覚は、脳器質性疾患にみられる、せん妄、薬物中毒状態、てんかん発作に伴ったものなどがあります（表1）。

　妄想とは実際にはありえないことを、強く確信し、間違いを説明されても訂正できないようになるような判断・考えの誤りです（表2）。

　妄想にはなぜそのような妄想が起きたのか理解（了解）できない、一次妄想と、妄想に囚われている本人の心理的、環境的状況などから理解（了解）できる二次妄想があります。一次妄想は主に統合失調症患者にみ

表1　幻覚の種類の分類

　幻視：意識障害時にみられることが多く、虫、動物などが見える
　幻聴：統合失調症が代表的
　幻触：寄生虫が皮膚の下にいるという妄想を伴った『皮膚寄生虫妄想』が有名
　幻嗅：臭い、不愉快なにおいが多い。てんかん発作でもみられる
　幻味：食べ物が変な味がするというものが多い

表2　妄想内容からの分類

　被害妄想　自分が他者から害を加えられるという内容の妄想
　　関係妄想：自分に関係ない出来事を自分に関係づけて考える
　　注察妄想：自分が他人に注視されているという内容
　　被毒妄想：飲食物に毒を入れて毒殺されるという内容
　　嫉妬妄想：男女間で相手の異性が浮気をしているという内容
　　迫害妄想：自分を敵視する者から迫害、危害を加えられるという内容
　微小妄想　自己に対する過小評価を内容とする妄想
　　貧困妄想：自分が貧乏になり生活に窮するという内容
　　罪業妄想：自分が罪深い存在であるという内容
　　心気妄想：自分が重い病気になってしまったという身体に関する妄想
　誇大妄想　自己に対する過大評価を内容とする妄想

られ、二次妄想はうつ病患者のうつ状態から理解可能な貧困妄想、罪業妄想、心気妄想などの、いわゆる微小妄想が代表的です。

幻覚・妄想を引き起こす病気は

統合失調症では普通、幻覚と妄想がいっしょにみられます。代表的な妄想は被害妄想で他人が自分に害を加えようとしているという内容の妄想に、「自分に対する悪口が聞こえる」といった幻聴を伴う場合が多いようです。妄想だけが主にみられる場合を妄想性障害と言います。

うつ病では重症化すると前述の二次妄想としての貧困妄想、罪業妄想、心気妄想などの微小妄想がみられる場合が多いですが、さらに重篤な場合は理解できない内容の一次妄想がみられる場合もあります。しかし最近のうつ病は軽症化傾向にあり、妄想を伴わないものが一般的です。

器質性精神障害にも幻覚・妄想はみられます。

せん妄は脳血管障害、老年性認知症、脳外傷、アルコールなどの薬物中毒、また感染症など身体疾患に伴う意識レベルの低下状態でみられます。せん妄は小動物、虫などの幻視を伴います。

幻覚・妄想の発現機序については諸説がありますが、統合失調症の幻覚・妄想の成因については、統合失調症にみられる特徴的な、知覚のゆがみとか、現実の誤認など認知機能障害が背景にあり、これに心理社会的なストレスが加わって幻覚・妄想を発症すると考えられています。

幻覚・妄想の治療法は

通常、抗精神病薬による治療が行われます（表3）。

最近開発された非定型抗精神病薬は副作用が少なく有効性も高いので、幻覚・妄想の治療の主流になってきています。

うつ病にみられる妄想は原則的には抗うつ剤を使用し、一部重症の幻覚・妄想には抗精神病薬を追加使用します。

表3　主な抗精神病薬

定型抗精神病薬

一般名	商品名	標準1日量
クロールプロマジン	コントミンなど	50～450mg
ハロペリドール	セレネースなど	3～　6mg
スルピリド	ドグマチールなど	150～600mg

非定型抗精神病薬

一般名	商品名	標準1日量
リスペリドン	リスパダール	2～　8mg
オランザピン	ジプレキサ	5～20mg
クエチアピン	セロクエル	50～600mg
ペロスピロン	ルーラン	8～48mg
ブロナンセリン	ロナセン	8～16mg
アリピプラゾール	エビリファイ	6～24mg

第1章　症状からのアプローチ

不安・憂うつ

窪田　孝

不安・憂うつとは

　不安と憂うつ（抑うつ）は正常な人にも起こりますが、病的な不安・憂うつは、不相応に強く、持続も長いなどの特徴があります。不安と憂うつは別々に現れる場合と、一緒にみられる場合があります。程度の差はありますが一緒にみられるのが一般的です。

　恐怖は対象のはっきりした恐れの感情ですが、不安は対象のはっきりしない漠然とした恐れといえます。強い不安は呼吸困難、動悸、発汗などの自律神経症状を伴います。このような予期しない状況で突然起きる強い不安発作をパニック発作と言い、この発作を繰り返すものをパニック（恐慌性）障害と言います。さほど強い不安ではないが持続的、慢性的にみられるものを全般性不安障害と言います。また対象のはっきりした恐怖感を主としたものを恐怖症と言います。恐怖症にはその恐怖の対象によって「高所恐怖」「不潔恐怖」「対人恐怖」など種々の名称がつけられています。最近とくに注目されているのが、社会不安障害（社会恐怖）です。社会不安障害は会社、学校などの集団の中で、人に注目される恐怖感が中心の症状で、そのため社会的状況を回避するようになり、社会生活ができなくなるというもので、「ひきこもり」とか「登校拒否」「出社拒否」などの原因となります。

　憂うつな状態をもっと詳しくいうと、なんとなく悲しい、寂しい、泣きたくなる、何事にも興味がもてなくなる、なにをしても面白くない、喜怒哀楽の感情が薄れるといった状態を言います。さらに強くなると不安、焦燥感を伴い、いてもたってもいられなくなる不穏状態となることもあります。さらに自分を過小評価し、自責、貧困、心気などの妄想をもつこともあります。悲観的、絶望的となり自殺を考え、実行に移す場合もあるので注意が必要です。

不安・憂うつを引き起こす病気は

　不安を主とする病気は最近のICD-10の疾患分類では、「神経症性障害、ストレス関連障害、および身体表現性障害」として、以下のように分けられます（表1）。

　憂うつを主とする病気は同じくICD-10の疾患分類では、「気分（感情）障害」の中で、以下のように分けられます（表2）。

不安・憂うつの治療法は

　不安に対しては抗不安薬を使用します。主な抗不安薬を示します（表3）。

　憂うつには抗うつ薬を使用します。主な抗うつ薬を以下に示します。

　最近は選択的セロトニン再取り込み阻害薬（SSRI）とかセロトニン・ノルアドレナリン再取り込み阻害薬（SNRI）とよばれる、副作用が少なく、比較的効果が期待できる薬がよく用いられます（表4）。

　先ほども述べたように、不安と憂うつは一緒にみられることが多いので、抗不安薬と抗うつ薬は併用することが多いです。

　これら薬剤の使い分け、使用量等については専門医の診察にしたがいましょう。

表1　不安を主とする病気

（「ICD-10 精神および行動の障害―臨床記述と診断のガイドライン」医学書院に基づき作成）

F40	恐怖性不安障害	広場恐怖、社会恐怖、いわゆる恐怖症など
F41	その他の不安障害	パニック障害、全般性不安障害など
F42	強迫性障害	いわゆる強迫神経症
F43	重度ストレス反応および適応障害	明らかなストレスに反応して生じるもの
F44	解離性障害	いわゆるヒステリー、感覚・運動・記憶・行動面の障害
F45	身体表現性障害	心気障害、身体化障害など

表2　憂うつを主とする病気

（「ICD-10 精神および行動の障害―臨床記述と診断のガイドライン」医学書院に基づき作成）

F31	双極性感情障害（現在）うつ病エピソード	軽症、中等症、重症
F32, F33	うつ病エピソードあるいは反復性うつ病エピソード	軽症、中等症、重症
F34	持続性気分障害	気分循環症、気分変調症のうつ状態

表3　抗不安薬

	一般名	商品名	標準1日量
ベンゾチアゼピン系	ジアゼパム	セルシン、ホリゾン	5 〜15 mg
	ロラゼパム	ワイパックス	1 〜 3 mg
	エチルロフラゼペイト	メイラックス	1 〜 2 mg
	アルプラゾラム	ソラナックス、コンスタン	0.8〜 2.4mg
	クロチアゼパム	リーゼ	10 〜30 mg
	エチゾラム	デパス	1 〜 3 mg
その他	タンドスピロン	セディール	20 〜60 mg

表4　抗うつ薬

	一般名	商品名	標準1日量
SSRI	フルボキサミン	ルボックス、デプロメール	50～150mg
	パロキセチン	パキシル	10～40mg
	セルトラリン	ジェイゾロフト	30～120mg
SNRI	ミルナシプラン	トレドミン	50～100mg
四環系	マプロチリン	ルジオミール	30～75mg
	ミアンセリン	テトラミド	30～60mg
	セチプチリン	テシプール	3～6mg
三環系	イミプラミン	トフラニール	50～150mg
	クロミプラミン	アナフラニール	30～100mg
	アモキサピン	アモキサン	50～150mg
	ドスレピン	プロチアデン	50～150mg
その他	スルピリド	ドグマチール	150～300mg
	トラゾドン	レスリン、デジレル	50～100mg

第1章　症状からのアプローチ

食欲不振

堀　有行

「食欲」は何かを食べたいと思う欲望で、「欲望」は不足を感じてこれを満たそうと強く望むことです。「お腹がすいた」という気持ちを感じ、空腹を満たそうと望むのは脳の働きです（図）。食欲不振は、もちろん胃腸を中心とする消化器的な要因でみられますが、胃腸に不具合があっても必ずしも食べたいという気持ちが低下しているとは限りません。お腹がすいて食べたいのに、食べるとお腹が痛くなったり下痢をしてしまうことを経験したことのある方も多いと思います。食欲に伴って食事をする行為（食行動）は「欲動」の一部ですが、食欲に関する欲動が減退すると無食欲が出現します。うつ状態では、空腹感があっても食行動をとらないことがあり、意欲減退に伴う欲動の減退であり、外見上は食欲の低下とみなされます。

日本では1日3食が当たり前になっていますが、1日2食の生活をしている人もいます。仕事や運動量の関係などで1日の心身の活動量の多さから4食摂らないと体が持たない人もいれば、週に数回昼食を抜いても何ら問題のない人もいます。人間の体は得られる食事量に順応することができ、習慣となった食事時間帯になると適度の食欲がでてきます。したがって、食欲の判断は食事の回数ではなく、日頃食事をとっている時間帯に空腹感や食べたいという意欲があるか否かによります。

意欲の低下に伴う食欲不振

食欲は意欲のひとつですので、うつ病、統合失調症、アルコール依存症や認知症などの精神疾患、脳出血、脳梗塞あるいは脳腫瘍などの神経疾患などで意欲（欲動）の減退が生ずると、多くの場合食欲が低下します。これらの場合は、興味がわかない、おっくうさ、集中力低下なども同時にみられます。気をつけなければならないのは、外見上ストレスによる食欲不振にみえても、実際にはパーキンソン病、手足の明らかな麻痺を伴わない脳梗塞、初期の認知症などの脳の病気が隠れていることがあり、食欲不振が続き、消化器系の検査を受けても異常がない場合、神経系・精神系に関する診察を受けることが必要です。

神経性無食欲症：Anorexia nervosa

患者さん本人の意思により、意図的に体重減少を生ずるものをいい、青年期の女子と若い成人女性によくみられます。次のような症状があります。

①体重が本来あってほしい値より15％以上少なく、Body mass index〔BMI＝体重（kg）÷身長（m)²〕が、17.5以下。

②太る食べ物を避ける。自分でのどの奥に指を入れて吐く、便秘がないのに下剤を服用する、必要以上の運動、食欲を低下させる薬の服用、利尿剤の服用などのいずれかをしている。

③肥満に恐怖がある。自分の体重の上限を少なく決めている。

強迫的に大量の食物を摂取し続け、その後嘔吐して体重増加を防ぐという神経性過食症Bulimia nervosaタイプもあります。これらは、心身に様々な影響を及ぼし、摂食に関する異常行動、脳の萎縮、低カリウム血症による危険な不整脈、自殺や突然死などを招くことも多く、精神科専門医による治療が必要です。

食欲に問題があるときは、食べたいという気持ちがないのか、食べることのみならず意欲全体が低下しているのか、食欲以外の体の問題がないかなどを詳しく確認することが必要です。

図　食欲を感じているのは脳

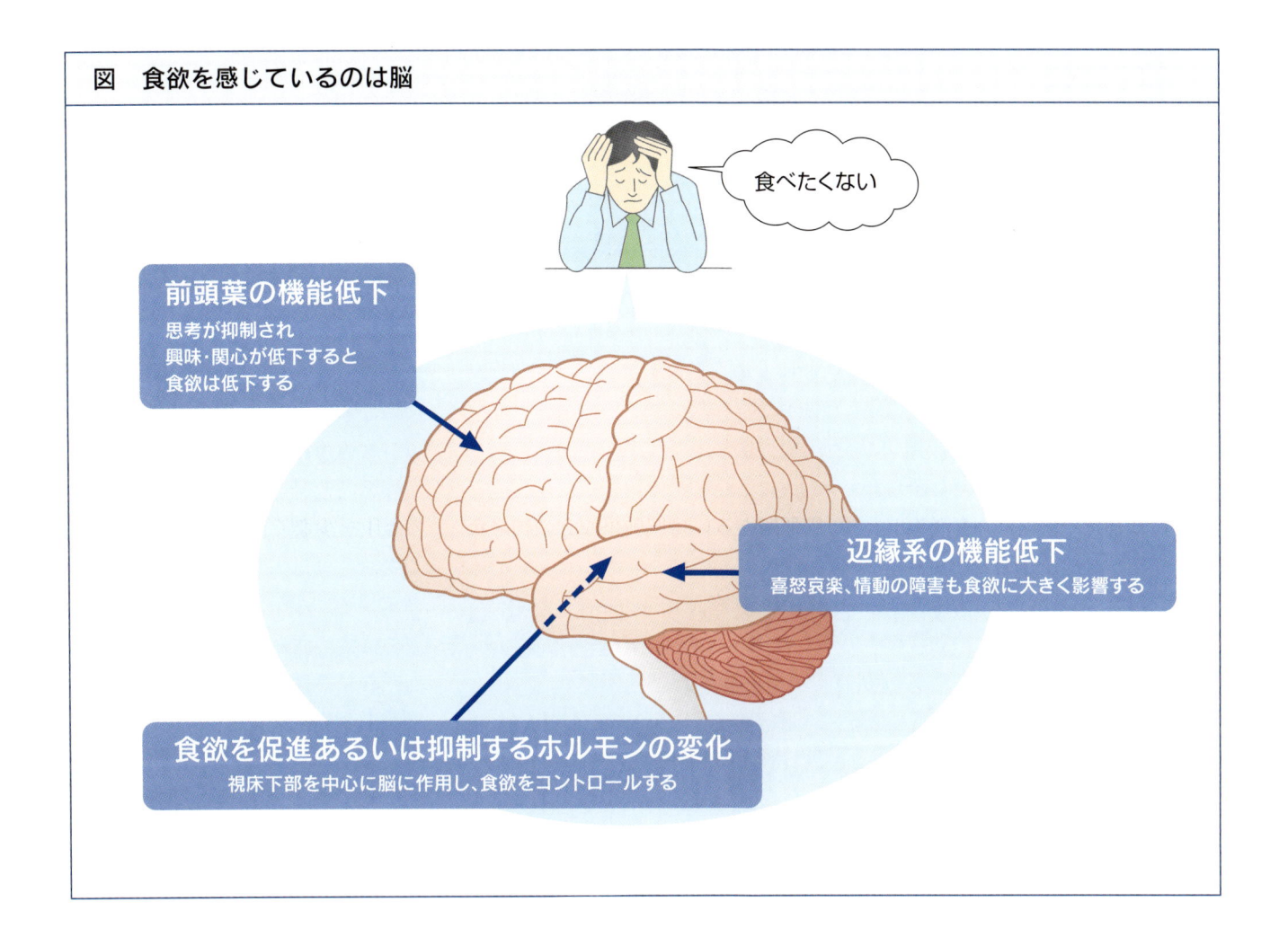

食べたくない

前頭葉の機能低下
思考が抑制され
興味・関心が低下すると
食欲は低下する

辺縁系の機能低下
喜怒哀楽、情動の障害も食欲に大きく影響する

食欲を促進あるいは抑制するホルモンの変化
視床下部を中心に脳に作用し、食欲をコントロールする

第1章　症状からのアプローチ

睡眠関連疾患（睡眠障害）

堀　有行

　睡眠に関連した一般的な訴えには、不眠、日中の眠気、いびきなどがあります。一方、寝ぼけて大声を出す、いびきとは違う変な音が出る、隣に眠っていると蹴られたり殴られたりする、脚が気になって眠れない、眠りたい時間帯に眠ることができない、頭痛で目が覚める、睡眠中に手足がけいれんする、などの独特な症状もあります。ここでは、睡眠と睡眠時無呼吸症候群以外の代表的な睡眠関連疾患についてご説明します。

必要な睡眠時間とは

　日本の成人の睡眠時間は平均7時間と言われています。しかし、通勤や出張で移動するときのバスや電車の中で眠っている人が多くみられます。この「7時間」は、決して十分な睡眠時間ではなく、通勤、超過勤務あるいは趣味などでどんどん削られていった結果の数字です。脳や体の日中の活動の質や量も睡眠の質や長さに大きな影響を与えますが、必要とする睡眠時間には個人差があり、極端な場合、4〜5時間の短い睡眠で十分な場合を短時間睡眠者（short sleeper）、逆に9時間以上必要な場合を長時間睡眠者（long sleeper）とよびます。

　このように、必要な睡眠時間はその人ごと、あるいは生活環境などにより異なりますので、「○○時間眠ればよい」というものではありません。「目覚まし時計がなくとも自然に目覚め、熟眠感がある、そして、日中楽しい場面や眠ってはいけない場面で眠気を感じない」ことが、その人にとっての十分な睡眠と言えるでしょう。

慢性の睡眠不足による日中の眠気

　眠気の原因でもっとも多いのは「慢性の睡眠不足」です。

　昼間の眠気は日常のさまざまな場面で経験します。たとえば、昼食の後、退屈な会議中や講演会、風邪薬やアレルギーを抑える薬を飲んでいるとき、あるいは勉強や遊びで夜更かしをした翌日などは、誰もが眠気の原因に気づいています。

　ところが、「睡眠時間はしっかりとっているのに眠い。しかも、大切な会議、試験中、それどころか車の運転中にも眠ってしまって事故を起こしてしまった」となると、原因を調べ、対策を講じなければなりません。

　短期間の睡眠不足による眠気は、楽しいあるいは緊張する場面や運動などによりある程度軽減します。しかし、睡眠不足が慢性的になると、どんなに努力しても眠気に勝てなくなります。さらに、体のだるさ、集中力の低下、物忘れ、意欲低下など、心身のさまざまな不調を生じます。このようになると、一見、うつ病や怠け者にみえることもあります。

　不思議なもので、睡眠不足が慢性的になると、体の不調を感じながらも日常生活はなんとか維持することができるために、多くの方は「睡眠不足」を自覚しません。眠気を訴えて受診される方に、数週間日常生活の記録をしていただくと、約8割の方に慢性の睡眠不足が疑われ、他の病気の可能性が除外された後、生活指導を含めた対策を講ずると眠気が消失しています（図1）。

眠らない社会と眠れない夜

　人間のカラダに備わっているリズムはおおよそ25時間で、これが、24時間を基軸とする生活環境に順応していると考えられています。元来、人間は明るいときに行動し、暗くなったら睡眠をとっていましたが、文明の発達とともに、本来眠っているはずの時間帯に、活動するようになってきました。日照は、脳を覚醒させ体が活発に行動できるための要素でしたが、現代社会では明るい照明や、テレビやコンピューターのディスプレイなども覚醒と睡眠に大きな影響を与えています。地球温暖化の影響による、季節外れの桜の開花のように、日照・暗闇という人間の脳と体のリズムを整えてきた要素が、バラバラになることで、睡眠に関わるさまざまな病気がでてきました。

図1　慢性の睡眠不足の例

32歳、教員、男性。
日中の眠気を訴え受診。睡眠は5～6時間で良好と言っていたが…。

　日中の眠気を訴え受診した32歳男性教員。睡眠は5～6時間はとれているつもりだったが、約2週間の記録をつけてみると、入眠時刻はバラバラで、同じ時間帯に眠れているのは午前2：00から5：00までの3時間のみであった。仕事が休みの日は起床が遅かったり（＊）、一度起きてもまた眠ったりしていた（＊＊）。初診日から2週間の間に3時間しか眠れていない日が3晩あった。
　再診日に、できる限り睡眠時間を長くとるように指導し、7時間眠るようにしたところ、日中の眠気はなくなった。

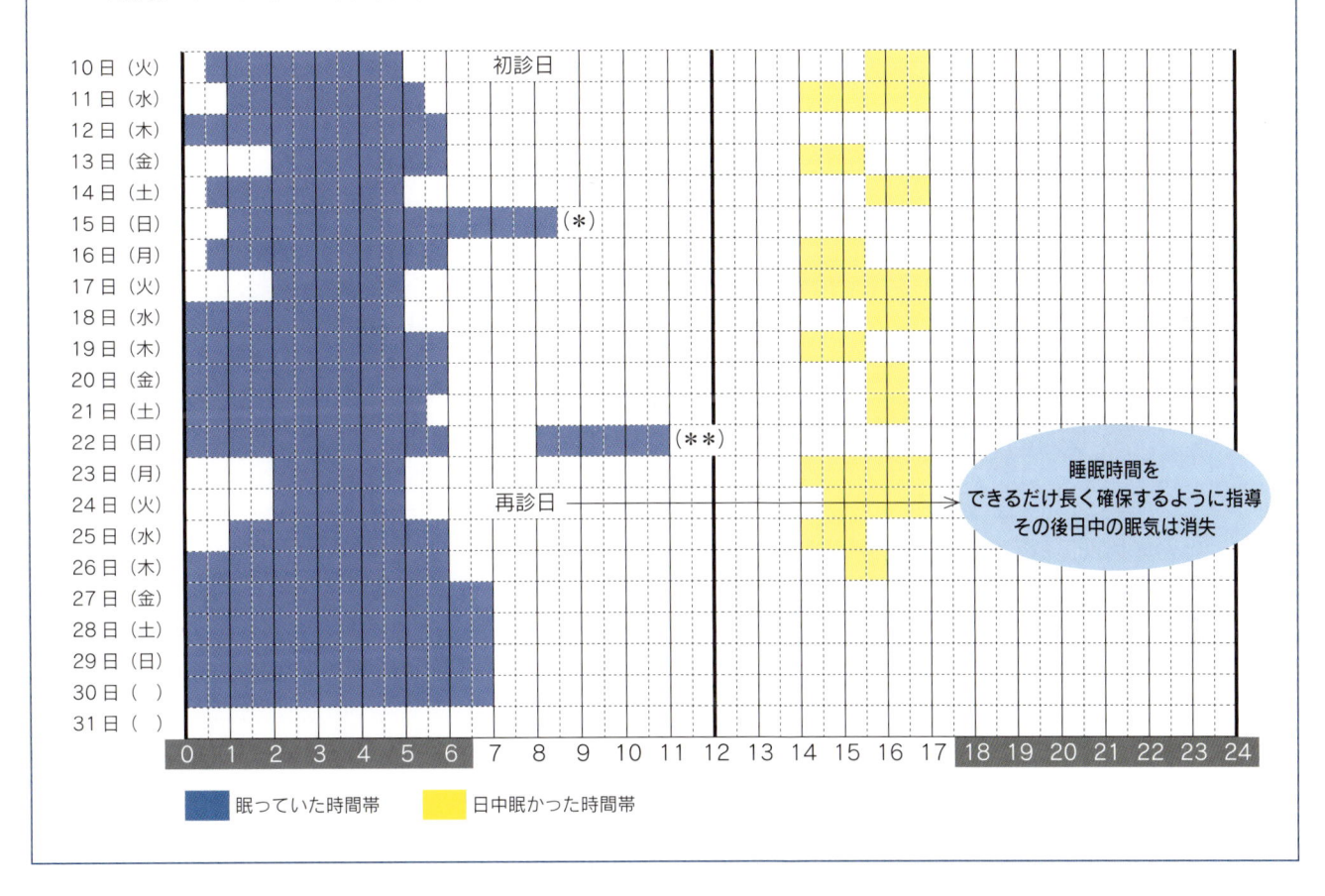

■ 眠っていた時間帯　　■ 日中眠かった時間帯

交代・シフト勤務従事者の眠気や不眠

　24時間勤務と24時間の休日を交互に繰り返す消防士や警察官、勤務時間が1週間ごとに早番と遅番にシフトする職場の従業員、あるいは不定期に夜勤を行う看護師を中心とする医療従事者など、生活パターンが変動する人は少なくありません。
　交代・シフト勤務に長く従事していると、眠らなければならない時間に眠れなくなる、寝てはいけないときに眠くなる、集中力低下、意欲低下、全身倦怠感、食欲低下、さらに、抑うつ・不安・苛つきなどのメンタルな症状も出現します。

睡眠に関連する特殊な病気

　その他、足を動かさずにはいられない感覚のため不眠を生ずるレストレスレッグズ症候群、夢の内容にあわせて行動してしまい隣に眠っている人を殴ってしまったりするレム睡眠行動異常症、眠っているときに発作が生ずる夜間てんかん、周期的にある一定の期間の睡眠中や早朝に頭痛が起こる群発頭痛、脊髄小脳変性症などの神経難病でみられる睡眠中の甲高い呼吸音など様々な睡眠関連の病気があります。
　睡眠と覚醒のリズムに関連するものには、その周期が25時間のため社会のリズムとあわなくなる非24時間睡眠覚醒リズムがあります（図

2)。

以上のような睡眠関連疾患は神経内科や精神科などの広い領域にまたがるため、睡眠関連疾患を専門にする医療機関への受診が必要です。

図2　非24時間睡眠覚醒リズム

学校に行きたいが朝起きられないと受診した高校2年生。カラダのリズムが社会の24時間に同期できず、入眠と覚醒の時刻が少しずつ遅れ、周期的に昼夜が完全に逆転している。本人はなんとか学校に行きたいと思い、朝まで眠らないように努力するが、起きている時間が20時間近くになると耐えられなくなり眠ってしまう（＊）。

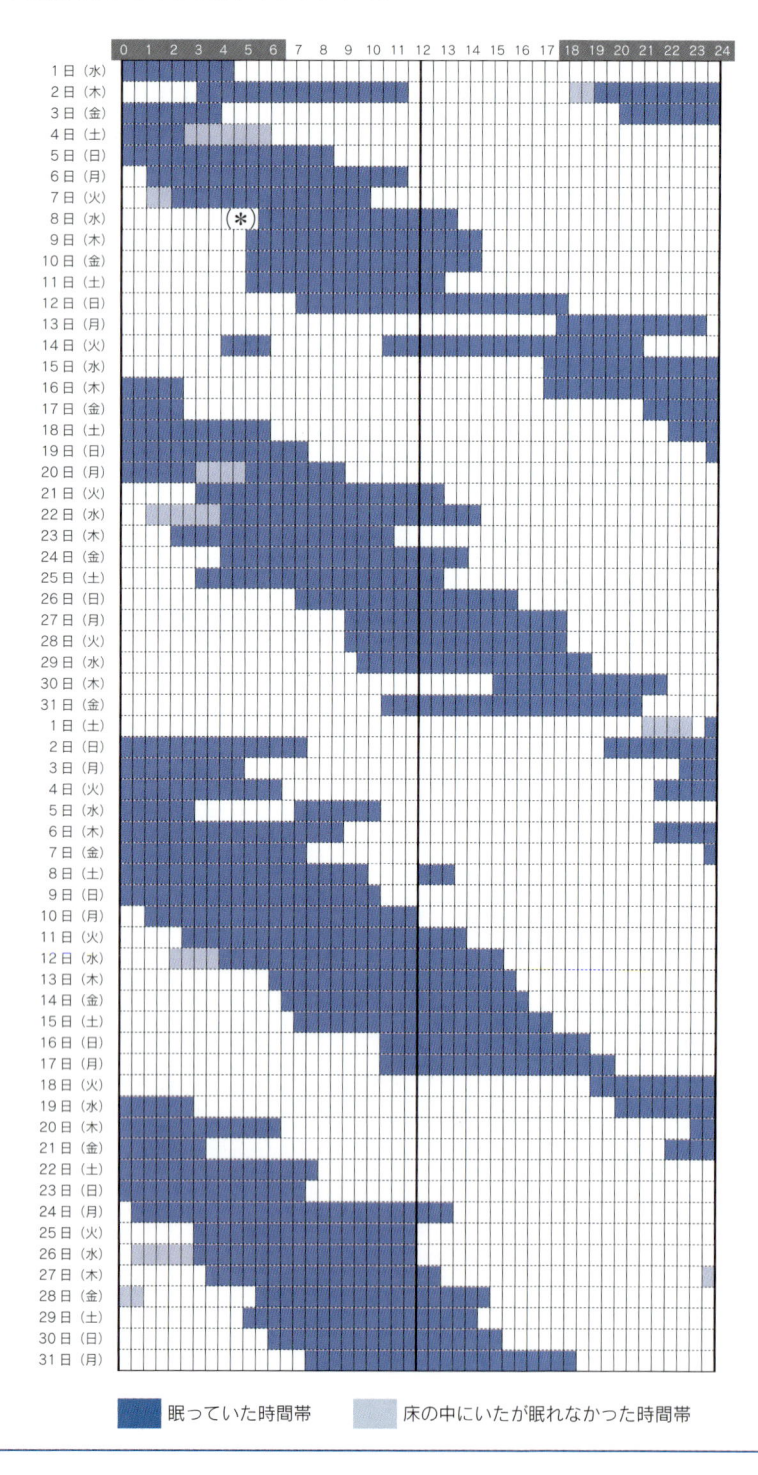

■ 眠っていた時間帯　　■ 床の中にいたが眠れなかった時間帯

第1章 症状からのアプローチ

運動麻痺・筋力低下

松井　真

なぜ手足が思い通りに動くのでしょうか

みなさんが近くにある物を取ろうとするとき、自然に手足を動かして目的を果たしてしまうので、あまり細かいことには気をつけないと思います。しかし、実際には複雑な過程を経てこの任務が遂行されています。例えば「ハサミが必要だ」と考えると、その意志が大脳皮質の前頭葉にある運動野に伝わり、そこに存在する運動神経（上位運動ニューロンとよびます）から手や腕の筋肉を動かす指令が出され、その指令は脳

図　運動神経の指令の道筋

左の大脳皮質運動野にある上位運動神経の細胞体（赤い菱形）から出た指令は、大脳・脳幹の左側を下行し、延髄の錐体で交叉して右側の脊髄の白質（薄い灰色部分）を下りて行きます（上位運動ニューロン）。その指令が、灰白質（濃い灰色）に存在する前角細胞（青い菱形）に受け継がれると、次に前根から出て末梢神経の中を伝わり、目的の筋肉に達します。

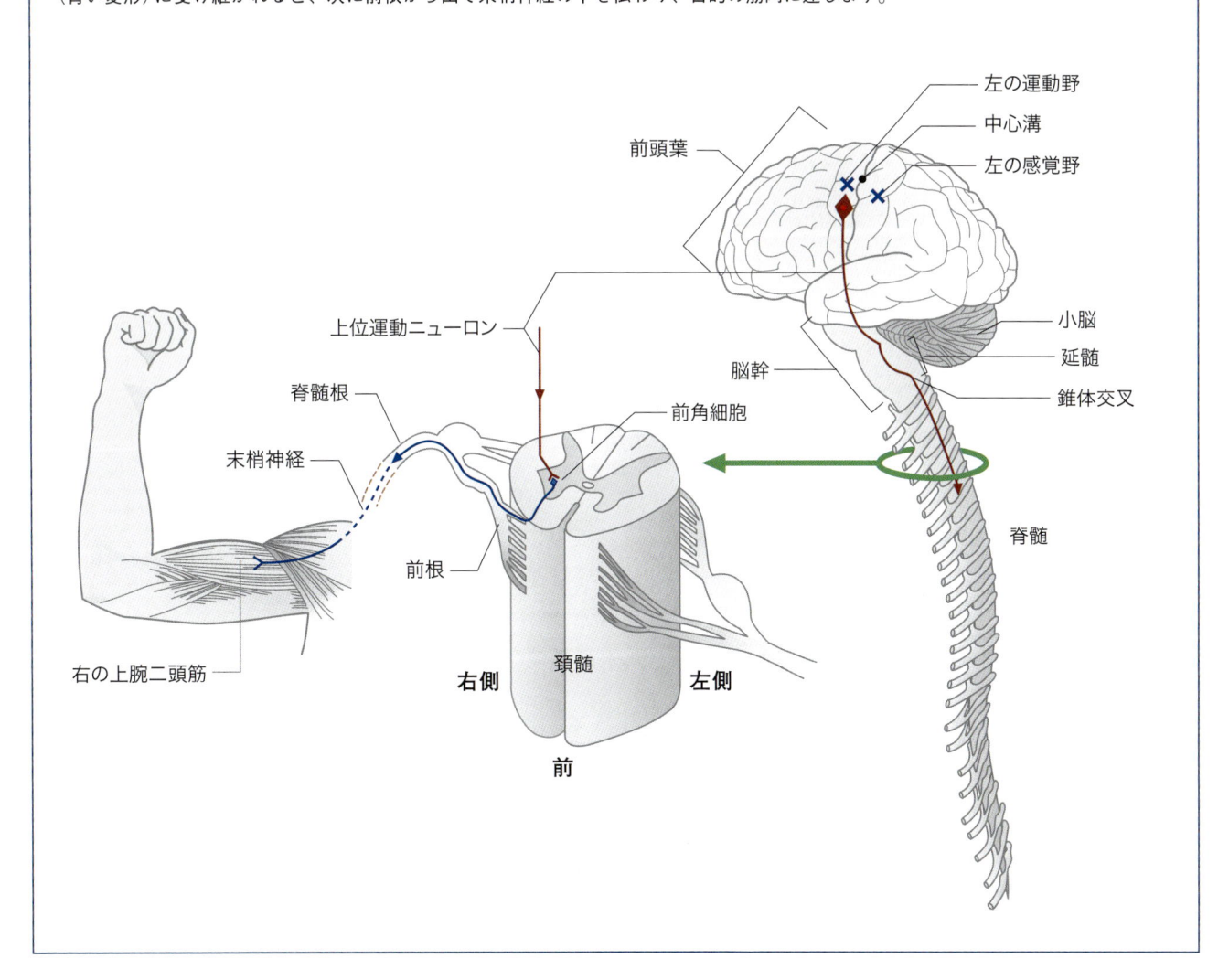

の中を駆け下りて脳幹部を通って脊髄に達します。脊髄には各々の筋肉に対して命令する役割をもった前角細胞とよばれる運動神経（下位運動ニューロンともよびます）の集団が存在し、最終的に「手を伸ばしてうまく物をつかみ自分の方へ引き寄せる」という一連の動作が完了することになります。直接に体を動かす役割を担っているのは、随意筋（自分の意志のままに動かせる筋肉）である骨格筋です。このように、運動あるいは行為は、大脳皮質に発した指令（電気信号）が末端の骨格筋にまでうまく伝えられることで達成されます。しかし、何かを取ろうとするときに、どの筋肉にどの程度の力を出させ、どれくらいの時間動かすか、などということは、誰も考えません。このように、骨格筋の運動を滑らかに効率よく行わせる役目をしているのは、脳幹部の後上方に位置する小脳です。

一方、食べたものを消化したり排泄のためなどに働いている内臓の筋肉は、みなさんがいくら頑張って動かそうとしても、逆に止めようとしても、どうすることもできません。それは不随意筋である平滑筋によって起こる運動だからです。平滑筋は主に交感神経や副交感神経などの自律神経によって支配されています。したがって、通常自覚される運動麻痺や筋力の低下は、骨格筋の症状です。

なぜ麻痺が起こったり、脱力を感じたりするのでしょうか

大脳皮質から骨格筋に至るまでの運動神経の道筋のどこに支障があっても、筋肉の運動を起こさせるのに十分な刺激（電気信号）が伝わらず、障害の強さに応じて、力が少し抜ける程度の筋力低下（脱力）から、完全麻痺までの様々な段階の症状が出現します。

ここでみなさんもご存知の注意点があります。大脳の前頭葉からの指令は、脳の深部を通り、脳幹部という細い幹のような形をした部分を経て頭蓋骨の底部で外に出て、脊髄を下行しますが、脳幹部の最下部に位置し脊髄に移行する直前の延髄とよばれる部分で道筋が交叉して左右が入れ替わります。つまり、左の脳から来た運動神経の信号は、ここで右側の脊髄に入ります。これが錐体交叉です。したがって、左の大脳に脳梗塞などの病気が起こった場合、右の手足の麻痺という症状が出現することになります。

図のように、ヒトの骨格筋の運動に関わる指令は、中枢神経系から末梢神経系へ向かって伝えられます。中枢神経系とは大脳・小脳・脳幹・脊髄のことで、頭蓋骨か脊椎骨のどちらかによって外部の衝撃から保護されています。脊髄の前外側と後外側から末梢神経が一つの束になって出ていますが、これは各々前根（ぜんこん）・後根（こうこん）とよばれます。運動神経は前根として脊髄の外へ出ます。後根は感覚神経の束です。前根と後根は合流して一本の脊髄根となります。脊髄根は左右に一対ずつあり、頸の脊髄（頸髄）には8対、胸髄には12対、腰髄には5対、仙髄には5対の根が存在します。脊髄根は、脊椎骨が上下に重なる隙間（椎間孔）から脊柱外へ出て、数cmから数十cmの末梢神経として走行し、最終的に筋肉に至ります。実際には、末梢神経の末端（神経終末）と筋肉の間には、電子顕微鏡で見なければわからないような隙間が開いており、神経筋接合部とよばれます。大脳皮質から筋肉に至る運動神経の経路のどこで指令の伝達が障害されるかで、麻痺や脱力の症状の出かたに違いが生じます。

運動麻痺や脱力を起こす病気

運動神経が障害される場所によって、原因となりやすい病気が異なります。本書で記載されている疾患を中心に、代表的な病気を表に挙げてみました。みなさんはこの中の病名を幾つご存知ですか？

表　運動麻痺や脱力を起こす病気

障害部位	症　状	病　名
大脳	反対側の手足の麻痺	脳梗塞・脳出血
脳幹	反対側の手足の麻痺・二重に見える	多発性硬化症
脊髄	同側の（手）足の麻痺・両側の足の麻痺	脊髄腫瘍・脊髄外傷
末梢神経	一部の手足の脱力	ギラン・バレー症候群
神経筋接合部	両側の手足の疲れやすさ・瞼が下がる	重症筋無力症
筋肉（骨格筋）	両側の手足の脱力	先天性筋ジストロフィー

Q&A

問：小脳の病気では麻痺は起こらないのですか？

答：小脳は運動を円滑にするための一種のコンピューターです。小脳の機能が低下すると動作は下手になりますが、麻痺が起こることはありません。

第1章　症状からのアプローチ

感覚障害

松井　真

感じない感覚もあるのをご存じですか

みなさんが日常生活の中で経験する感覚の中には、満員電車で手に「触れた」とか、不用意に持ち上げた料理中の鍋蓋が「熱い」とか、夏に飛び込んだプールの水が思いのほか「冷たい」とか、あるいはドアに指を挟まれて手が「痛い」など、様々な種類があります。このように、触・温・冷・痛覚の4つに大別される感覚は、表在知覚とよばれています。

表在知覚は、ヒトが外界の状況を把握するために体の表面にセンサーを置き、あるときは心地よい環境にいることを楽しみ、あるときは身体に危険が及びそうだという警告を発するためのシステムです。

一方、感じない感覚とでもよぶべき感覚があります。これは表在知覚に対して深部知覚とよばれ、例えば私たちが斜面に立っているときなどに活躍する感覚です。少々斜めになった地面でも、私たちは目をつぶって立ち続けることができます。これは、両足にどの程度の圧力がどの程度の偏りをもって分布しているかなど、体のバランスを保つために必要な情報が、足や膝の筋肉や関節に置かれたセンサーから途切れることなく大脳や小脳へ送られ、意識に上るよりも以前に、いわばコンピューター処理されて姿勢を保てるように利用されている感覚です。

感覚の通り道

表在知覚も深部知覚も、感覚神経が体の隅々から得た情報を電気信号に変え、脊髄さらに脳幹部を経由して、大脳皮質の頭頂葉にある感覚中枢まで送り届けます。脊髄の前外側と後外側には、両側一対ずつ配列した末梢神経の束が存在しますが、各々前根（ぜんこん）・後根（こうこん）とよばれています。このうち、感覚神経が束になったものが後根です。

手足からの感覚を伝える感覚神経は、図のように2つの長い手を伸ばしています。この2本の長い手を軸索と言います。感覚神経の本体は脊髄の後根を出てすぐのところにある後根神経節という少々膨れた部分に存在しています。2本の軸索のうち一方の先端は、皮膚や筋肉・関節にある特殊なセンサーとなって、触・温・冷・痛覚や深部知覚を感知します。

ここで得られた情報（電気信号）は軸索を脊髄方向に伝えられ、感覚神経細胞体に至ります。信号はここで途切れることなく反対側の軸索に伝えられ、後根から脊髄へ入ってその中を上へ向かい、視床という脳の深部にある部分を経て最終的に大脳の頭頂葉で感じることになるのです。ただし深部知覚は例外で、私たちが具体的にその感覚を実感することはできません。振動する物を体に押し当てたときに感ずる振動覚や、他人が自分の指を曲げたとか伸ばしたとかを自分が目をつぶっていても当てることができる位置覚の2つの感覚が、意識することができる深部知覚です。

感覚には派閥がある

感覚神経にはおもしろい性質があります。図のようにお互いに仲間を作って別々の経路で脳に入るのです。触覚と深部知覚が一つの仲間で、温・冷・痛覚がもう一つの仲間です。

右手を触られたのであれば、同じ右側の脊髄の背内側（これを後索とよびます）を通って上行し、脳幹部の一番下に位置する延髄で別の神経に乗り換えた後、急に反対側へ道筋を変え（交叉し）、今度は左側の道を通って視床に入り、さらにそこから頭頂葉にある大脳皮質へ向かいます。

右手を怪我した痛みは、同じ右側の脊髄に入った後、すぐにその中を斜め前に横切って、反対側である左側の脊髄の腹側（これを前索とよびます）を通って上行します。そのまま延髄を突っ切り脳幹部を越えて視床に入った後、頭頂葉の大脳皮質へ向かいます。

「触覚組」と「痛覚組」はよほど相容れないようで、脊髄の中から脳幹部の延髄までは、お互いに全く別の道を通って上って行きます。脳幹部の

橋から視床に至る間でさえ、付かず離れずの状態が続くのです。このため、延髄に脳梗塞が起こると、顔を洗う際に梗塞側の顔面は手が触れているのはわかるけれども水の冷たさはわからず、風呂に入ると反対側の健側の手足でお湯の熱さがわからないという奇妙な感覚障害が起きます。

しびれ感って何

「手足のしびれ」が気になって病院を訪れる人は少なくありません。「しびれ」は「痺れ」という字を充てますが、麻痺のことをしびれと感じる（あるいは表現する）人がいます。あるいは、感じ方が鈍い（これを感覚鈍麻と言います）場合もあれば、感じるけれども感じ方がおかしい（これを異常知覚と言います）場合もあります。したがって手足のしびれは、感覚神経の調子が悪い場合もあれば、運動神経の機能が低下している場合もあります。

図　手からの感覚を伝える感覚神経

右手を触られた感覚（青線）は、後根神経節にある感覚神経の一方の軸索を経て運ばれ、もう一方の軸索に伝わって後根から脊髄に入り、そのまま後方の白質（後索）を上行します。延髄下部で交叉した後、今度は左側の脳幹部を上行し、左視床を経て左の感覚野に至ります。一方右手を刺された痛み（赤線）は、脊髄に入るまでは触覚と同様の経路を通りますが、脊髄に入ると直ぐに斜め前に灰白質を横切って、左側の白質前方（前索）を上行します。延髄・橋・中脳はそのまま左側を素通りし、左視床を経て左の感覚野に至ります。

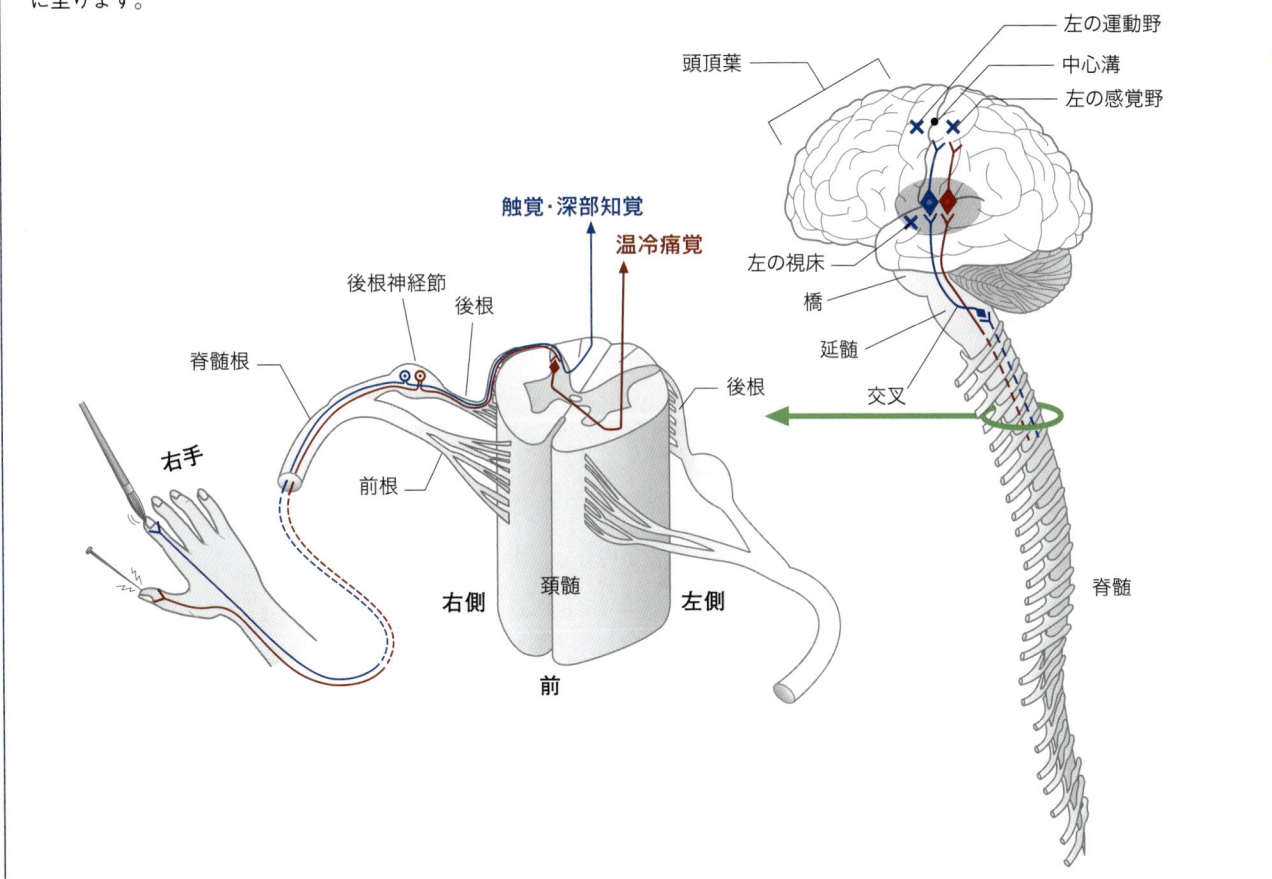

Q&A

問：痒いのは感覚がおかしいのでしょうか？

答：痒さを感じる末梢神経と、痛さを感じる末梢神経は一部共通しています。したがって、痛がゆいというような何とも言い難い感覚も起こります。いずれも、「触覚組」とは別個のグループの感覚です。

第1章 症状からのアプローチ

摂食嚥下障害

坪川 操

摂食嚥下障害とは

摂食嚥下障害とは食べることができない障害です。摂食嚥下障害には、舌やのどの働きが悪いために食物を口から胃まで送り込めないことが原因である場合（このような状態を嚥下障害と言います）と、認知症などで食物を食物として認知できない、うつ病などで食欲が低下してしまっているなど食物を口に入れること自体が困難である場合があります。摂食嚥下障害があると、低栄養や脱水などを起こします。また嚥下障害がある場合には、摂食した食物の一部が気管に入るため、誤嚥性肺炎の発症や窒息の危険性があります。

嚥下障害の原因は

口腔・咽喉頭・食道など食物の通過する場所に腫瘍や炎症性疾患があり、食物の通過が妨げられるためにうまく嚥下できない場合と、脳血管障害や神経筋疾患のため嚥下の一連の運動がうまくいかなくなる場合があります。

摂食嚥下障害の症状

以下のような症状の場合は摂食嚥下障害が疑われます。
・食事中や食後にムセたり咳が多い。
・食後にガラガラ声になる。
・食事を拒否する（水は飲みたがらないなど）。
・食事時間が長くなった。
・肺炎（発熱）を繰り返す。

摂食嚥下障害の診察・検査

摂食嚥下の状態について質問を行った後に、全身状態、口腔内の状態の診察を行います。嚥下造影検査や嚥下内視鏡検査を行うと、誤嚥（気管内に食物の一部が入ってしまうこと）や咽頭残留（嚥下後も、食物の一部が気管と食道の入口部付近に残ってしまうこと）の有無がわかります。診察や検査の結果から、障害の部位や程度について診断し、治療方法を決定します（表）。

嚥下造影検査
エックス線透視検査を用いて、食物を飲み込む状態を検査します（図1、2）。

嚥下内視鏡検査
内視鏡を用いて、咽喉頭部の病変の有無や、食物を飲み込む状態を検査します（図3）。

表 摂食嚥下運動の5期モデル

（「摂食・嚥下のリハビリテーション」医歯薬出版に基づき作成）

摂食嚥下機能は以下の5つの段階にわけて考えられています。障害されている段階により治療方法が異なるため、診察や検査で、どの段階の障害かを調べます。

先行期	食物を認知して、口に取り込む段階
準備期	食物を咀嚼して、飲み込みやすい状態にする段階
口腔期	食物を口腔から咽頭に送り込む段階
咽頭期	嚥下反射により、食物を咽頭から食道に送り込む段階
食道期	食物を食道入口部から胃に送り込む段階

図1 嚥下造影検査（正常症例）

エックス線透視検査を行い、①～③と食物（矢印）を嚥下する状態が観察できます。

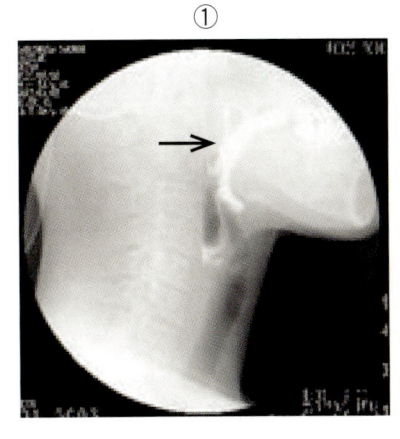

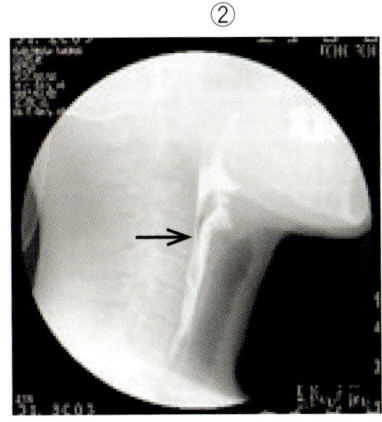

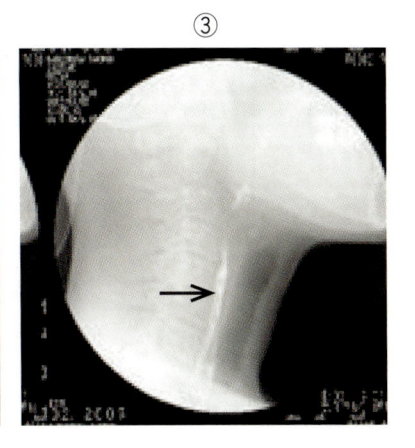

① ② ③

図2 嚥下造影検査（嚥下障害症例）

嚥下障害がある場合には、嚥下時に誤嚥（矢印）が認められます。

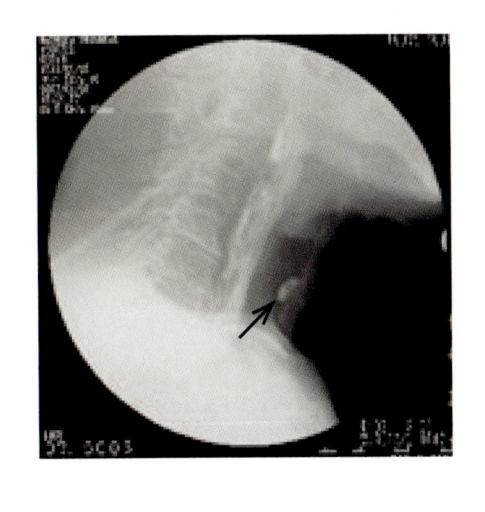

図3 嚥下内視鏡検査（嚥下障害症例）

嚥下障害がある場合には、気管と食道の入口部付近に食物が残留します（矢印）。

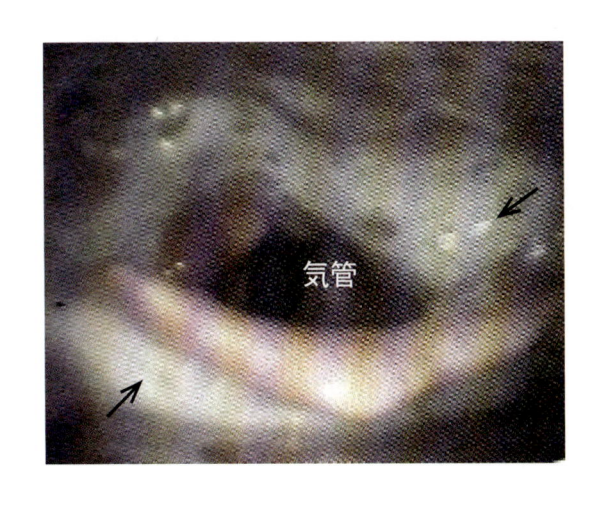

摂食嚥下障害の治療

リハビリテーション

嚥下機能を改善するために、頸部・顔面・舌などの運動を行います。摂食時の姿勢、摂食方法、食事内容を変更することで、誤嚥や咽頭残留が少なくなり、安全に摂取できるようになる場合もあります。

手術療法

リハビリテーションで改善が困難な重度嚥下障害でも、手術を行うことで嚥下機能の改善が期待できることもあります。

その他

重度嚥下障害のため、必要栄養量を口から摂取することが難しいときは、静脈栄養法、経鼻経管栄養法、胃瘻栄養法などチューブを用いて栄養を摂取する必要があります。

第1章　症状からのアプローチ

Q & A

問：誤嚥性肺炎とは？

答：食物や唾液の誤嚥が原因で起こる肺炎を、誤嚥性肺炎と言います。この肺炎は、摂食時や嘔吐時の誤嚥だけではなく、口腔内に貯留した唾液や、逆流した胃液・食物などの誤嚥が原因となることがあります。脳血管疾患後などで嚥下機能が低下している場合以外にも、高齢者で全身の抵抗力が低下しているような場合、夜間に唾液などを少量ずつ誤嚥し肺炎を発症してしまうことがあります。

問：誤嚥性肺炎の予防は？

答：食事中のムセなど、食事中の誤嚥が疑われる場合には、食事内容を変更するなどが必要です。口腔内が汚いと、誤嚥物の中に細菌が多く含まれるために肺炎発症の危険性が高くなるので、口の中をきれいにしておくことは大変重要です。また、食後しばらく座っていることが、胃からの逆流の誤嚥予防になります。

第1章　症状からのアプローチ

顔面神経麻痺

三輪　高喜

　顔面神経は、文字通り顔面の表情筋の運動を司る神経なので、顔面神経麻痺は表情の変化ができなくなる症状を起こします（図）。また、顔面神経には顔面運動を司る運動神経の他に、味覚を感じる神経や、涙や唾液の分泌に関わる神経、耳の奥の耳小骨の動きを制御する神経も含まれていますので、顔面神経麻痺では表情の障害のほかに、それらの神経に関わる症状が随伴することがあります。

　よく、顔面神経痛という表現がされますが、顔面の痛みを感じる知覚神経は顔面神経ではなく三叉神経ですので、顔面神経痛という名称は正しくありません。

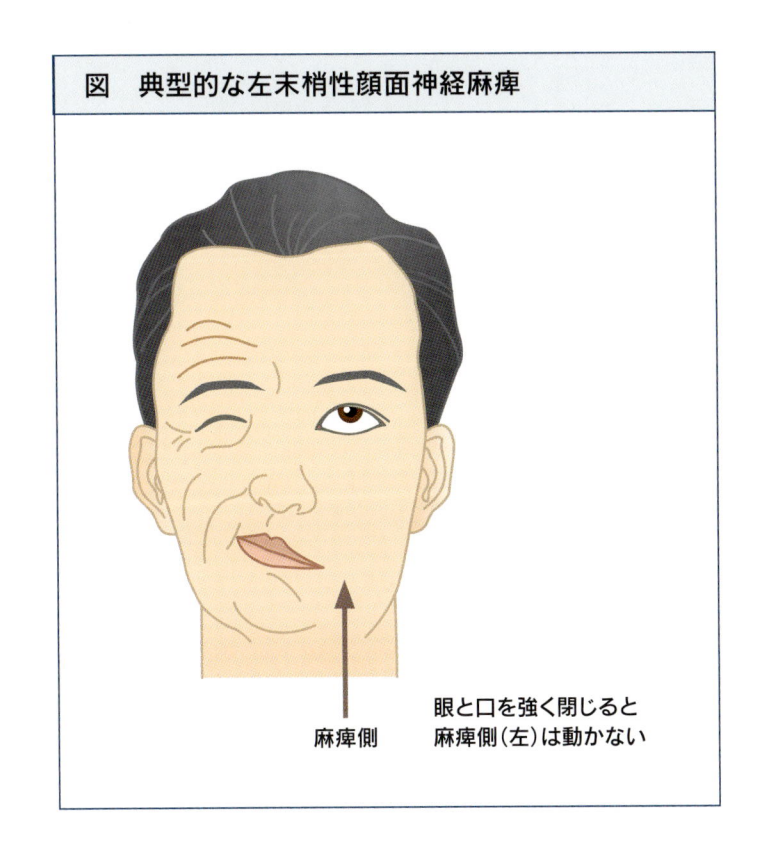

顔面神経麻痺の原因

　顔面神経麻痺は、脳に原因がある中枢性麻痺と、顔面神経が脳から出た後に原因がある末梢性麻痺とに分けられますが、圧倒的に多いのが末梢性顔面神経麻痺です。

　末梢性顔面神経麻痺のうち、約70％がベル麻痺とよばれる原因のわからない顔面麻痺で、約15％がハント症候群とよばれる水痘帯状疱疹ウイルスによる麻痺です。残りは外傷、腫瘍、中耳炎、特殊な神経炎など多岐にわたります。中枢性顔面神経麻痺の原因には、脳梗塞、脳出血、脳腫瘍などがあります。顔面神経麻痺の大部分が、側頭骨とよばれる耳の周りの骨の中で発生するため、古くから耳鼻咽喉科が取り扱うことが多くなっています（表1）。

顔面神経麻痺の症状

　顔面神経麻痺で最も目立つ症状は、表情の変化です。顔面神経は、脳から出た後は左右の神経がそれぞれ左右の側頭骨の中の長いトンネルを通って耳の下に出てきて顔面表情筋を支配します。ほとんどは片側性の表情の障害となって現れます。顔面の左右非対称、瞼が閉じられない、唇が閉じにくい、口元に力を入れようとすると唇が片側に引っ張られるという症状となります。鏡を見たり、家族から指摘されて気づく方が大部分ですが、患者さんによっては、朝顔を洗ったときに目に水が入った、水を飲もうとしたら唇から水が漏れたという症状で気づく方も少なくありません。ほとんどの患者さんは、症状に気づいた後、驚き、ときには悲しみます。また、日を追って程度が悪くなりますので、精神的苦痛は強いのですが、発病から7〜10日かけて症状が悪化するのが普通ですので、必要以上に悩むことはありません。

　随伴症状として、涙が出なくて目が乾く、味覚が変化する、音が響い

図　典型的な左末梢性顔面神経麻痺

眼と口を強く閉じると麻痺側（左）は動かない
麻痺側

表1　顔面神経麻痺の原因

特発性	ベル麻痺（特発性顔面神経麻痺）
感染性	ハント症候群，中耳炎（急性，慢性，真珠腫性），伝染性単核球症，脳炎，髄膜炎，後天性免疫不全症候群
外傷性	顔面，頭部外傷，出生時外傷，手術
腫瘍性	小脳橋角部腫瘍，脳腫瘍，側頭骨腫瘍（外耳，中耳癌），耳下腺腫瘍，顔面神経鞘腫
先天性	メビウス症候群，サリドマイド症
代謝性疾患	糖尿病，アルコール性ニューロパチー，重症筋無力症，甲状腺機能亢進症
神経疾患	多発性硬化症，球麻痺，筋萎縮性側索硬化症，延髄空洞症
脳血管障害	脳出血，脳梗塞，Wallenberg症候群

て聞こえるなどの症状があり、原因によって様々な症状を合併します。また、後に述べますハント症候群では、耳介の痛み、水疱、難聴、耳鳴を合併します。

顔面神経麻痺の診断

その症状から診断は容易です。ただし、原因や障害部位、重症度により若干、治療法や治り方が異なってきますので、原因、障害部位それに重症度診断が重要になってきます。

原因診断としては、問診の他、耳から耳下腺、頸部の診察が行われます。聴力検査、画像診断としてMRIも原因判定には重要な検査となります。また、ウイルス感染が原因となることもありますので、血液検査によりウイルス検索が行われます。あらゆる原因診断によっても原因がわからない場合に、ベル麻痺（特発性顔面神経麻痺）と診断されます。

側頭骨の中のどの部分で傷害を受けているか調べる方法には、涙腺機能検査、あぶみ骨筋反射、唾液腺機能検査、味覚検査があり、これらの検査は、病気の治りやすさを推測したり、その時点での治り具合を判定するのにも有効な検査です。

重症度を知るために最も簡単な検査は、顔面運動採点法です。表2に示します10項目について、それぞれ、ほぼ正常（4点）、軽い麻痺（2点）、高度麻痺（0点）で点数をつけ、合計点数が40点満点中、8点以下が完全麻痺と診断されます。その他に電気を流して神経の興奮をみる検査や、顔面筋を動かしたときに筋肉から発生する電流の強さを計測する方法なども、重症度の判定検査として用いられます。これらの重症度検査は、一方で、予後すなわち治りやすさを判断する基準にもなっています。

表2　顔面神経麻痺の重症度スコア

	ほぼ正常（4点）	軽度麻痺（2点）	高度麻痺（0点）
1. 安静時対称性			
2. 額のしわ寄せ			
3. 軽い閉眼			
4. 強い閉眼			
5. 片目つぶり			
6. 鼻根のしわ寄せ			
7. 頬をふくらます			
8. イーと前歯を見せる			
9. 口笛を吹く			
10. 口をへの字に曲げる			
合計			点／40点

代表的な顔面神経麻痺

ベル麻痺

ベル麻痺という名称は、顔面神経と三叉神経を区別した英国の外科医Sir Charles Bell（1774-1842）に由来します。

末梢性顔面神経麻痺の約7割がベル麻痺です。およそ10万人に20～30人の発症率で、男女差はなく、50歳をピークとして成人に多くみられますが、ときに10歳以下の小児にも発生することがあります。

ベル麻痺は、先にも述べたように、特発性顔面神経麻痺とよばれ、原因のわからない麻痺ですが、その発生部位は側頭骨の顔面神経管の内部であることがわかっています。また、最近の検査法の発達により、その一部にウイルスの関与が指摘されています。顔面神経は脳から出た後、頭蓋骨の外に出て顔面に広く神経の枝を伸ばしています。その幹にあたる部分は、側頭骨の中の狭いトンネルを通過します。何らかの原因によって神経を栄養する血流が一時的にでも途絶えると、神経浮腫という状態になり、腫れあがります。狭いトンネルの中で神経が腫れると、神経はさらに圧迫されて血流が悪化し、腫れが強くなります。この血流悪化と圧迫の悪循環により神経の機能が麻痺するわけです。当然ながら最初に述べた、随行する神経も圧迫を受け、涙分泌の低下、味覚異常、唾液分泌低下、音に対する過敏などの症状が出ることがあります。

ベル麻痺の治療の基本は、神経の腫れを引かせることと血流の改善です。そのために、病気の早期には一時的に副腎皮質ホルモン剤を使用しますし、血流改善剤やビタミン剤も使用します。ベル麻痺は比較的治る確率の高い病気で、自然治癒率がおよそ70％と言われていますが、これらの薬物の使用により、95％が治るようになりました。ただし、神経の回復は、髪の毛が延びるのと同じで時間がかかります。早い人でも1～2ヶ月かかり、遅い場合は3ヶ月～1年を要します。麻痺が高度な場合、糖尿病などの合併症がある場合などでは治りが悪くなる傾向があります。治りが悪いことが予想される場合には、早期に顔面神経減荷術とよばれる手術が必要となることもあります。さらに治りが悪い場合には、薬や手術に加えて、低周波による電気マッサージやバイオフィードバックとよばれるリハビリテーションが行われます。これは表情筋の萎縮などの合併症の予防に有効とされています

ベル麻痺に限らず顔面神経麻痺で、治るのに3ヶ月以上の時間がかかった場合には、後遺症が残ることがあります。瞼を閉じようとすると口元も一緒に動く病的共同運動、顔が無意識にピクピクと動く攣縮、ご飯を食べると麻痺した側の目から涙が出るワニの涙などです。これらの後遺症の予防にも早期の治療が大切です。

自然に治る70％、薬の力で治る25％、治らずに早期に手術が必要な5％と三様に分かれますが、これを発病後早期に判定するのは非常に難しく、詳しい検査による専門的な判断が必要とされます。

ハント症候群

末梢性顔面神経麻痺の中でベル麻痺に次いで多いのがハント症候群です。1907年にJames Ramsay Huntが分類した疾患で、顔面神経麻痺に耳介の帯状疱疹、難聴、耳鳴、めまいなどの聴神経症状を伴う疾患群です。ときに帯状疱疹が耳介以外の口腔内や頚部にも現れることがあり、神経麻痺も顔面神経と聴神経にとどまらず、他の脳神経に波及して、多発脳神経炎という病像を示すこともあります。人口10万人あたり約5人の発症率で、男女差はなく、20歳代と50歳代に発症のピークをもちます。

帯状疱疹ウイルスはほとんどの場合、小児期に感染しており、成人になった後、免疫能力が低下した際に、ウイルスの再活性化が起こって発症するとされています。ウイルスが顔面神経に炎症を起こした後は、ベル麻痺と同じ状態になり麻痺が起こります。ウイルスが顔面神経にとどまらないため、近くの聴神経にも飛び火して、難聴などの症状を合併することがあります。耳介に限らず帯状疱疹を経験したことのある方はわかりますが、その痛みは決して軽いものではありません。

診断は耳介の帯状疱疹と顔面神経麻痺が現れれば簡単ですが、ときに帯状疱疹が現れないこともあり、その場合には血液によるウイルス検査が有効です。

ハント症候群の自然治癒率は30％程度で、ベル麻痺よりも悪く、薬物療法を行っても治癒率は60～70％と決して良好とは言えません。ベル麻痺と同様の治療に加えて、早期に抗ウイルス薬の投与が必要とされています。治りがベル麻痺と比べると悪い分、後遺症の発生する確率は、ベル麻痺よりも高くなります。

その他の原因による顔面神経麻痺

　ベル麻痺やハント症候群ほど多くはありませんが、その他にも顔面神経麻痺を起こす原因があります。中には顔面神経麻痺が原因となる疾患の発見の糸口となることもありますので、その意味でも顔面神経麻痺の原因をきちんと調べることは大切です。

耳下腺悪性腫瘍

　顔面神経は、側頭骨から出た後、耳下腺の中を通過し、その途中で5本に枝分かれします。耳下腺の中に悪性腫瘍ができて、神経を蝕むと顔面神経麻痺が発生します。ベル麻痺やハント症候群では、気づいたらあっという間に麻痺になっているのに対して、耳下腺腫瘍による麻痺は、徐々に進行するのが特徴です。また、耳下腺部に痛みを伴うこともあります。当然ながら、耳下腺腫瘍が発見された場合には、手術による治療が行われますが、その際には顔面神経ごと切除しなければならないこともあります。

小脳橋角部腫瘍

　顔面神経が脳から離れるあたりに発生する脳腫瘍で、ほとんどが良性腫瘍です。顔面神経は、聴神経、平衡感覚を伝える前庭神経とともに、内耳道という穴を通って側頭骨に入るので、難聴やめまいを伴うこともあります。良性腫瘍ですが他の神経とも非常に近いことから、手術合併症も考慮に入れなければならず、手術、放射線治療、経過を見るなど様々な治療方針が考えられます。

真珠腫性中耳炎

　慢性中耳炎の一種で、腫瘍ではありませんが、真珠腫が周りの骨や神経を破壊して症状を引き起こします。顔面神経麻痺のほかに、難聴、耳漏、めまいなどの症状を合併します。顔面神経麻痺自体の回復は困難ですが、他の合併症の予防、難聴の改善のため、手術が行われます。

外傷性顔面神経麻痺

　転倒や打撲などによる側頭骨骨折の際に、顔面神経麻痺を起こすことがあります。有名なお笑いタレントが、かつてバイクによる事故で顔面神経麻痺となったことは有名なお話です。外傷直後に麻痺が現れる場合と、外傷後数日経ってから現れる場合とがあり、前者では治りが悪く、側頭骨を開放して、神経の圧迫を取る手術が必要となることがあります。

顔面神経麻痺の治療と予防

　代表的なベル麻痺、ハント症候群については前述しましたが、薬物療法、手術療法、リハビリテーションと、病気の重さに応じて使い分けますが、その判断は専門医でも迷うことがときにあります。それ以外に原因があることもありますので、大切なことは気づいたら直ちに医療機関を受診するということです。

　こうすれば顔面神経麻痺にならないという決定的な方法はありませんが、ストレスや過労、極度の寒冷曝露、偏った栄養は、顔面神経麻痺のみならずあらゆる疾患の原因となります。また、中耳炎、糖尿病、脳梗塞などの脳血管障害、膠原病も原因となりますので、これらの疾患の放置は避けなければなりません。

第2章
病気を理解するための基礎知識

脳の機能局在	64
脳からの情報を伝えるしくみ —神経細胞と神経細胞の会話—	69
中枢および末梢神経の再生	71
顕微鏡で見る神経組織の異常	76

第2章　病気を理解するための基礎知識

脳の機能局在

加藤　伸郎

機能局在とは

　脳には機能局在があります。同じ脳内といえども、その内部で場所が変われば、機能も異なるように設計されています。だから、指の運動に関わる部分が脳梗塞で壊れても、足の運動には支障がない場合もあります。

　では、脳以外の臓器でも機能局在があるのでしょうか。例えば肝臓ではどうでしょう。肝臓の働きはたくさんあり、胆汁を作ること、糖分を蓄えること、アミノ酸やブドウ糖を変形すること、ビタミンを作ることなどが挙げられます。肝臓に腫瘍ができて一部を切除した場合にはどうなるでしょう。胆汁を作る部分だけが取り除かれて、ビタミンを作る部分は残るというようになっているのでしょうか。それは違います。肝臓は例え一部分であっても、肝臓としての働きを全て遂行することができます。肝臓には機能局在はないのです。切除された分だけ、働きが量的に低下するだけのことです。肝臓の半分が切除されたとしても、肝臓としての機能は全て果たすことができます。しかし、脳の一部が切除された場合、どの部位が切除されるかに応じて、言葉が話せない、指が動かせないなどの機能の欠落が起こってきます。人体には機能局在の著しい臓器と乏しい臓器があり、脳は局在型の典型なのです。

脳は6つの部分からなる

　脳は大きく分けて6つの部分に分かれます。大脳・間脳・小脳・中脳・橋・延髄です。延髄は頭蓋骨の最も底に位置します。延髄はさらに下部の脊髄へつながっています。脊髄は頭蓋の下にある脊柱の中を通っており、頭蓋と脊柱の接続部にある大きな穴のところが延髄から脊髄への移行部です。脳の6つの部分は、それぞれ異なる働きを持っています（図1）。

　大脳、とりわけその表層部を形

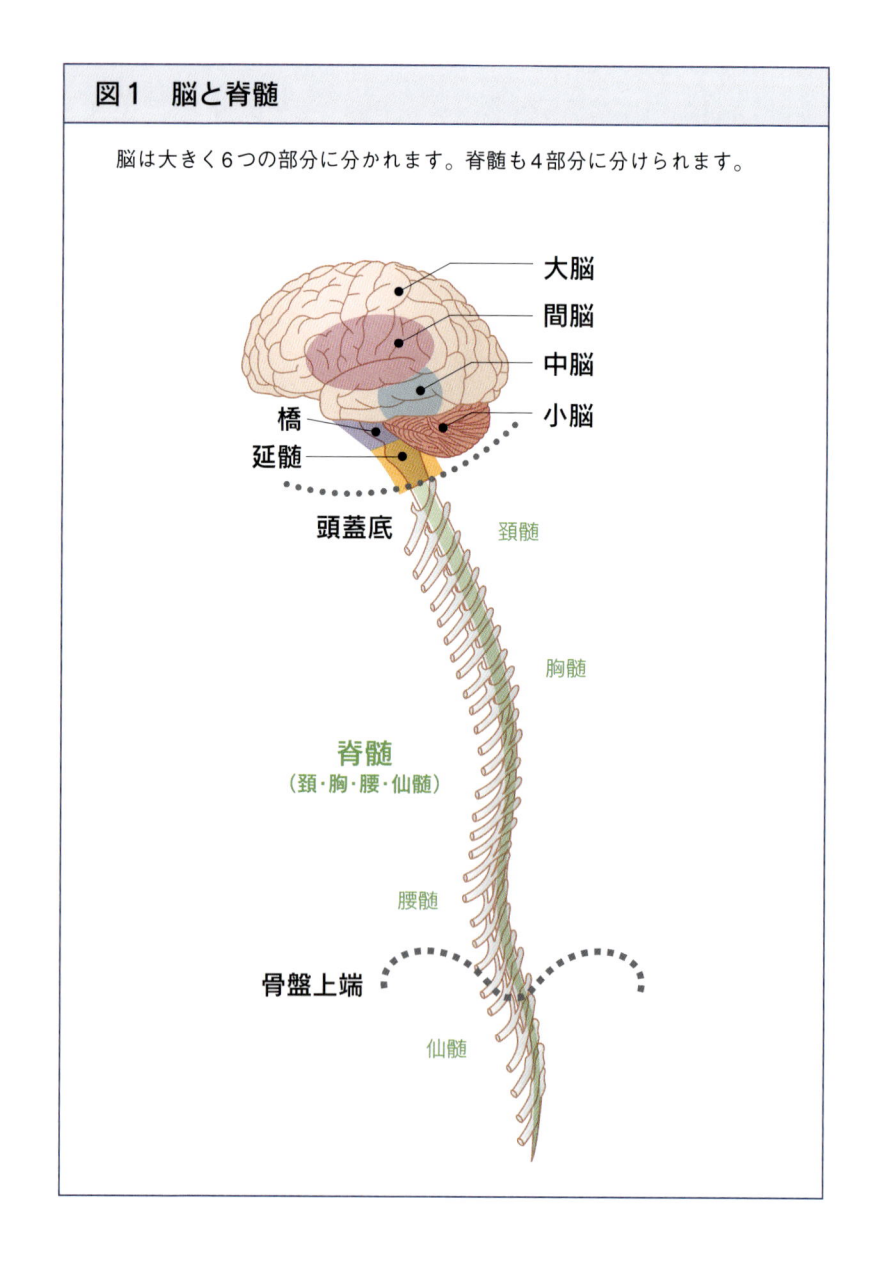

図1　脳と脊髄

脳は大きく6つの部分に分かれます。脊髄も4部分に分けられます。

（大脳・間脳・中脳・小脳・橋・延髄・頭蓋底・頚髄・胸髄・脊髄（頚・胸・腰・仙髄）・腰髄・骨盤上端・仙髄）

成する大脳皮質は、サル・ヒトなど霊長類において著しく発達した部分で、見る・聞くなどの感覚を通して得た情報に基づいて外界を認知し、適切な自発運動を実行する場合の最終的な司令塔の役割を果たします。認知と自発運動の間に挟まれるべき判断・意欲・計画などの高次な機能も果たします。

間脳は大脳のひとつ下に位置します。その上半分は視床とよばれ、見る・聞く・触れるなどによって得られる感覚情報のほとんどはこの視床を通って大脳へ送られます。間脳の下半分にある視床下部は、自律神経の働きの司令塔であり、この部位には摂食中枢・体温中枢などがあります。

小脳は運動が円滑に遂行されるように働いています。小脳が壊れるとまっすぐ歩けなかったり、ものの重さが推測できずに軽いものを力いっぱい持ち上げてしまったりします。道具の使い方に習熟するのは小脳の働きによります。英国の神経科医ホームズは第一次大戦後、銃撃で傷ついた多数の兵士の症状を調べることによって、小脳のどの部位が壊れるとどのような機能が欠落するかを明らかにし、小脳における機能局在の理解を深めました。

中脳・橋・延髄の働きのひとつは、顔面の様々な筋肉の動きを制御することです。例えば眼の動きが円滑にできるのはこの部位のおかげです。大脳皮質から四肢へ向かう運動の指令は、中脳・延髄を通過して腰より下のあたりの脊髄にまで伝わっていきます。この指令はアクソン（軸索）とよばれる通信ケーブルのような突起によって伝えられます。アクソンの走行部位に脳出血が起こると、ほんの小さな面積が破壊されただけでもアクソンが遮断されて、手足が不自由となります。アクソンは密集して走行しているからです。これも機能局在の一例と言えます。

大脳皮質における機能局在

このように6つの脳は役割分担しており、広い意味で脳に機能局在があると言えます。さらに、それぞれの脳の中で部分ごとに機能が区別されています。これは、もっと狭い意味での機能局在です。この意味での機能局在は、大脳皮質で典型的にみられます（図2）。脳の研究においては、単に機能局在と言った場合、それは大脳皮質での機能局在を意味し

図2　大脳皮質の機能局在マップ

（大橋博司「失語症」中外医学社, 1980におけるBrodmann, 1909の図を参考に作成）

ブロードマンの脳地図。解剖学者ブロードマンは、大脳皮質の細胞の積み重なりを顕微鏡で詳細に調べ、その違いに基づいてこの地図を100年前に作りました。この地図は、概ね機能局在を反映しています。同じ「見る」領野の中でも細分化があり、物体の色と動きは異なる部分で検知されます。

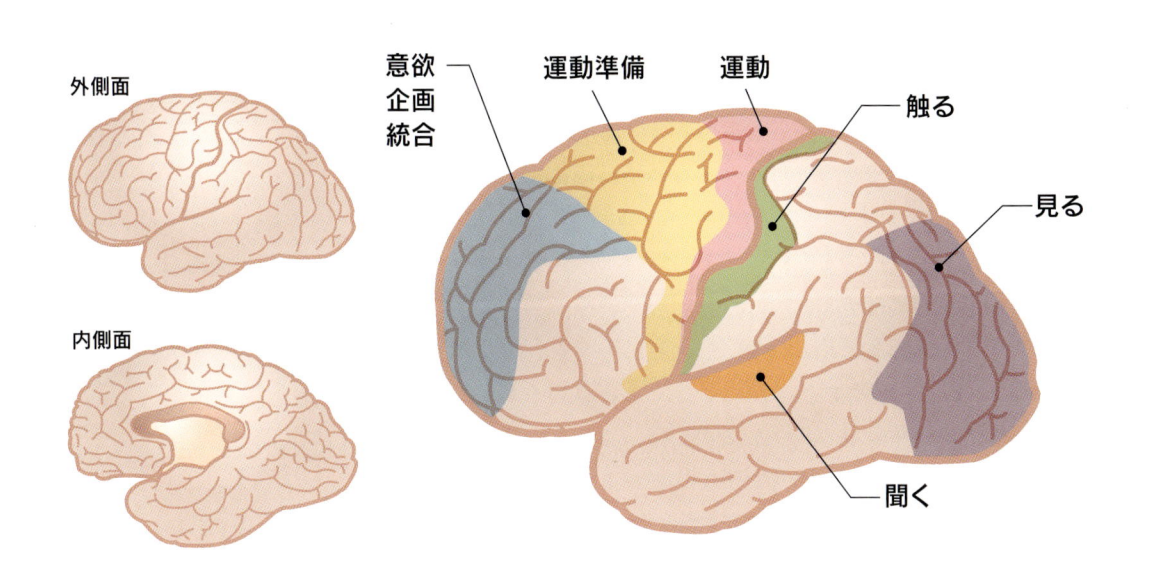

図3　言語機能の局在

言語中枢には運動性のブローカ野と感覚性のウェルニケ野があり、異なる部位に局在しています。

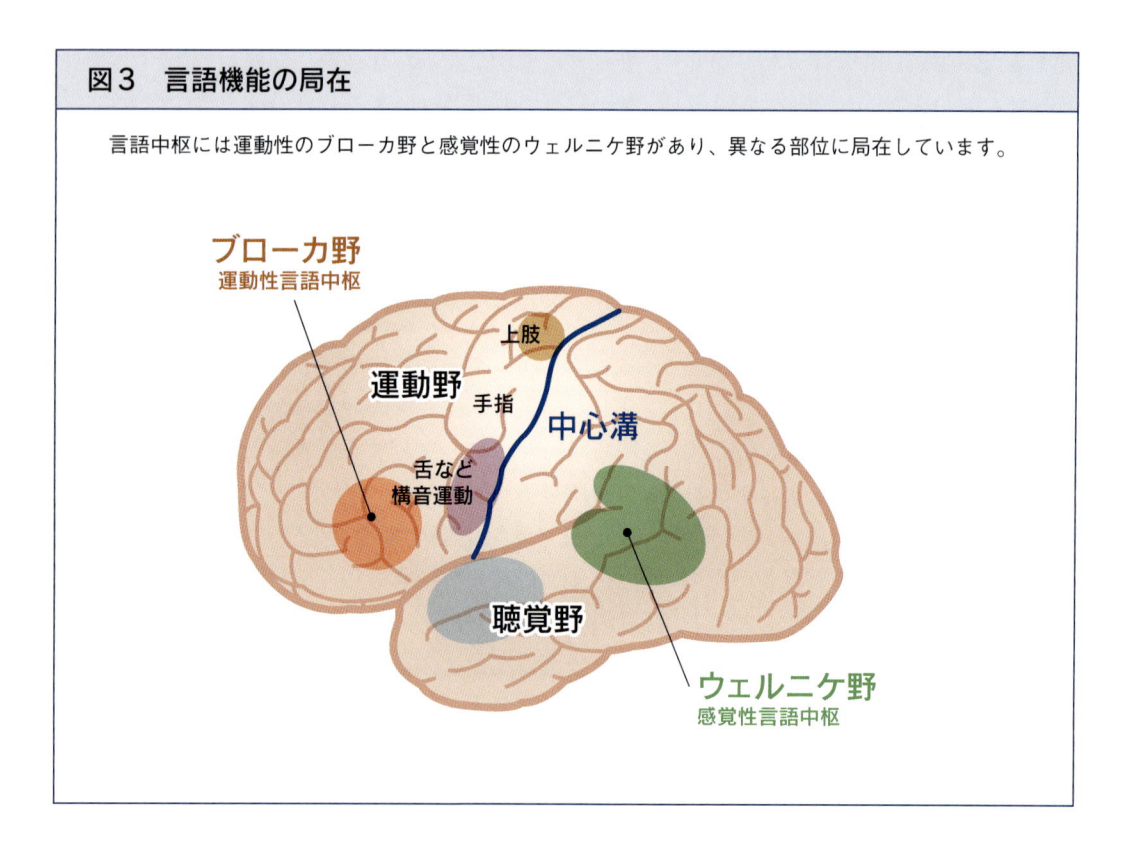

（図：脳の側面図。ブローカ野（運動性言語中枢）、運動野（上肢・手指・舌など構音運動）、中心溝、聴覚野、ウェルニケ野（感覚性言語中枢）が示されている）

ます。大脳皮質は大脳の表層部分を構成する厚さ数ミリの薄いシートですが、新聞紙一枚の広さがあります。これが頭蓋骨の狭い容積内に詰め込まれることにより、脳にはシワ（脳溝）ができるのです。この詰め込まれたシート上では、場所が異なれば機能も異なっており、これが大脳皮質の機能局在です。同じシートでも世界地図ならば、国ごとの異なりを違う色で塗り分けています。大脳皮質のシートでは、「国」ではなく「領野」とよばれ、塗り分けはありません。領野ごとに機能が異なります。運動に関係のある領野は運動野です。運動野の後には、皮膚の触覚に基づく認知に関与する体性感覚野が位置します。最後尾は視覚野。最前列は前頭前野または前頭葉とよばれ、ここは人格・意欲・企画などに関っています。

　脳梗塞は、脳を走る血管の枝が閉塞して起こります。その枝でうるおされていた領野は死滅します。どの領野が死滅するかによって症状が異なります。脳梗塞の症状が様々なのは、脳に、その中でもとくに大脳皮質に、機能局在があるからです。

言語中枢

　言語中枢における言語機能の局在は、機能局在の典型例です（図3）。脳梗塞などで大脳皮質が障害を受けると、うまく喋れなくなる場合があります。多数の脳障害について、その部位と欠落機能が照合されました。その結果、脳の特定部分が壊されると、顎・舌等の個々の運動は完全にできるにもかかわらず言葉が発語できなくなる事例のあることがわかりました。これを一般に失語症とよびますが、この場合はとくに運動性失語症と称します。この場合の特定脳部位のことを運動性言語中枢（ブローカ野）とよびます。一方、発語はできても、聞いている言葉が雑音のように聴こえて意味がとれなくなるようなタイプの失語症もあり、感覚性失語症とよばれます。これはブローカ野よりも後ろに位置する感覚性言語中枢（ウェルニケ野）が壊れることによって起こります。

　このように、言語機能は大脳皮質において局在しています。言語中枢の内部でも機能局在があり、表出と了解の機能はそれぞれ運動と感覚性言語中枢という異なる部位で制御されます。さらに細分化された機能局在も知られており、例えば漢字とひらがなの読みは、感覚性言語中枢の中で異なる部分が受け持っていると言われています。

右脳と左脳

　左右の大脳（右脳と左脳）では機能が異なります。左脳はデジタル的・論理的、右脳はアナログ的・直

観的などとしばしば言われますが、これはスペリーという脳科学者が半世紀以上前に行った観察に基づいています（図4）。右脳と左脳は脳梁でつながれています。梁の名にふさわしく左右の大脳を物理的につないでいますが、それだけでなく電気的なケーブルにもなっています。脳内での情報伝達は電気エネルギーを使って行われます。脳内の電気活動が異常に高まる病気のひとつは、てんかんです。この病気は内服薬で治療する場合が多いのですが、中には薬の効かない場合があります。そんなときには脳内の部位を外科的に切除・切断する選択肢もあります。片方の大脳での異常興奮が脳梁を通って他方に及ばないように、脳梁を切断して治療することがありました。この治療を受けた人を調べることによって、左右脳に関する脳科学は大きな進歩を遂げたのでした。

脳梁切断手術を受けた人は右脳と左脳の間の交信ができません。さて、このような人の眼前で言葉や絵や物体を、ほんの瞬間だけ提示します。視覚系の情報は、視野の右側で見たものの視覚情報は左半球に、左側でみたものの情報は右半球に入るように設計されています。ですから、提示場所をうまく選べば、絵などを右脳だけに知らせて、左脳には何も知らせないことが可能となります。滑稽な内容の絵を右脳に入れたときには、笑いは起こるが何故笑うのかが理解できません。左脳に入れると絵の説明はできますが、可笑しさの感情は起こりません。また左脳に鍵という文字を入れて眼前の数種の物体を選ばせると鍵を選ぶことができますが、右脳に入れたときにはできません。

図4 右脳と左脳の機能

スペリーが明らかにした右脳と左脳の機能局在。左右脳をつなぐ脳梁（水色）のおかげで、左右脳のどちらにも前方の視界全体の情報が入ってきます。脳梁を切断されたヒトが前方を見ると、右脳には左半分の視界のみから、左脳には右半分のみから情報が入ります。このため、右脳と左脳に別々の情報を入力させることが可能となります。左右脳にそれぞれ異なる単語を入力した場合、両方とも了解できるでしょうか。笑いを誘うような滑稽な絵を、左脳だけに入力するとどうなるでしょう。右脳だけだとどうでしょう。

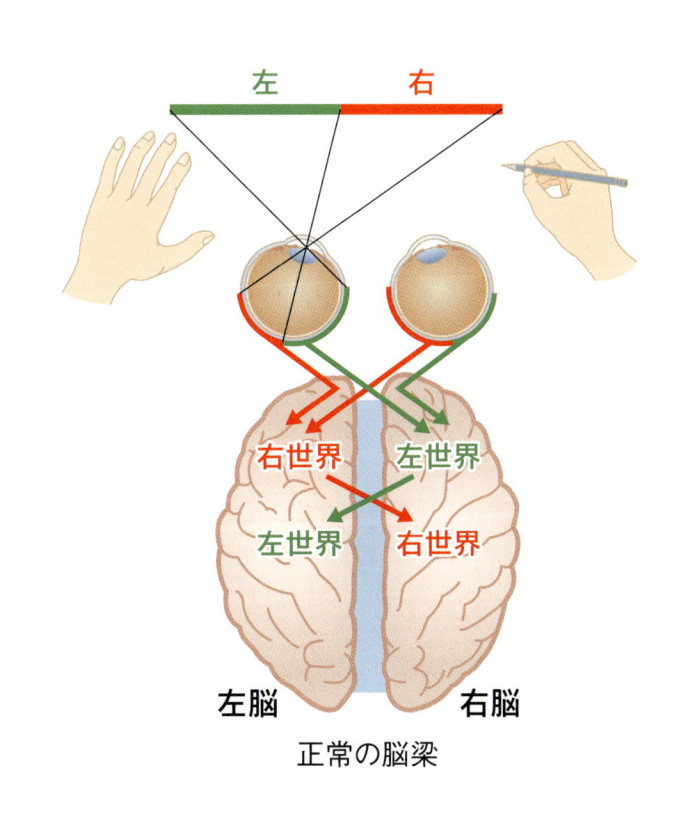

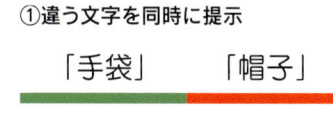

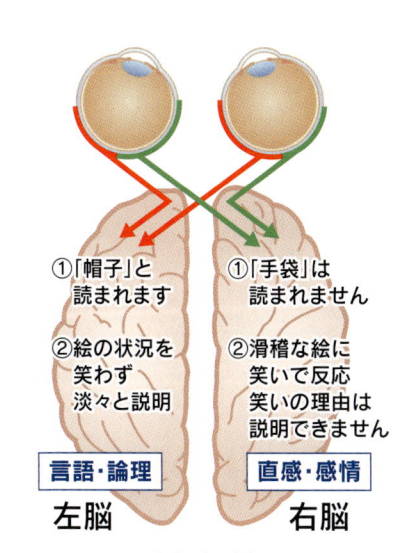

第2章　病気を理解するための基礎知識

Q & A

問：舌の筋肉が麻痺すると言葉に不自由しますが、これも失語症ですか？

答：それは違います。話し言葉は、構音による表現と、その音声の了解から成り立っています。構音のための運動は、大脳皮質の運動野が制御しています。運動野は、脳の中央を縦に走る溝（中心溝）の前に帯状に広がっています。運動野内部にも機能局在があり、所によって異なる体の部位を制御しています。運動野の下から順に、受け持ち部位が頭部・手指・肩・体躯・足となっています。舌を受け持つ部分が破壊されると、発声に支障を来しますが、言語についてだけでなく、同時に摂食も不自由となります。この部位は言語の表出に必要ですが、言語中枢ではありません。言語中枢の中でブローカ野とよばれる運動性言語中枢は、運動野を道具のように使って、言語表出をコントロールします。ブローカ野が壊れると、摂食ための舌運動はできても、構音のための舌運動ができません。これは失語症です。この場合は運動性失語とよばれます。ブローカ野は、書字による書き言葉の表出もコントロールしています。

第2章 病気を理解するための基礎知識

脳からの情報を伝えるしくみ ─神経細胞と神経細胞の会話─

西尾 眞友

神経細胞から神経細胞への情報伝達

　脳は神経細胞とそれを支える各種の細胞の集まりです。神経細胞は自身が情報を発信すると同時に、他の神経細胞からの情報を受け取り、次の神経細胞に伝える役目も持っています。脳からの情報を伝えるしくみと表題に書きましたが、痛みや、味覚、視覚などの情報を脳に伝えるしくみも基本はまったく同じです。

　神経細胞は情報を受けとる樹状突起、遺伝子の情報が変換されてタンパク質合成の場となる細胞体、情報を次の神経細胞に伝える役割を担う軸索から構成されています。

　神経細胞と神経細胞は直接つながってはいません。そのつなぎ目の構造をシナプスと言います（図1）。

　シナプスで神経細胞から神経細胞へ情報を伝える役目をしているのが神経伝達物質です。

　軸索先端のシナプス小胞に蓄えられた神経伝達物質が神経細胞（前シナプス神経細胞）から放出されて、次の神経細胞（後シナプス神経細胞）に受けとられます。

　神経伝達物質が前シナプス神経細胞からシナプス間隙（約20ナノメートル：1ミリの10万分の2）に放出されると、拡散によってシナプス間隙を広がり、後シナプス神経細胞に受けとられます。後シナプス神経細胞には神経伝達物質を受けとる"特別な"装置があり、受容体（レセプター）とよばれています（図1）。

　受容体に神経伝達物質が受けとられる、すなわち結合することにより、情報が後シナプス神経細胞に伝えられるのです。"特別な"と書いたのは、受容体には特定の神経伝達物質

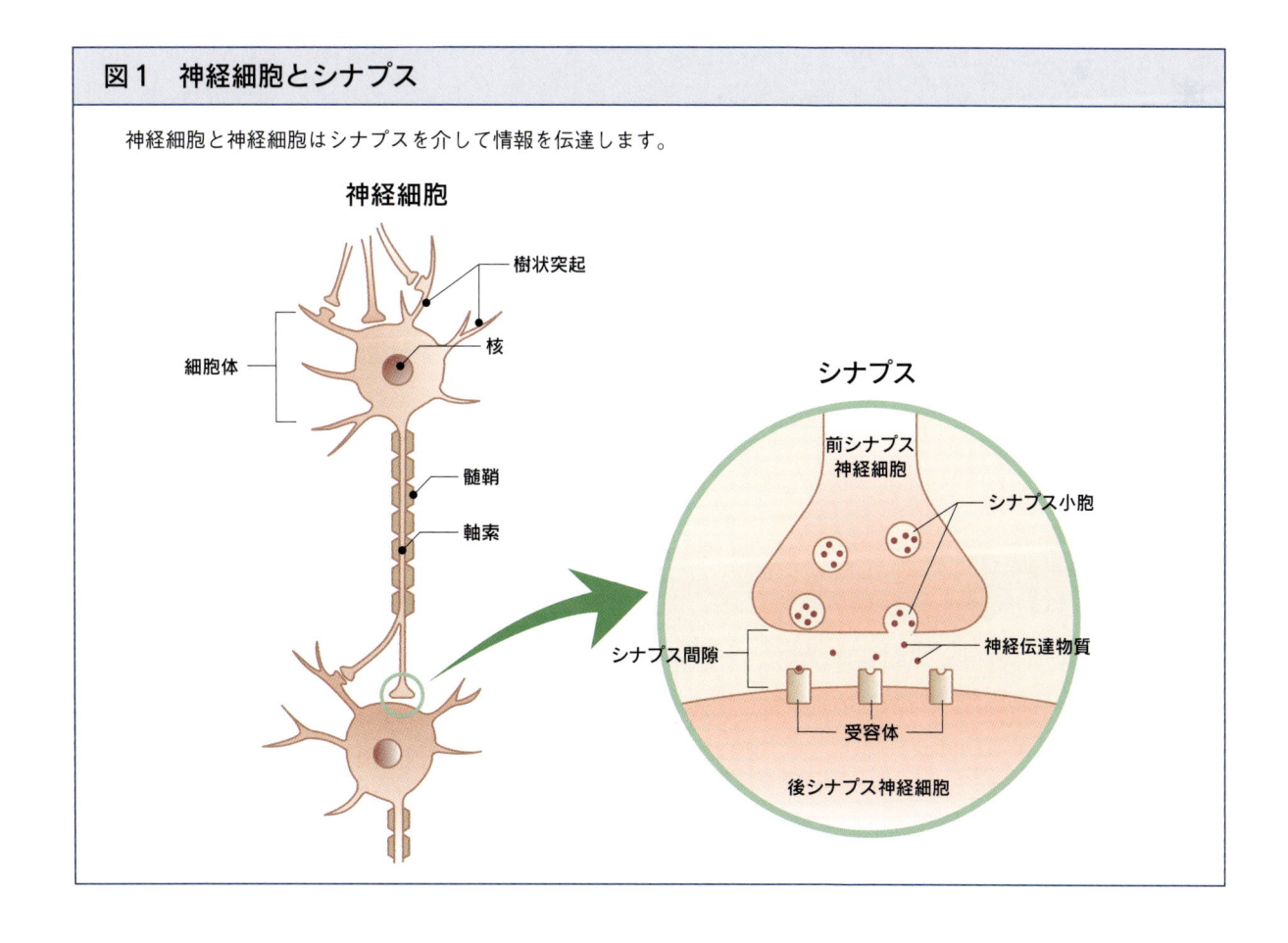

図1　神経細胞とシナプス

神経細胞と神経細胞はシナプスを介して情報を伝達します。

神経細胞：樹状突起、核、細胞体、髄鞘、軸索

シナプス：前シナプス神経細胞、シナプス小胞、シナプス間隙、神経伝達物質、受容体、後シナプス神経細胞

第2章 病気を理解するための基礎知識

しか結合できないからです。これを鍵（神経伝達物質）と鍵穴（受容体）に例えることができます（図2）。つまり受容体は放出された神経伝達物質（鍵）を識別して、特定の神経伝達物質を受けとるために備えられている装置（鍵穴）であり、鍵と鍵穴が一致したときにはじめて鍵が開く（情報が伝わる）というわけです。

神経伝達物質の機能異常

シナプスは多くの場合樹状突起に形成されますが、細胞体や軸索に形成されることもあります。シナプスには受容体だけでなくイオンチャネル、酵素、細胞接着分子などのたんぱく質、そしてこれらにさらに結合する種々のたんぱく質が存在していて、受容体から細胞内への情報伝達を担っています。

ちなみに「シナプス」はギリシャ語で「つなぐ」という意味の言葉です。

受容体に結合することによって細胞の機能を活性化させる興奮性の神経伝達物質には、アドレナリン、ノルアドレナリン、ドーパミン、アセチルコリン、グルタミン酸等があります。受容体に結合することによって細胞の機能を抑制する神経伝達物質にはGABA（ガンマ-アミノ酪酸）、グリシン等があります。

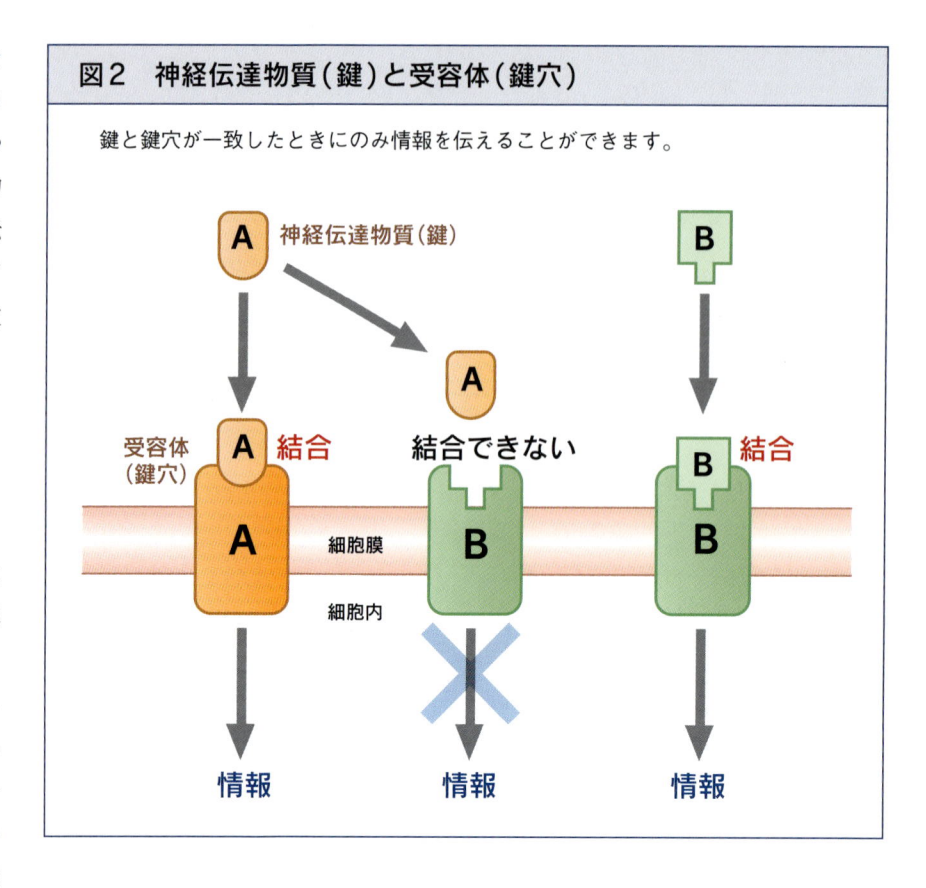

神経伝達物質は、神経細胞と神経細胞の間の情報伝達だけでなく、神経細胞から効果器（筋細胞や分泌腺細胞など）への情報伝達にも使われています。その代表的な例が、運動神経終末と骨格筋の間のシナプスであり、アセチルコリンを神経伝達物質としています。本書で取り上げられている「重症筋無力症」は、この神経筋接合部でのアセチルコリン神経伝達の機能異常がその病態と考えられています。

第1章「症状からのアプローチ」で解説した症状の多くにも神経伝達の異常（低下または亢進）が関わっています。また、第3章「アルツハイマー型認知症」は中枢神経でのアセチルコリン神経伝達の機能異常が、「パーキンソン病」は中枢におけるドーパミン神経伝達の機能異常が病気の背景にあると考えられています。

図2 神経伝達物質（鍵）と受容体（鍵穴）

鍵と鍵穴が一致したときにのみ情報を伝えることができます。

Q&A

問：神経伝達物質は目に見えるものですか？

答：そのままでは目に見えません。神経伝達物質にはアミノ酸（グルタミン酸、GABA、グリシン）、アセチルコリン、アミン（アドレナリン、ノルアドレナリン、ドーパミン、セロトニン、ヒスタミン）、ペプチド（神経ペプチドY、グルカゴン）、オピオイド（エンドルフィン）、ガス（一酸化窒素、一酸化炭素）等があり、細胞内においては細胞内液に、シナプス間隙においては細胞外液に溶けた状態で存在していて目には見えません。これらの伝達物質を蛍光色素や放射性物質で標識して可視化（目に見えるように）する試みもなされています。

第2章 病気を理解するための基礎知識

中枢および末梢神経の再生

加藤 伸郎

再生とは

　生き物の再生能力は多様です。原始的な生物であるプラナリアの体を半分に切っても、半身から完全な全身ができあがります。これは個体の再生です。トカゲやイモリの尻尾を切ってもまたもとに戻ります。これは体の部分的な再生です。人体では、このように大規模な再生は起こりませんが、はるかに小規模な再生なら起こせます。怪我をした後で傷口が閉じるのも、皮膚が再生するからです。これは組織レベルの再生です。火傷が皮膚の再生能力を超えるくらい重度で広範な場合は、体外にて皮膚組織を作製し、これを移植する場合もあります。本来は皮膚とは関係

図1　末梢神経の再生

末梢神経とは脊髄の外を走るアクソンの束のことです。脊髄内部とそれより上位の脳にある神経組織は、中枢神経系に属します。外傷などにより末梢神経のアクソンが切断された場合、整形外科治療により再生させることができます。

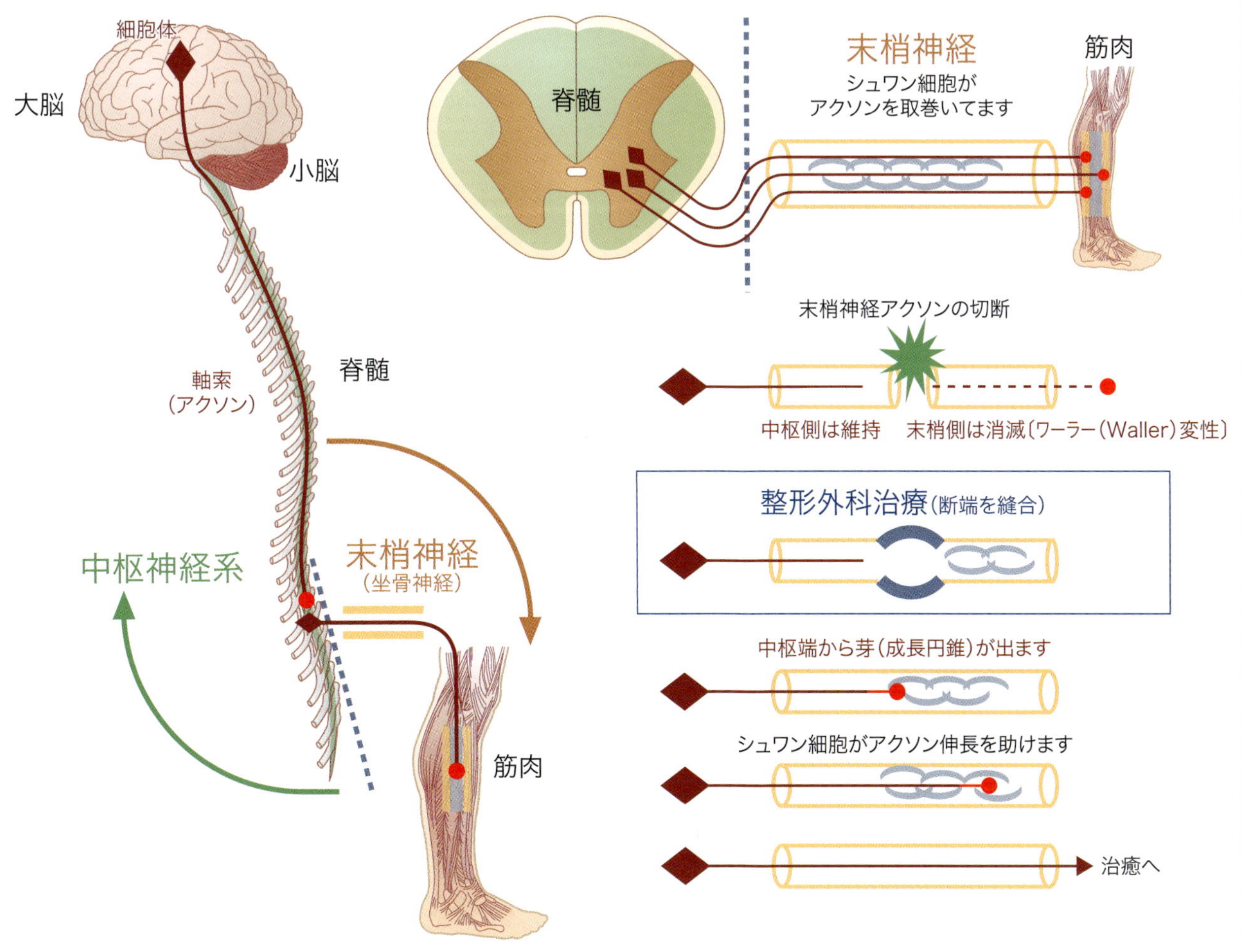

のない細胞を採取して実験室で皮膚の細胞に変化させ、必要な大きさの皮膚を作るのです。この場面で、ここ数年来話題のiPS細胞が役立つことになるでしょう。個体による再生能力を補うための医療を、一般に再生医療とよびます。

神経新生：脳細胞の増加

このように再生は多様な意味をもった用語ですが、脳や神経において起こる再生、つまり神経再生に関しては、神経新生とアクソン再生が挙げられます。細胞レベルでの再生は人体でも起こりますが、全ての細胞で起こるとは限りません。成熟したヒトでは増殖しないとされている細胞群がいくつかあり、神経細胞は長らくそのひとつに数えられてきました。ところが近年になって、成人の脳でも部分的に増殖の起こることが明らかになって、これは大変な驚きをもって受け入れられました。成人脳で神経細胞が増殖するのは、神経細胞の元になる神経幹細胞が増殖し、さらに神経細胞にまで変化するからであり、この一連の過程のことを神経新生とよびます。脳細胞は加齢とともに単純に減るだけでなく、増えるような場面もあるのです。神経細胞の新生を助けることも再生医療の課題です。

「豊かな住環境は脳に良い」という見解があります。ネズミを飼う際に巣箱の中に玩具などを入れて「豊かな環境」にしておくと、脳の一部、とくに記憶に関与するとされる海馬で神経新生が活発化すると言われています。今までは、脳では神経細胞は分裂せず、年齢とともに細胞数を減らすと思われていました。しかし今では、脳の一部では神経細胞が成人でも新たに作られ続けている（新生する）ことが概ね受け入れられています。そして、住環境が豊かであれば新生がよく起こるとされているのです。驚くべきことに、気分がふさぎ込む（抑うつ）状態が続くと新生が妨げられ、これがさらに抑うつ状態を強めること、そして抑うつへの治療薬が反対に新生を促進することも報告されています。

末梢神経でのアクソン再生：「通信ケーブル」の修復

もうひとつの神経再生、つまりアクソン再生を理解するには、まず神経細胞の姿を知らねばなりません。神経細胞は細胞本体である細胞体と、細長い突起（軸索, アクソン）から成り立っています。アクソンは情報を送るための通信ケーブルのような働きをします。アクソンのうち長いものは、腰から足の爪先まで伸びて足の神経を構成しています（図1）。足の怪我などで、このアクソンが切れると足が動かせなくなります。しかし、うまくアクソン再生が起これば、再び運動指令が伝えられます。切れた神経の束の断端を縫合したり、特殊なポリマーでつないだりすることによって、再生を促すことが可能です。

アクソンを切断すると、神経細胞のある側（中枢端）とその反対側（末梢側）の2つに分かれます。神経細胞から生存維持に必要な物質が供給されますので、末梢側ではその供給を断たれて死滅していきます。これをワーラー（Waller）変性とよびます（図1）。一方、中枢側では断端から新たにアクソンの芽が伸び出てきます。この芽の伸張を助けることもまた再生医療の課題のひとつです。

中枢神経とは脊髄の中を含めてそれより上位の部分、すなわち脳を含めた部分であり、末梢神経とは脊髄の外の神経のことです。末梢神経の損傷は、四肢が骨折しても脊椎が無事だった場合などに起こります（図1）。切断された神経の末梢側、すなわち手足に近い部分では、アクソンが脱落します。神経の束は、アクソンとそれを支持する組織から成り立っていますので、アクソンが脱落した場合でも支持組織は残ります。一方、中枢端つまり脊髄側の断端からは、切り株から新芽が出るようにしてアクソンを伸ばしてきます。このとき、整形外科の手術によって断端同士を縫い付けてやると、うまく伸びるように助けることができます。伸びてゆくアクソンの先端は成長円錐とよばれます。末梢神経を取り巻いている支持細胞であるシュワン細胞が、アクソンの成長に伴って増殖し、成長円錐を筋肉などへ向って牽引し、アクソン再生を助けるとされています。

中枢神経でのアクソン再生：再生治療へのチャレンジ

アクソン再生は、中枢神経系に比べて末梢神経系で起こりやすいことが知られています。一本のアクソンといえども脊髄内では中枢神経系、いったん脊髄の外に出ると末梢神経系に属することを、まず理解してください。筋肉に対して収縮の指令を下す神経細胞は運動神経とよばれます。運動神経の本体は脊髄にあって、細胞体とよばれます。この本体

図2　中枢神経と末梢神経の違い

中枢神経系の神経細胞は、グリア細胞に取り巻かれています。グリア細胞は神経細胞を物理的に支え、さらに神経細胞の生存に必須な物質代謝も行います。グリア細胞には星状グリア（紫色）やオリゴデンドログリア（黄緑色）があります。オリゴデンドログリアは中枢神経系のアクソンを取り巻き、これによって神経を伝わる指令が高速化されています。取り巻いている部分のことを髄鞘（ずいしょう）とよびます。末梢神経系のアクソンはシュワン細胞（薄灰色）とよばれる支持細胞が取り巻いて髄鞘を形成しており、中枢神経系と同様に指令伝達の高速化が図られています。

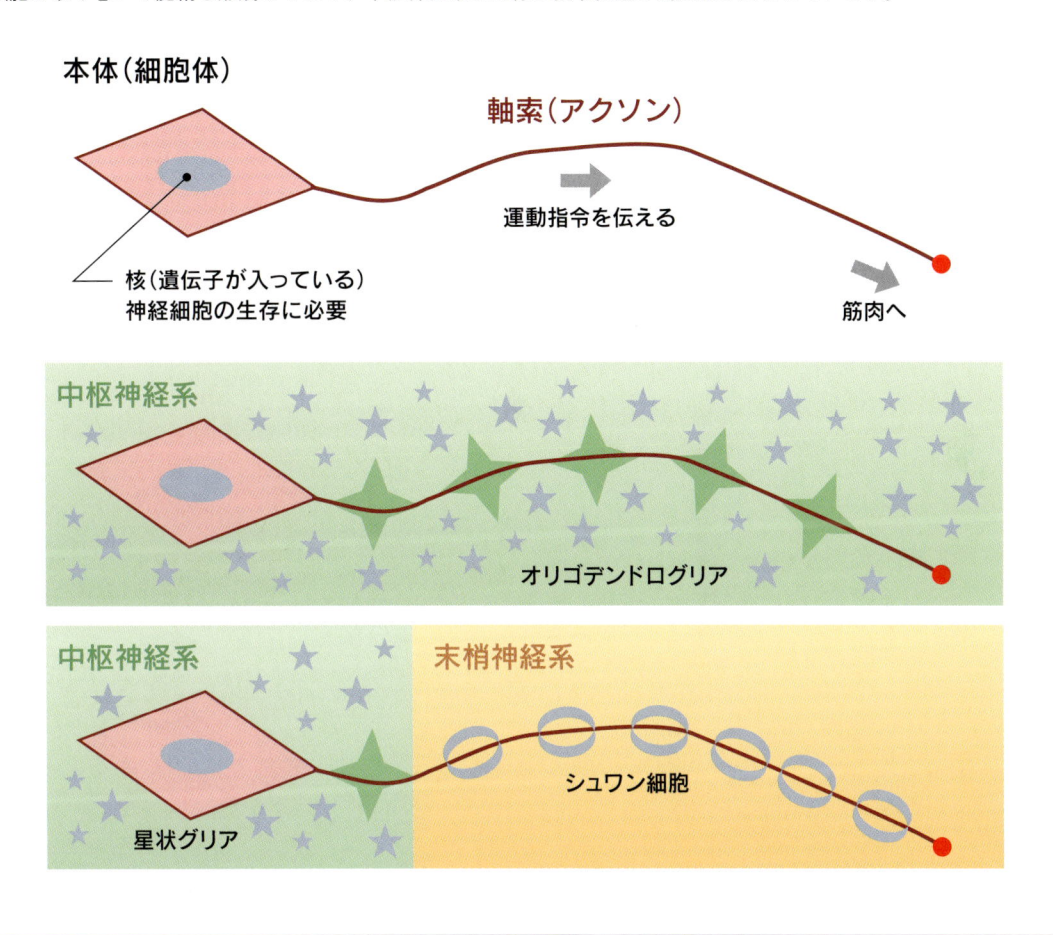

本体（細胞体）
軸索（アクソン）
運動指令を伝える
核（遺伝子が入っている）神経細胞の生存に必要
筋肉へ
中枢神経系
オリゴデンドログリア
中枢神経系
末梢神経系
星状グリア
シュワン細胞

から出たアクソンが脊髄の外へ出ると末梢神経となり、腕などの神経を構成します。逆に、皮膚からの感覚を脳へ伝える神経は感覚神経です。この場合も、末梢神経が腕を通って脊髄へ入ると中枢神経となり、そのまま脊髄内を通過していきます。したがって、運動神経も感覚神経も、ひとつの神経が中枢神経に属する部分と末梢神経に属する部分の両方を持っていることになります（図1）。ところが、面白いことに末梢神経部分に比べて中枢神経部分では再生が起こりにくいのです。どちらも同じ神経細胞に由来するアクソンですから、アクソンそのものに違いがあるわけではありません。置かれた環境が違うのです。中枢神経系に属する部分はグリアとよばれる細胞に取り囲まれており、このグリアが中枢神経内での再生を阻害するらしいと考えられています（図2）。長年の間、中枢神経はそもそも再生しないと誤解されてきましたが、今では阻害因子さえ取り除けば再生すると考えられています。中枢神経系でシュワン細胞が存在せず、末梢神経の再生のようにシュワン細胞の助けを得られないこともまた、中枢神経系でのアクソン再生が困難である原因です。

このように中枢神経系におけるアクソン再生は起こりにくいのですが、起こらないわけではありません（図3）。これが待望されるのは、脊髄損傷の場合です。これは、スポーツ事故などで背骨（脊柱）がひどく

第2章 病気を理解するための基礎知識

図3 中枢神経の再生

中枢神経の再生も不可能ではありません。脊髄損傷の場合、大脳皮質を出て脊髄内を下向するアクソンが切断されます。動物実験では、瘢痕形成を抑えるなどして局所環境を整え、脊髄内の（つまり中枢神経系に属する）切断アクソンを再生させることが可能です。ヒトでの臨床応用はこれからのチャレンジとなります。

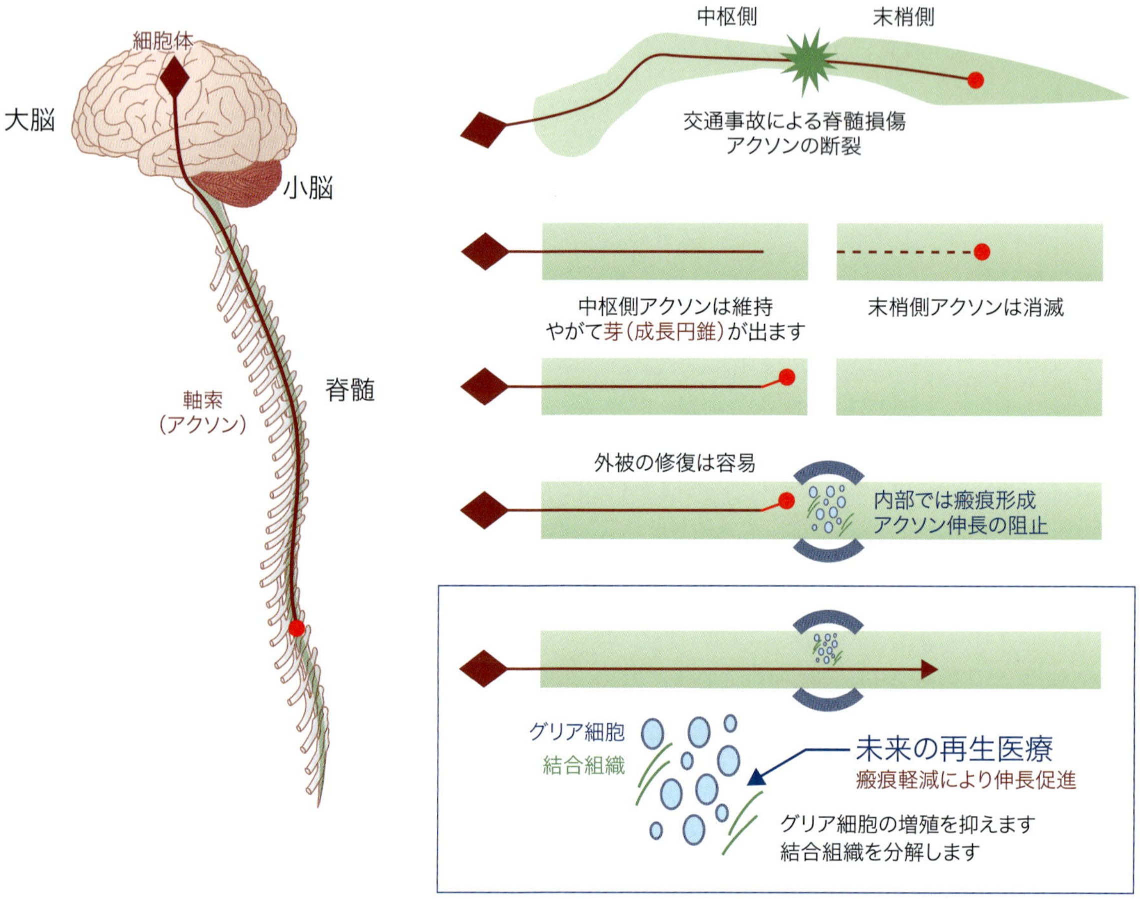

- 交通事故による脊髄損傷　アクソンの断裂
- 中枢側アクソンは維持　やがて芽（成長円錐）が出ます
- 末梢側アクソンは消滅
- 外被の修復は容易
- 内部では瘢痕形成　アクソン伸長の阻止
- 未来の再生医療　瘢痕軽減により伸長促進
- グリア細胞の増殖を抑えます　結合組織を分解します

傷害されたときに、しばしば起こります。脊柱の中を通る脊髄において、アクソンが挫滅または切断されると脳からの運動指令が遮断されます。その結果、四肢または下肢の不随が起こります。また、四肢の感覚を脳へと伝えることもできなくなります。これを治療する方法は、まだ確立されていません。脊髄が挫滅すると瘢痕が形成され、この瘢痕がアクソン再生を妨害すると考えられています。この妨害に対抗できるような方法を、治療として開発することが模索されています。瘢痕においては、脳や脊髄にあって神経細胞を支える役割をするグリア細胞や、種々の細胞をつなぐ働きをする結合組織が異常に集積しています。グリア細胞や結合組織の増殖を抑えること、一旦できた瘢痕を融解させること、再生するアクソンが瘢痕を迂回するための樹脂製バイパスを設置することなどが試みられています。

Q & A

問：坐骨神経は末梢神経ですか。切れても再びつながりますか。

答：はい、末梢神経です。治療なしに勝手につながるわけではありませんが、再びつなげることができます。また、中枢神経をつなげることも不可能ではありません。本文に詳しく記しています。神経細胞は本体である細胞体と、細胞体から出た長い突起であるアクソンからできています。神経細胞のうち、脳・脊髄の外にある部分は末梢神経系に属します。脳・脊髄内に存在する部分は、中枢神経系に属します。末梢神経系のアクソンからなる束を神経、または末梢神経とよびます。坐骨神経は、そのような束のひとつです。坐骨神経はアクソンの束であって、そのもとになる細胞体は脊髄の中にあります。ですから、坐骨神経の細胞体は中枢神経に属します。しかし、単に坐骨神経という場合には、アクソンの束のことを意味しますから、これは末梢神経でいいのです。神経には、（1）アクソンの束、（2）アクソンも細胞体も含めた神経細胞全体、（3）神経細胞の集合、（4）脳・脊髄・末梢神経の総体、など多様な意味がありますので、誤解のないよう注意が必要です。

第2章 病気を理解するための基礎知識

顕微鏡で見る神経組織の異常

佐藤　勝明

正常神経組織と神経細胞脱落

からだの中の神経組織は、脳と脊髄からなる中枢神経とそこから手足へと伸びる末梢神経に分けられます。中枢神経では、神経細胞（ニューロン）はグリア細胞とともに存在し、そのどちらに異常が起きても神経の病気を発症します。末梢神経は、中枢神経からの命令を筋肉などに伝える電線の役目（実際に電気信号が通ります）をしており、シュワン細胞という絶縁体で守られています。神経細胞とシュワン細胞のどちらに異常が起きても病気を発症します。

神経細胞は、細胞体から2種類の長い突起である軸索と樹状突起を伸ばした独特の形をしています。神経細胞は、突起と突起との連絡部位であるシナプスを介して神経伝達物質をやりとりし、お互いに情報を交換しています。他の神経細胞からは樹状突起を介して情報を得、軸索を通して情報を発信します（図1）。

ヒトは生まれたときには脳は約380 gで、10歳過ぎには成人とほぼ同じ約1300 gにまで成長します。その後、加齢や脳の病気により1000 g以下にまで小さくなると脳萎縮と表現されます。これに対して、神経細胞は生まれたときに約1000億個ありますが、その数は年を経るごとに減ることはあっても増えることはないと考えられています。学習は、神経細胞の数が増えるのではなく、神経細胞どうしの神経突起のネットワークが新しくできるとともに複雑になっていくことによります。加齢などにより、神経細胞の数が著しく減少すると認知症などの症状が表われてきます。

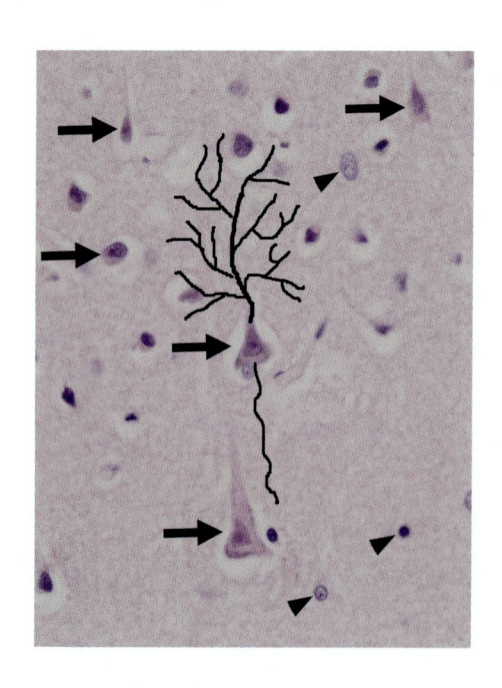

代表的な神経の病気の組織像

アルツハイマー病

認知症などの加齢でみられる症状が、より強くより低年齢で表れてくる疾患です。大脳は高度に萎縮し、神経細胞が減少するとともに、残された神経細胞にはいくつかの変化が顕微鏡で観察できます。一つは、老人のしみに例えられている老人斑です。中心に異常なアミロイド蛋白が凝集し、その周囲を変性した神経突起が鳥の巣のように取り囲んでいるように見えます。アルツハイマー病の最初に出現する変化と考えられていますが、その原因についての詳細はわかっておらず、異常アミロイド

図1　正常成人の大脳組織像（HE染色）

神経細胞（矢印）とグリア細胞（矢頭）がみられます。写真中心の神経細胞の上方にはあたかも木の枝のように広がる樹状突起が、下方には1本の軸索が模式的に描かれています。

顕微鏡で見る神経組織の異常

図2　アルツハイマー病大脳のアミロイドβ蛋白免疫染色像とメセナミン銀染色像

アミロイドβ蛋白免疫染色像

老人斑が茶色の斑点状に見えます。

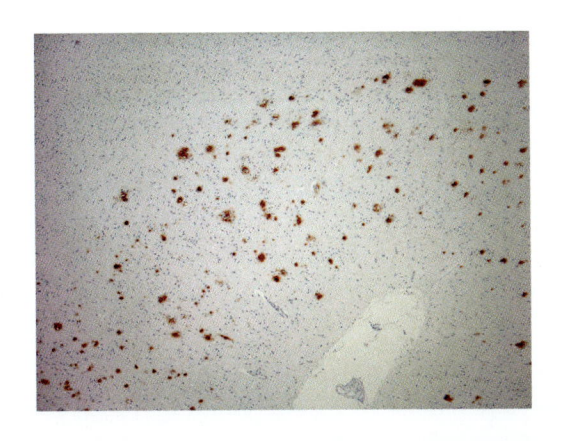

メセナミン銀染色像

老人斑は変性した神経線維により鳥の巣のように見えます（矢印）。神経原線維変化は炎状に太くなった構造に見えます（矢頭）。

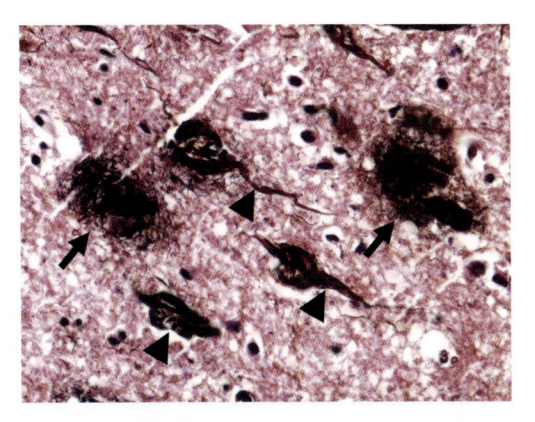

図3　パーキンソン病中脳肉眼像と中脳黒質組織像（HE染色）

中脳肉眼像

左はパーキンソン病の中脳で、黒質の黒色色素が減っています（矢印）。

右は比較のための成人の中脳で、黒質の色素は保たれています。

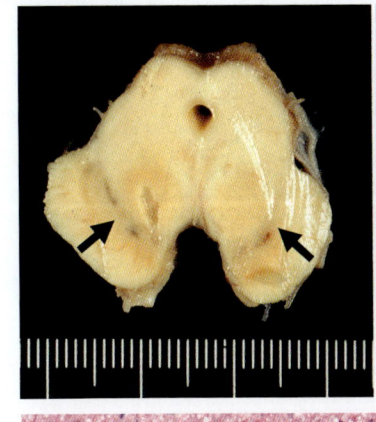

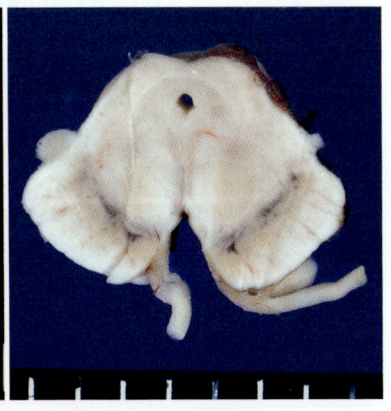

中脳黒質組織像（HE染色）

左はパーキンソン病の中脳黒質で、色素をもった神経細胞が減っています。

右は比較のための成人の中脳黒質で、色素をもった神経細胞が多くみられます。

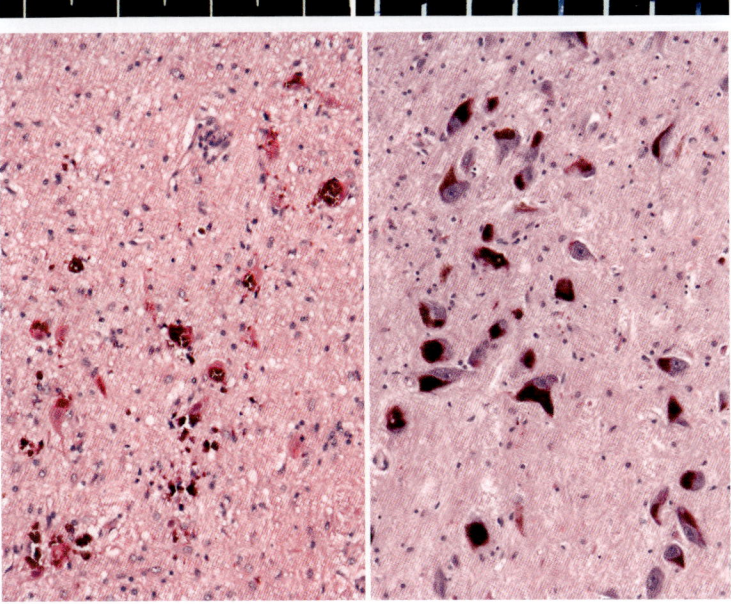

第2章 病気を理解するための基礎知識

蛋白ができる過程がさかんに研究されています。もう一つは神経原線維変化で、神経細胞あるいは突起内に過剰にリン酸化されたタウ蛋白が蓄積したものです。これは、やがては神経細胞の死を意味することになります。これらの変化は、認知症の症状のない老人の脳にも多少はみられますが、アルツハイマー病患者では脳の多くの場所に多数みられるようになります（図2）。

パーキンソン病

パーキンソン病では、中脳の黒質にあるドーパミンをもつ神経細胞が脱落していくことがわかっています。黒質は神経メラニンをもつ神経細胞を含むため肉眼的に黒く見えま

図4　多系統萎縮症大脳のボディアン染色像とα-シヌクレイン免疫染色像

ボディアン染色像
グリア細胞質内に封入体が多くみられます（矢印）。

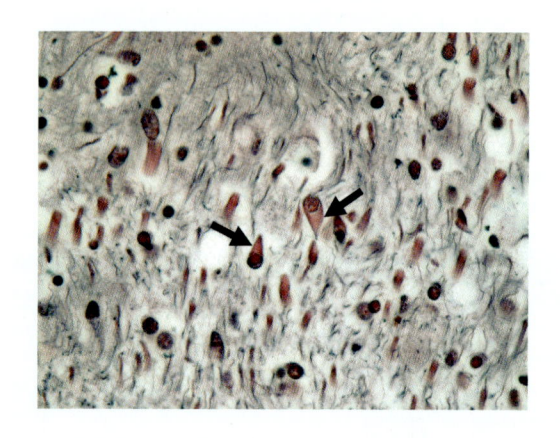

α-シヌクレイン免疫染色像
グリア細胞質内封入体はα-シヌクレイン蛋白を持っているため茶色に染色されます（矢印）。

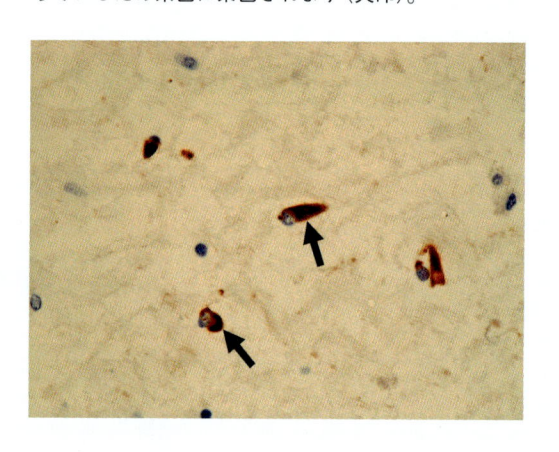

図5　脊髄前角組織のクリューバー・バレラ染色と筋萎縮性側索硬化症の骨格筋組織像（HE染色）

クリューバー・バレラ染色
左は筋萎縮性側索硬化症で大型運動神経細胞が高度に脱落しています。右は比較のための成人のもので、大型運動神経細胞は保たれています。

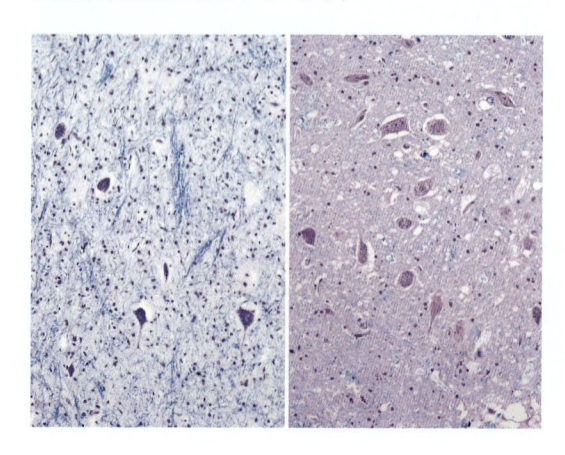

骨格筋組織像（HE染色）
傷害された運動神経細胞に支配されていた筋線維がまとまって高度に萎縮しています（矢印）。下の方には萎縮を免れた筋線維が見えます（矢頭）。

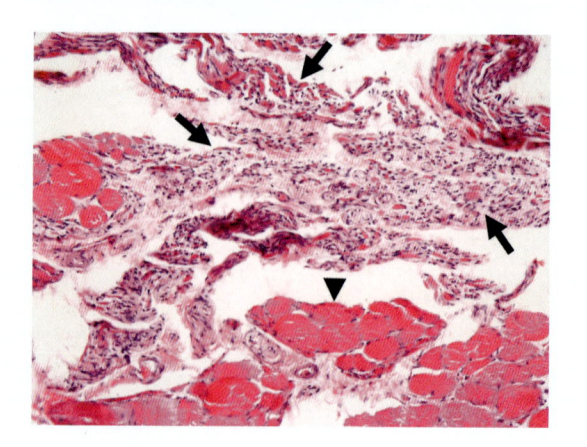

すが、パーキンソン病患者の黒質はこの色素をもつ神経細胞脱落のため脱色されて見えます。また、残された神経細胞には、レヴィ小体という球形の構造物がみられます（図3）。

多系統萎縮症

多系統萎縮症では、小脳、脳幹、線状体、黒質、自律神経系の神経細胞が傷害されます。これらの部位では、高度の神経細胞脱落がみられるのと同時に、グリア細胞内にα-シヌクレイン蛋白の蓄積からなるグリア細胞質内封入体を認めます（図4）。

筋萎縮性側索硬化症

筋萎縮性側索硬化症は運動神経が選択的に障害される疾患で、大脳

図6　クロイツフェルト・ヤコブ病の大脳割面肉眼像と大脳組織像（HE染色）

大脳割面肉眼像

大脳が高度に萎縮し、脳溝が大きく開いています。

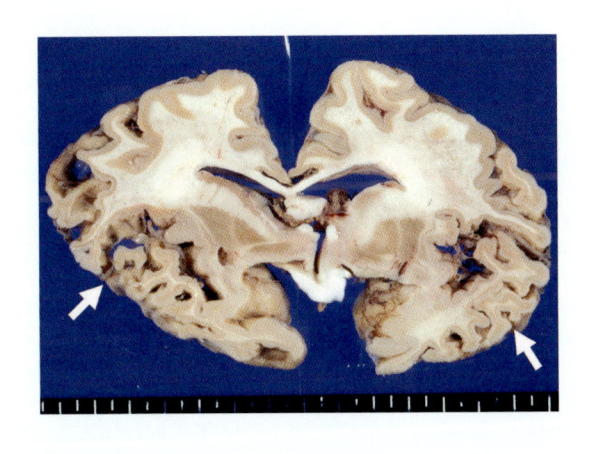

大脳組織像（HE染色）

神経細胞間の神経線維が密集した部位に小空胞が形成され、海綿状態とよばれています。神経細胞周囲の空隙は組織標本作成過程で生じた人工的変化です。

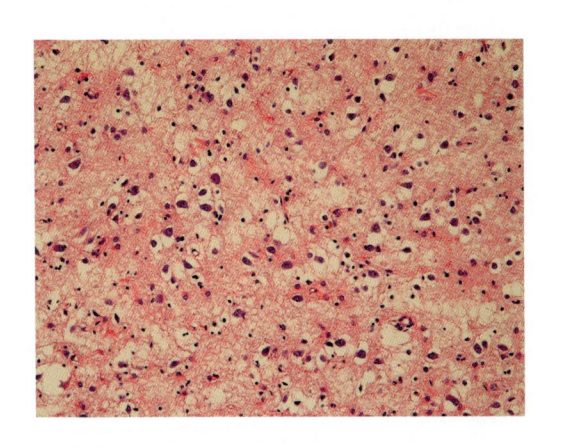

図7　細菌性髄膜炎の脳組織像（HE染色）

脳表くも膜下腔に多数の炎症細胞がみられます。

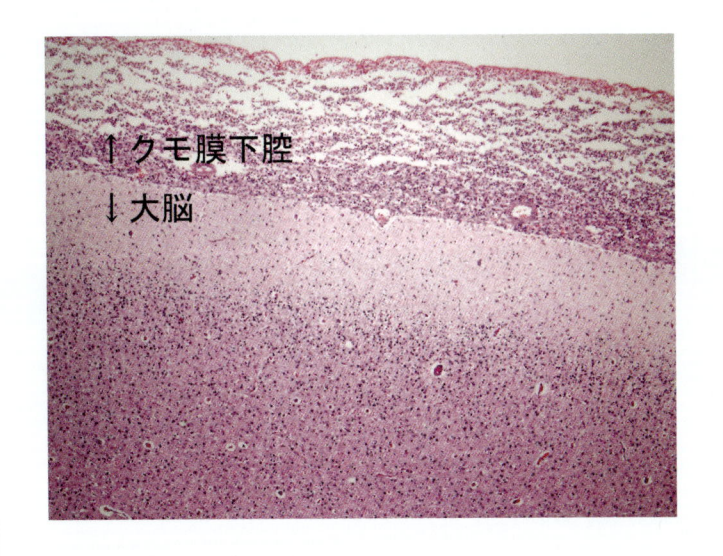

↑クモ膜下腔
↓大脳

から脊髄に長い突起を伸ばす運動神経細胞と、脊髄から手足の筋肉まで突起を伸ばす運動神経細胞が脱落していきます。運動の命令が絶たれた筋肉は働くことができず萎縮します（図5）。

プリオン病

プリオン病は、異常プリオン蛋白が脳に蓄積する疾患で、クロイツフェルト・ヤコブ病が代表的です。大脳は高度に萎縮し、脳組織標本ではたくさんの穴があきスポンジ状に見えるため、海綿状態とよばれます（図6）。

髄膜炎

脳や脊髄の表面をおおう髄膜に炎症を起こす疾患で、多くがウイルス、細菌、真菌（カビ）の感染によって起こります。ウイルスによる髄膜炎ではリンパ球浸潤が主体の炎症を起こします。細菌感染では、白血球浸潤が強くみられ急性化膿性髄膜炎とよばれ、治療には早急な抗生物質の投与が必要です（図7）。

多発性硬化症

中枢神経において神経突起同士の絶縁を担う髄鞘蛋白が崩壊する疾患で、脳や脊髄のいろいろな部位に多発するとともに、時間をおいて再発したりします。髄鞘を染色し顕微鏡で見ると、髄鞘が脱落した病変部位だけ色が抜けて見えます。神経細胞や突起そのものは傷害されません。

Q&A

問：神経細胞が傷害を受けて脱落する原因にはどのようなものがありますか？

答：神経細胞が受ける傷害には様々なものがあります。交通事故などで頭部を強く打った場合には頭蓋骨内面に脳がぶつかり傷害を受けます（脳挫傷）。動脈が閉塞し血流が遮断されると神経細胞への酸素や栄養の供給がなくなり傷害を受けます（脳梗塞）。感染症などで炎症を起こすと、免疫作用で外敵を攻撃しますが、自らの神経細胞も巻き添えになって傷害を受けます（髄膜脳炎）。さらに、多量の飲酒、鉛や水銀などの中毒、ビタミンB_1欠乏でも神経細胞が傷害されます。原因不明の神経疾患も多くありますが、近年になりその原因が少しずつ解明されてきました。神経変性疾患では異常タンパク質が神経細胞内に蓄積してくることが共通現象として発見されました。蓄積してくる異常タンパク質にはそれぞれの病気で異なるものと共通のものとがあります。治療法開発のために、異常タンパク質が蓄積してくる原因をさらに究明する研究が進められています。

第3章
神経のいろいろな病気

脳卒中	82
脳炎・髄膜炎	87
アルツハイマー型認知症	90
パーキンソン病	94
脊髄小脳変性症	98
多発性硬化症	101
ギラン・バレー症候群	106
重症筋無力症	108
筋萎縮性側索硬化症	110
ミトコンドリア脳筋症	112
先天性筋ジストロフィー	114
小児の脳神経外科疾患	116
脊椎の病気	122
脳下垂体腫瘍	128
プリオン病	130
寄生虫迷入性脊髄炎	132
高次脳機能障害	135
女性のメンタルヘルス	137

第3章 神経のいろいろな病気

脳卒中

長山 成美

「卒中」とは「何かに当たったように突然倒れる」のことで、脳卒中は脳血管障害の別名です。脳卒中による死亡率は心筋梗塞の約2倍、発症数は約3〜5倍であり、ブレインアタックとよばれます。

脳梗塞

分類

脳梗塞は、大きくアテローム血栓性・心原性・ラクナ梗塞に分かれます。

アテローム血栓性脳梗塞（脳梗塞の約30%）は、頭蓋内から頭蓋外大血管のアテローム硬化・血栓形成が進み血管内腔が閉塞して起こります。基礎に動脈硬化があることが多く、睡眠中や安静時に起こりやすく、症状が段階的に進行したり動揺したりします。その他、大きな動脈の支配領域の境界部が血圧の低下や脱水などによって梗塞を起こす血行力学性梗塞などがあります。

心原性脳塞栓（脳梗塞の約20〜40%）は、心房細動などの心疾患が基礎にあってできた心内血栓が頭部血管に塞栓を起こすものです。突発完成しやすく、日中活動中に起こりやすく、血管支配領域に一致する大きな脳梗塞となります。ただ、心疾患のある患者の脳梗塞が必ずしも心原性脳塞栓とは限りません。

ラクナ梗塞（脳梗塞の約30〜40%）の「ラクナ」は「小さい穴」のことです。脳深部に起こる直径15 mm程度までの小梗塞で、多くは高血圧が基礎にあります。多くは無症状で、約1/3ほどが症状を起こします。

原因

多くは高血圧・糖尿病・高脂血症といった動脈硬化を来す疾患が基礎にあります。しかし、これらの疾患がない例や若年者（45歳以下）などでは様々な基礎疾患を調べる必要があります。

脳梗塞を疑う症状

突然起こった構音障害（しゃべりにくさ）や片麻痺（右もしくは左上下肢の麻痺）、複視などは強く脳梗塞を疑います。さらに急な感覚障害・めまい・運動失調（ふらつき）・失語症・認知症なども注意が必要です。意識障害は多くは他の神経症状を伴いますが、ときに軽度の意識障害のみのこともあります。

検査

採血検査は、脳梗塞以外の疾患の鑑別や基礎疾患の診断、感染症や消化管出血・脱水などの合併症のチェックに用いられます。胸部レントゲンでは肺炎や心不全の有無を、心電図では基礎疾患となる不整脈や心筋障害の有無を調べます。一時的に出現する不整脈もあるため、できればモニターで継続観察します。

脳卒中を疑ったとき、頭部CTおよびMRIはともに必須ですが、まずは早急に頭部CTを行います。ここで、虚血性（脳梗塞）と出血性（脳出血・くも膜下出血）を鑑別します。梗塞の場所や大きさにもよりますが、頭部CTでは発症数時間でearly CT signとよばれる所見がみられます。基底核や皮質の不明瞭化・脳溝消失・血栓で閉塞した中大脳動脈の高信号化（Hyperdense MCA）などですが、わかりにくいものです。発症後12〜24時間たつと梗塞部位は低吸収域となってきます。一方、頭部MRIでは梗塞巣は数時間でT1強調画像で低信号域・T2強調画像で高信号域となります。現在では拡散強調画像（DWI）で発症1時間前後で高信号域として確認することも可能です（図1）。しかし、MRI（とくにDWIを含む）を脳卒中の診断のためだけに24時間緊急で撮影できる施設は決して多くありません。

その他の画像検査としては、血管狭窄・閉塞をスクリーニングするMRアンギオ、頸動脈病変の精査で頸部血管エコー、心原性脳塞栓を疑った場合の心内血栓精査で経食道心エコーなどを行います。また、脳血流の評価のために血流シンチ（SPECT）を行います。脳血管撮影は、非侵襲的検査の結果でさらに詳しい血管病変評価が必要と判断したときや外科的治療・血管内治療の場合などに限られてきています。

治療

急性期の治療

血圧管理：脳梗塞と診断したら、高血圧は脳血流を保つための反応として上昇していることもあるので急には下げません。心筋梗塞や解離性大動脈瘤など他の疾患が合併していたり、収縮期血圧が220 mmHgもしくは平均血圧が130 mmHg以上で持続する例で慎重に降圧します。

脳浮腫管理：頭蓋内圧亢進を伴う大きな梗塞の急性期には高張グリセロール（10 %）を400〜800 ml/日点滴します。心不全合併例などでは投与を控えることもあります。

血栓溶解療法：組織型プラスミノーゲン・アクチベーター（rt-PA）34.8万国際単位/kgを、最初の10 %は1〜2分かけて急速投与、残り90 %は1時間かけて静脈投与します。非常に厳密な条件（脳梗塞発症後3時間以内など）を厳守しなければならず、安易に行うと逆に重篤な頭蓋内出血を増加させてしまうため、熟練した

図1　脳梗塞急性期の画像

右手足の麻痺としゃべりにくさが突然起こった女性です。
発症約2時間半で撮影された頭部CT（図A）でははっきりした異常は認められません。
約14時間で撮影された頭部MRI（図B: T1強調、図C: T2強調、図D: 拡散強調）では、左中大脳動脈の支配する領域に病変を認めています（矢印）。とくに拡散強調像ではっきりとわかります。
この方は、「心原性脳塞栓」の診断でワルファリン2.5 mg/日を開始、PT-INR=2.0前後で退院となっています。

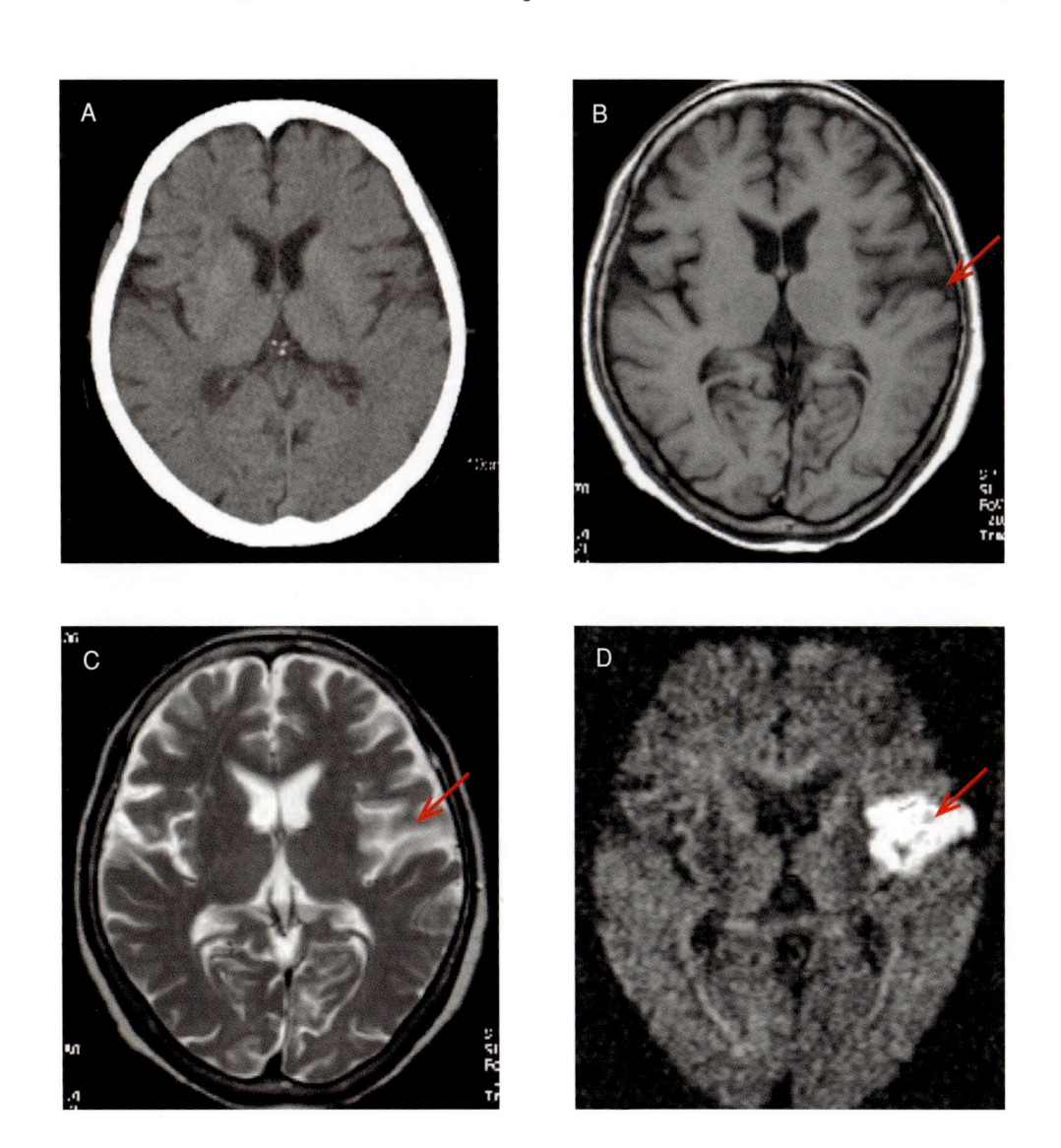

表1　臨床病型を考慮した脳梗塞急性期の治療

臨床病型	アテローム血栓性	心原性	ラクナ梗塞	備考
機序	粥状硬化	塞栓性（多くは心内血栓）	細動脈硬化	
血圧管理	収縮期血圧220mmHg以上もしくは拡張期血圧130mmHg以上持続時に適宜慎重に降圧	同左	同左	合併症に応じて適宜修飾
脳浮腫管理	適宜10%グリセオール	同左	同左	心不全・腎不全では減量・中止
血栓溶解療法	厳密に条件を満たせば経静脈的rt-PA	同左	同左（軽症例は除く）	
抗凝固療法	発症48時間以内にアルガトロバン。症例によりヘパリン考慮	発症48時間以降にワーファリンもしくはヘパリンを慎重に考慮	適応なし	ヘパリン；進行性脳梗塞例で考慮
抗血小板療法	発症5日以内にオザグレル	適応なし	発症5日以内にオザグレル	
脳保護療法	発症24時間以内にエダラボン	同左	同左	重症腎障害例は禁忌。高齢者・腎障害・心疾患合併例は慎重投与

専門医のいる適切な施設でのみ、十分な検討および患者への説明のうえで行われるべきです。

抗凝固療法・抗血栓療法：再発の危険が高い心原性脳梗塞例や段階的に増悪する進行性脳梗塞例の急性期にヘパリンの投与を行うことがあります。また、発症48時間以内のアテローム血栓性脳梗塞では、抗血栓療法として選択的抗トロンビン薬であるアルガトロバンを投与します。

抗血小板療法：発症後5日以内の脳血栓症では抗血小板薬であるオザグレル160 mg/日の点滴投与が予後改善に有効です。

脳保護薬：脳保護作用を期待し、抗酸化薬のエダラボンを発症後24時間以内の脳梗塞例に用います。ただし、重篤な腎機能障害例では使えず、高齢者および肝腎機能障害例・心疾患合併例では慎重な投与と頻回の腎機能検査が必要です。

手術適応：一側大脳半球の広い脳梗塞で内科的治療に反応せず進行性意識障害・脳幹圧迫を伴う例や、小脳梗塞で水頭症・脳幹圧迫を来し高度の意識障害が生じている例では開頭外減圧術や脳室ドレナージなどを考慮する場合もあります。

合併症の管理：急性期脳梗塞では誤嚥性肺炎などの感染症、呼吸不全・消化管出血・けいれん・深部静脈血栓症といった様々な合併症がみられるため、適宜治療を行います。

早期リハビリテーション：全身状態にもよりますが、できれば発症24時間以内にリハビリテーションを始めることで将来の機能改善・生活の質（ADL）改善が期待できます。

慢性期の治療

危険因子・基礎疾患の管理：高血圧症・糖尿病といった明らかな動脈硬化因子については積極的に治療します。高脂血症と脳梗塞のみの関係はまだはっきりしていませんが、動脈硬化の観点から治療を行います。喫煙は確実に脳梗塞発症のリスクを増やします。多量の飲酒は脳梗塞のリスクを上げます。

再発予防の抗血小板療法：非心原性脳梗塞の再発予防として有効なのはアスピリン75〜150 mg/日です。今は胃に負担の少ない腸溶剤を用いることが増えています。気管支喘息やアスピリン喘息の既往がある患者では用いることができないので十分な確認が必要です。アスピリン以外ではチクロピジン100〜300 mg/日がありますが、好中球減少・肝機能障害・血栓性血小板減少性紫斑病（TTP）など重篤な副作用がまれにみられ使いにくい薬です。現在ではより安全性の高いクロピドグレルが使用できます。ラクナ梗塞の再発予防にはシロスタゾール200 mg/日が勧められます。

表2　臨床病型を考慮した脳梗塞慢性期の治療

臨床病型	アテローム血栓性	心原性	ラクナ梗塞	備　考
機序	粥状硬化	塞栓性（多くは心内血栓）	細動脈硬化	
血圧管理	積極的降圧；ACE阻害薬、ARB、Ca拮抗薬	同左	同左	合併症に応じて適宜修飾、過度の降圧は避ける
高脂血症管理	適宜スタチン系薬剤	同左	同左	
血糖・体重・嗜好の管理	必要	同左	同左	
抗血小板療法	アスピリンまたはチクロピジン、あるいはクロピドグレル、シロスタゾール	ワーファリン禁忌例で考慮	アスピリンまたはチクロピジン、あるいはクロピドグレル、シロスタゾール	
抗凝固療法	抗血小板薬投与不能例・無効例で考慮	ワーファリン；目標INR＝1.6〜2.5	抗血小板薬投与不能例・無効例で考慮	食物・薬物との相互作用について十分指導
脳代謝改善薬・脳循環改善薬	適宜検討	同左	同左	

再発予防の抗凝固療法：心房細動や拡張型心筋症などの器質的心疾患がある患者での脳梗塞再発予防の第一選択はワーファリンです。年齢や基礎疾患にもよりますが、日本ではワーファリンの投与量は国際標準比（INR）1.6〜2.5を目標とします。2.6を超えると出血性合併症が増加します。他の薬との相互作用で効果が変動するほか、食物、とくに納豆・クロレラ・青汁などで効果が減弱するため注意が必要です。

一過性脳虚血発作（TIA: Transient ischemic attack）：脳の虚血で生じた神経症状が24時間以内に完全に消失するものです。発症は急激で通常は2〜5分以内に症状が完成します。定義は24時間以内ですが、実際には2〜15分の短期間で回復するのが大半です。アテローム血栓性脳梗塞や心原性脳梗塞の前駆症状として重要で、一ヶ月以内に20％、一年以内に50％がなんらかの脳梗塞を発症します。内頚動脈系のTIAでは構音障害、反対側上下肢の筋力低下・麻痺・巧緻運動障害（手先の細かい作業ができない）、反対側半身の感覚障害、同側眼の視力低下などがみられます。椎骨脳底動脈系のTIAではこれらに加え一側または両側性の視野障害や回転性めまい・複視・嚥下障害・構音障害（これらがひとつだけ生じた場合にはTIAは考えにくくなります）がみられます。

実際に病院を受診するときはすでに症状がないことがほとんどです。脳梗塞の各種危険因子および基礎疾患の精査を行い、抗血小板療法や抗凝固療法などの加療を行います。

無症候性脳梗塞：はっきりした脳梗塞の既往や神経症状がなく、頭部CTやMRIで偶然に発見される病変です。多くはラクナ梗塞で、高血圧が最も重要な危険因子です。治療としては糖尿病・高血圧・高脂血症などの治療が中心で、抗血小板薬の投与は症例ごとに異なります。

脳出血

原因

脳出血とは、脳血管が破れて脳実質内に生じる出血のことです。多くは高血圧性であり、被殻・視床・小脳・橋が好発部位です。高齢者ではアミロイドアンギオパチーにより皮質下に、しかも複数の出血をみることがあります。そのほか、動静脈奇形などの血管異常・脳腫瘍からの出血・血液凝固異常などが原因となります。

症状

出血した脳の部位により運動麻痺、感覚障害、失語症、激しいめまいなどが生じます。出血量により頭蓋内圧が亢進し、頭痛、悪心嘔吐、意識障害などが起こり、出血が脳室

内に穿破すると髄膜刺激症状として頭痛、悪心嘔吐などが起こります。

検査

頭部CTでは急性期に血腫が境界鮮明な高吸収域となります。出血の部位・大きさ・周囲への圧迫や浮腫の程度・脳室穿破や水頭症の有無など、急性期治療に必要な情報のほぼすべてを得ることができます。

頭部MRIでは超急性期には血腫が脳実質と等信号になり、24時間を超えるとT1強調像で等信号・T2強調像で低信号となります。慢性期に入るとT1・T2強調ともに高信号となります。CTよりも検査時間が長いため、安静が保てないと検査が困難ですが、血管の情報が得られるほか骨の影響を受けずに詳細な診断が可能です。

脳血管撮影が行われることは少なくなっていますが、高血圧性と診断できない場合や脳動脈瘤などの器質的病変が疑われる場合には重要な検査となります。

治療

内科的な急性期加療は脳梗塞の場合とほぼ同じです。ただし、高血圧に関しては血腫増大・再出血を防ぐために収縮期血圧を160〜180 mmHgにコントロールします。脳浮腫予防の高張グリセオールは脳圧低下の目的で用いられますが、血腫増大の危険を考え発症後数時間は投与しない施設もあります。

外科的治療として開頭血腫除去術や定位的血腫吸引術、水頭症合併時の脳室ドレナージ術などが行われますがすべての例ではありません。例えば被殻出血では、傾眠から半昏睡例で血腫量が31 ml以上の場合適応となります。しかし脳ヘルニアを来したような昏睡例では手術後も意識障害が長引く可能性が高く、脳幹反射が消失している例では手術の適応とはなりません。

急性期から状況に応じ早期のリハビリテーションを行うとともに、高血圧性以外の原因が疑われる例では検査を進めて再出血予防を図ります。

くも膜下出血

脳血管が破れることで脳表や脳槽のくも膜下腔に出血を生じるものです。原因となる疾患としてとくに重要なのは脳動脈瘤の破裂と脳動静脈奇形です。年間発症数は10万人あたり20人以上で、その1/3が死亡します。

症状

「これまでに経験したことのない」頭痛（とくに後頭部）が「突然発症」します。多くは嘔気嘔吐を伴います。意識障害が半数前後でみられ、急激に昏睡に陥る例は予後不良です。項部硬直をはじめとする髄膜刺激徴候は発症後数時間でははっきりしないことも少なくありません。脳実質内に血腫を形成したり血管攣縮で脳梗塞を合併したりすると片麻痺などの局所症状が加わります。

検査

頭部単純CTでくも膜下腔・脳槽に広がる高吸収域を認めます。その他、発生部位の推定・梗塞や水頭症の合併などの把握に役立ちます。出血量が少量の例や出血後数日経過した例ではCT上検出できないこともあります。

頭部MRIでは、数日経過した例で高信号域として検出されます。頭部単純CTで明らかな出血を認めず、病歴・症状からくも膜下出血が疑わしい場合には、慎重に腰椎穿刺を行い、髄液のキサントクロミア（黄色調変化）がないか調べます。

治療

多くの症例で高血圧を伴い、再破裂・死亡率の上昇がみられるので積極的に降圧しますが、逆に過度の降圧は血管攣縮による脳梗塞の危険があるので収縮期血圧が160 mmHg程度を目安とします。

手術適応は重症度・年齢・全身合併症などをもとに決定されます。重症度はGrade I〜Vに分類され、I〜Ⅲは早期（72時間以内）の手術（開頭術あるいは血管内治療）を行います。Ⅳは年齢・全身状態で手術が考慮され、Vでは手術適応はなしとされます。

その他、頭痛・嘔吐・けいれん・脳浮腫などや各種合併症に対して治療を行います。

未破裂動脈瘤

日本では脳ドックが普及しており、未破裂状態の脳動脈瘤が発見される機会が少なくありません。脳ドック学会のガイドラインでは最大径5 mm前後より大きく年齢が70歳以下では手術的治療が勧められ、10 mm前後より大きい病変には強く勧められる、とありますが、手術を行う施設での成績を含む十分なインフォームド・コンセントが必要です。

第3章 神経のいろいろな病気

脳炎・髄膜炎

川村 和之

　脳と脊髄は内側から、軟膜、くも膜、硬膜とよばれる3層の膜に包まれています。軟膜は脳・脊髄の表面に密着し、くも膜はくも膜小柱という線維の束で軟膜とつながれています。最外層の硬膜は強靭な結合組織で、頭蓋骨内面の骨膜でもあります。軟膜とくも膜の間隙がくも膜下腔で、無菌で無色透明な脳脊髄液が循環しています（図）。髄膜炎は、様々な原因により引き起こされた軟膜とくも膜に限局した炎症です。髄膜の炎症が脳実質に波及した場合は髄膜脳炎とよばれます。一方、脳炎は脳実質に限局した炎症で、多くの場合、髄膜の炎症を伴います。

図　脳実質と髄膜の関係

症状

　髄膜の炎症は頭痛、悪心・嘔吐、羞明、項部硬直に代表される髄膜刺激症候を引き起こします。一方、脳実質の炎症は、意識障害、異常言動・幻覚などの精神症状、けいれん、片側あるいは両側性の運動麻痺・感覚障害、不随意運動などの様々な神経症候を引き起こします。

　脳炎では、発熱とともに髄膜刺激症状と脳実質の炎症を示唆する神経症候が急性に発症します。髄膜炎では、発熱と髄膜刺激症状で発症し、その後脳実質へ炎症が波及すると、様々な神経症候が出現します。多くの場合は1～2週間以内で経過する急性髄膜炎ですが、3～4週間以上で経過する亜急性あるいは慢性髄膜炎もあります。

　脳炎・髄膜炎では、しばしば感冒様症状や消化器症状が前駆します。また、発疹、皮膚・口腔内の水疱性病変、耳痛、耳下腺腫大などの局所症候を伴うことがあります。

原因

　脳炎・髄膜炎はすべての年齢の方に発症する可能性がありますが、悪性腫瘍や、副腎皮質ステロイド薬や免疫抑制薬の内服のために免疫能が低下している方では発症の危険度が増します。

　脳炎の多くは、脳実質に侵入したウイルスにより引き起こされた急性の感染性脳炎です（表1）。小児では、ウイルス感染や予防接種の後、数日から2～3週間の間に急性播種性脳脊髄炎（ADEM）とよばれる急性脳炎を発症することがあります。ADEMは感染性脳炎とは異なり、ウイルス感染により活性化された免疫細胞が誤って脳実質組織を攻撃したために引き起こされた、自己免疫機序に基づく脳炎であると考えられています。

　髄膜炎の多くは、一般細菌あるいはウイルスにより引き起こされた急性の感染性髄膜炎です。主要な起炎菌は年齢により異なり、小児ではインフルエンザ菌と肺炎球菌、成人では肺炎球菌、高齢者では肺炎球菌と髄膜炎菌です。近年、メチシリン

耐性ブドウ球菌（MRSA）による髄膜炎が増加しています。ウイルス性髄膜炎では、80％以上の症例でエンテロウイルスが原因であると推測されています。免疫能の低下した方は、真菌性や原虫性の髄膜炎を発症することがあります。脳原発腫瘍やがん細胞の髄膜への転移（髄膜がん腫症）、自己免疫疾患（混合結合組織病、血管炎症候群）や原因不明の全身性炎症性疾患（ベーチェット病、サルコイドーシス）などのために、非感染性髄膜炎を発症することがあります。また、薬剤が原因となることもあるので注意が必要です（表2）。一般細菌が原因の感染性髄膜炎は化膿性髄膜炎ともよばれます。一方、一般細菌以外の病原体による感染性髄膜炎と非感染性髄膜炎は、あわせて無菌性髄膜炎とよばれます。「無菌性」とは、「通常の塗抹染色標本と一般細菌培養では脳脊髄液中の病原体を同定することができない」という意味です。

検査および診断

病歴と臨床症候から脳炎あるいは髄膜炎を疑った場合、診断を確定するには、脳実質あるいは髄膜に炎症があることと、その炎症の原因を明らかにしなければなりません。そのために、まず、脳脊髄液検査と頭部画像検査（CTあるいはMRI）を行います。腰椎穿刺で採取した脳脊髄液の性状を調べることで、脳実質・髄膜の炎症の有無だけでなく、炎症の原因（例えば一般細菌性、ウイルス性、結核性など）を絞り込むことができます。感染性を疑う場合には、病原体を同定するために、塗抹検鏡、培養検査、各種の抗原・抗体検査がさらに必要になります。最近はPCR（polymerase chain reaction）法という分子生物学的手法を用いて、とくにウイルスや結核菌の同定がこれまでになく迅速に行えるようになりました。髄膜がん腫症を疑う場合には、病理検査が必要になります。頭部画像検査を行うことで、脳実質病変の評価とともに、脳腫瘍など脳炎・髄膜炎以外の疾患の可能性を除外することができます。

感染性脳炎・髄膜炎を疑う場合には、感染がどこから中枢神経内に波及したか、その感染源に対する検査も必要です。副鼻腔炎、中耳炎などの頭頸部領域の感染症や心内膜炎、肺炎の合併についての評価は必須です。全身性疾患に合併した脳炎・髄膜炎が疑われる場合には、原因疾患に対する検査が必要です。

表1　感染性脳炎を起こす可能性のある病原体

ウイルス	細　菌
単純ヘルペスウイルス（1型、2型）	ボレリア
水痘・帯状ヘルペスウイルス	梅毒
Epstein-Barrウイルス	原虫
麻疹ウイルス	トキソプラズマ
日本脳炎ウイルス	

表2　髄膜炎を起こす可能性のある病原体、基礎疾患

感染性	細　菌：インフルエンザ菌、肺炎球菌、髄膜炎菌、結核菌、梅毒トレポネーマ ウイルス：エンテロウイルス 真　菌：クリプトコッカス、カンジダ、アスペルギルス 原　虫：トキソプラズマ
腫瘍性	脳原発腫瘍 髄膜癌腫症
薬剤性	抗菌薬 非ステロイド系鎮痛解熱薬 副腎皮質ステロイド 抗てんかん薬
全身性疾患	混合結合組織病 血管炎症候群 ベーチェット病 サルコイドーシス

治療

　単純ヘルペスによる脳炎と一般細菌による化膿性髄膜炎は予後不良で、知能障害、麻痺、けいれん発作などの重篤な後遺症をのこしたり、死亡する率が高いので、早期に診断をして適切な治療を開始する必要があります。単純ヘルペス脳炎ではアシクロビルという抗ウイルス薬、化膿性髄膜炎では起炎菌に感受性のある抗生剤を経静脈的に投与します。これらの抗菌薬は脳脊髄液所見が正常化するまで継続する必要があるので、長い場合には2〜3週間の投与になります。炎症による脳の腫れに対しては抗浮腫薬（グリセオール）を使用します。炎症による脳実質の障害を抑制して後遺症の出現を予防するために、副腎皮質ステロイド薬を短期間併用する場合もあります。その他、頭痛、発熱、けいれん発作などに対して対症療法を行います。

　ウイルス性髄膜炎は一般的に予後良好で自然に治癒するので、治療としては、頭痛、発熱、悪心・嘔吐などに対する対症療法のみを行います。原因ウイルスが単純ヘルペスウイルスあるいは水痘・帯状ヘルペスウイルスであることが疑われた場合には、抗ウイルス薬（アシクロビル）が投与されることもあります。

　その他の感染性髄膜炎（結核性、真菌性、原虫性）の場合は、病原菌に感受性のある抗菌薬の投与が基本になります。一方、ADEMや自己免疫疾患や原因不明の全身性炎症性疾患に伴う髄膜炎に対しては、副腎皮質ステロイド薬を投与します。

Q & A

問：発熱や髄膜刺激症状を伴わない髄膜炎はありますか。

答：とくに高齢者の髄膜炎では、発熱などの全身症候や項部硬直などの髄膜刺激症状に乏しく、意識レベルの低下や異常行動・幻覚などの精神症状が目立つ非定型例が多くなります。それまで健康であった方に、このような症状が急性に出現した場合には、髄膜炎の可能性を念頭におく必要があります。

第3章　神経のいろいろな病気

アルツハイマー型認知症

森本　茂人

年をとるほど認知症になりやすくなるのでしょうか

我が国では急速な高齢化により、認知症は現在大きな社会問題となっています。認知症の発症頻度は加齢とともに増加し、65〜69歳では2％、70〜74歳では4％、75〜79歳では7％、80〜84歳では15％、85歳以上では27％と、後期高齢者では急増します（図1）。

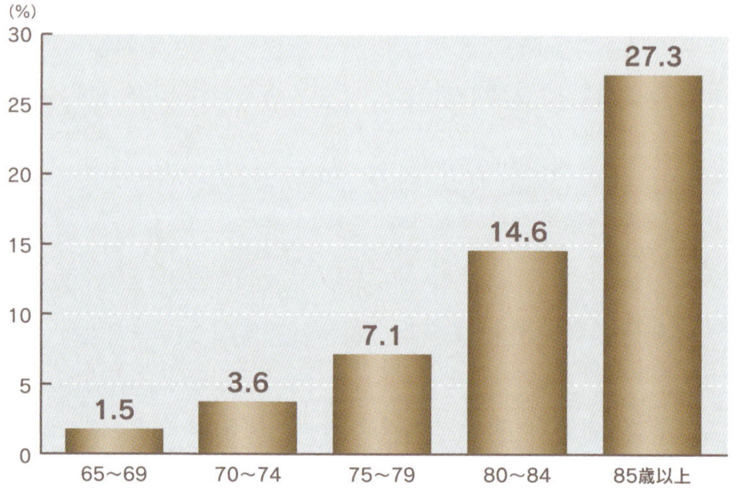

認知症にはいろいろな種類があるのでしょうか
また認知症は治らない病気なのでしょうか

65歳以上の認知症例のうちのアルツハイマー型認知症が最も多く（約4割）、次に脳血管性認知症が（約3割）、その他の認知症が8％、不明が約20％でした（図2）。これらその他の認知症の中には他の病気が原因となって起こる認知症も含まれており、これらの認知症は元の病気を治療することによりより治ることから、最初にこれら治療可能な認知症でないかを血液検査などで確かめておくことが必要です（表1）。

アルツハイマー型認知症の問診検査はどのようなものですか

このように様々な原因によって

図1　高齢者の年齢段階別認知症出現率

（平成4年2月老計第29号，老健14号 "老人保健福祉計画策定に当たっての認知症老人の把握方法等について" に基づき作成）

年齢	出現率(%)
65〜69	1.5
70〜74	3.6
75〜79	7.1
80〜84	14.6
85歳以上	27.3

図2　原因疾患別認知症の割合

（平成7年度東京都社会福祉基礎調査・高齢者の生活実態に基づき作成）

調査対象は65歳以上の認知症患者（1995年統計）

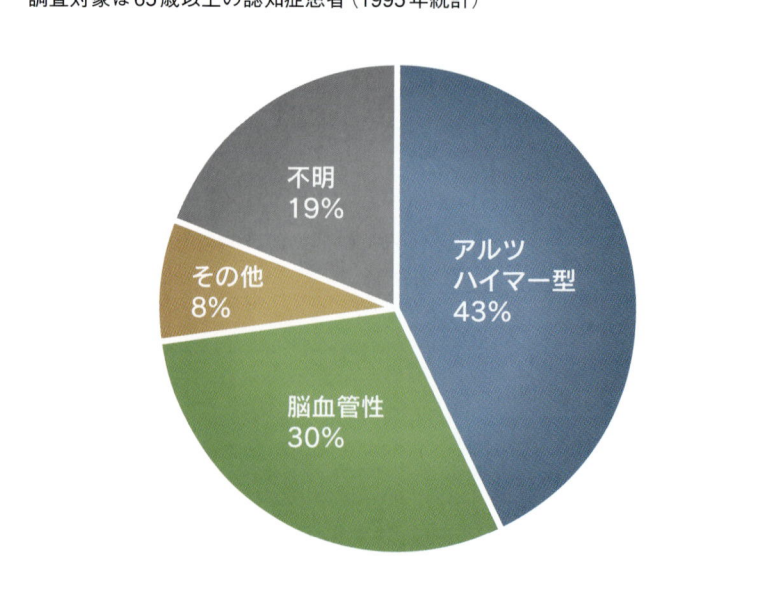

- アルツハイマー型 43%
- 脳血管性 30%
- その他 8%
- 不明 19%

認知症症状が起こることから、一度は専門外来を受診され、長谷川式簡易知能スケール（症状からのアプローチ「認知症」の項参照）やMini-mental State Examination（MMSE）などの問診検査を受けることが必要です。長谷川式簡易知能スケールでは20点以下を認知症、21点〜27点程度を軽度認知機能障害（MCI: mild cognitive impairment）の指標としています。MMSEでは23点以下を認知症の指標としています。認知症では、物忘れに引き続き生活が自立できなくなってきます。生活自立の項目（炊事、洗濯、掃除、買い物、電話連絡、金銭管理、交通手段確保、服薬管理：Lawtonの手段的日常生活動作能）をお聞きし、日常生活の状態をお話しいただくことも必要です。

表1　治療可能な認知症

疾　患	鑑別のための検査
甲状腺機能低下症	甲状腺ホルモン測定（TSH, F-T3, F-T4）
ビタミンB_1欠乏	ビタミンB_1測定
ビタミンB_{12}欠乏	ビタミンB_{12}測定
葉酸欠乏	葉酸測定
高カルシウム血症	血清カルシウム測定、骨シンチグラム
脳炎	髄液検査
器質性脳症候群	身体疾患、薬物の影響の除外
慢性硬膜下血腫	CT, MRI
うつ病	高齢者うつスケール

アルツハイマー型認知症の画像診断はどのようなものですか

　前記の血液検査、問診以外に、磁気共鳴画像（MRI）や、コンピュータ連動断層撮影（CT）、さらには脳血流シンチグラム（SPECT）などの画像検査を受けていただくことをお勧めします。MRI検査では中脳レベルの横断像（T1強調画像）によって、側頭葉内側部の中脳に接する海馬（図3A、Bの黄色矢印）は、正常例Bに比しアルツハイマー型認知症例Aでは顕著な菲薄化を認め、海馬の側頭葉中心部側では側脳室下角の拡大による空洞を示すようになります。一方、脳血管性認知症例では、頸動脈系陳旧性脳血管障害像とともに、これ以外にも第三脳室レベル横断像（T2強調画像）において視床を除く基底核部（尾状核、被殻、淡蒼球）に認められるラクナ梗塞（図3C矢印）、あるいは半卵円中心レベル横断像（T2強調画像）（図3E）における前・中大脳動脈境界域（図3E上部矢印）および中・後大脳動脈境界域（図3Eの下部矢印）における脳室周囲高輝度、また中大脳動脈・穿通枝領域境界部などに生じる深部白質高輝度（図3Eの中央破線矢印）などの虚血性白質病変が特徴的です。

　SPECTでは脳の各部位の血流量を測定できます。アルツハイマー型認知症では、海馬への血流低下は無論のこと、側頭葉から頭頂葉、帯状回後部に至る大脳後半部の血流低下が特徴的です。一方、脳血管性認知症では、前頭葉中心の血流低下が認められるのが特徴です（図4）。

アルツハイマー型認知症はどのような病気なのですか

　私たちの知能とよばれる部分は、物心付いた頃からの経験が言葉の形で「記憶」として蓄えられており、自らがある環境に置かれたことを認識し、次の行動を思考・推理し問題解決を図ろうとするときは、いつもこの「記憶」と照らし合わせながら、正しいと考えられる判断をし、意欲を出して行動に移します。アルツハイマー型認知症ではこの参照とすべき「記憶」の中枢である海馬、あるいは側頭葉から頭頂葉、帯状回後部の機能低下により、まずは知能を構成する「知識」、「記憶」、「見当識」、「言語」を失ってゆきます。これらの喪失はアルツハイマー型認知症の病気としての本質的な部分で中核症状とよばれています。一方、これらの知的機能低下により家族や周辺社会との軋轢により生じる「不安」、「抑うつ」、「興奮」、「徘徊」、「不眠」、「被害念慮」、「妄想」などの症状は認知症の周辺症状あるいは行動・心理徴候（BPSD: behavioral and psychological symptoms of dementia）とよばれています。実際

第3章 神経のいろいろな病気

図3 アルツハイマー型認知症および脳血管性認知症の脳MRI画像における特徴

A: アルツハイマー型認知症例中脳部横断T1強調画像　　B: 正常例中脳部横断T1強調画像
C: 脳血管性認知症例第三脳室部横断T2強調画像　　　　D: 正常例第三脳室部横断T2強調画像
E: 脳血管性認知症例半卵円中心部横断T2強調画像　　　F: 正常例半卵円中心部横断T2強調画像
（矢印 A：萎縮した海馬　　B：正常海馬　　C：ラクナ梗塞　　E：虚血性白質病変）

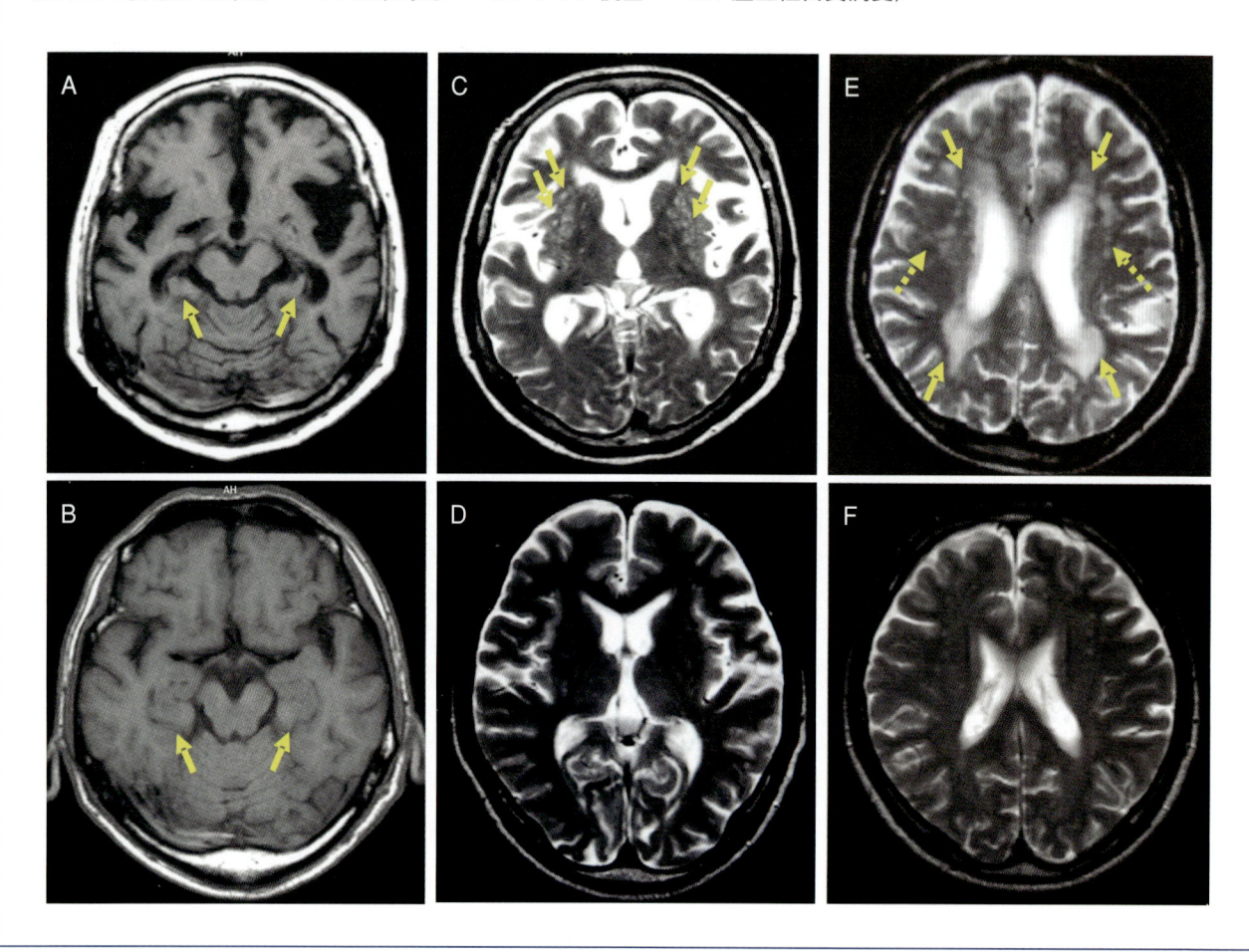

図4 アルツハイマー型認知症および脳血管性認知症の脳血流シンチグラムにおける特徴

各図において右側が前頭部で左側が後頭部。暖色系の色の部分ほど脳血流量が低下している部分を示します。

アルツハイマー型　　　　　　　　脳血管性

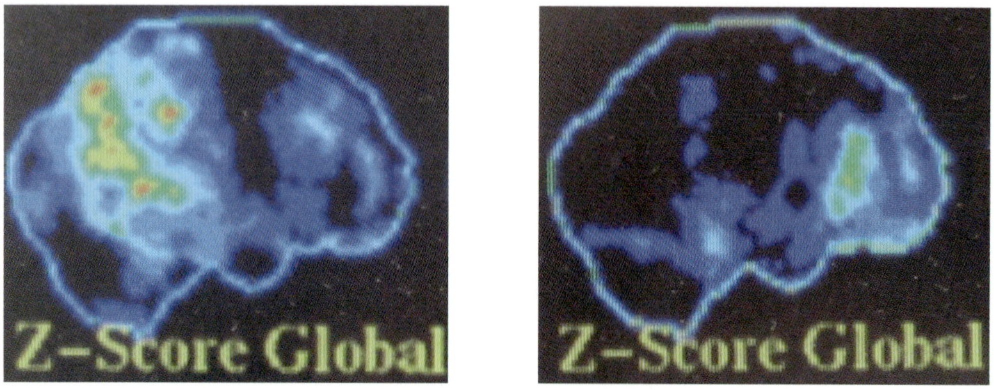

の生活においては後者の周辺症状の方が、生活の自立を妨げる問題を引き起こしやすいのです。

アルツハイマー型認知症の治療や予防はどのようにすればよいのでしょうか。

アルツハイマー型認知症の中核症状の進行を抑えるのには現在ドネペジル（アリセプト®）が唯一の薬として知られています。一方、周辺症状（行動・心理徴候）に対しては、認知症例本人の心身的状況を障害する場合、あるいは介護困難に陥る場合などには各種の向精神薬が使用されます。

一方、アルツハイマー型認知症発症の予防には、散歩などの運動習慣をつけること、家に閉じこもらずに集会に参加する、手紙を書くなどの社会性を維持すること、魚や野菜などを多く取ることなどが普段からの生活習慣の修正として重要であることが知られています。

さらに、最近では、脳血管性認知症のみならず、アルツハイマー型認知症においても、高血圧や糖尿病など動脈硬化促進因子がその発症の重要な危険因子になること（図5）、さらにはカルシウム拮抗薬の大規模長期比較試験であるSyst-Eur試験において、カルシウム拮抗薬服用例では服用していない例に比べアルツハイマー型認知症の発症が半数以下になったことが報告されており、また糖尿病の予防もアルツハイマー型認知症の発症を抑制することが知られており、成人期からの高血圧・糖尿病の予防、治療もアルツハイマー型認知症の発症予防に極めて重要であることが知られています。

図5　認知症発症に対する危険因子

（Ott et al. Stroke 28:316, 1997　Launer et al. Neurobiol Aging 21:49, 2000　Hofman et al. Lancet 349:151, 1997に基づき作成）

左側の項目（糖尿病、高血圧など）がない場合を1としたとき、ある場合に何倍アルツハイマー型認知症、脳血管性認知症になりやすいか（オッズ比）を示します。

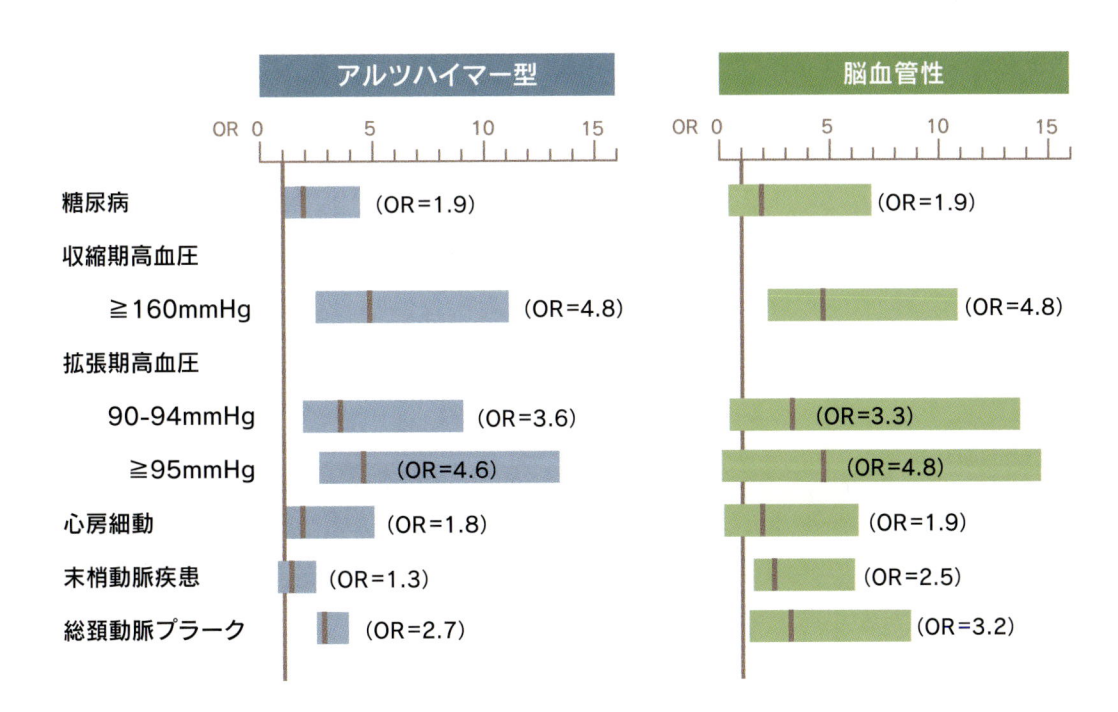

項目	アルツハイマー型	脳血管性
糖尿病	(OR=1.9)	(OR=1.9)
収縮期高血圧 ≧160mmHg	(OR=4.8)	(OR=4.8)
拡張期高血圧 90-94mmHg	(OR=3.6)	(OR=3.3)
拡張期高血圧 ≧95mmHg	(OR=4.6)	(OR=4.8)
心房細動	(OR=1.8)	(OR=1.9)
末梢動脈疾患	(OR=1.3)	(OR=2.5)
総頸動脈プラーク	(OR=2.7)	(OR=3.2)

OR（オッズ比）：図横棒内の縦線。各横棒は各項目の95％信頼区間を示し、この横棒全ての区間が1より大きいとき、統計学的有意にそれぞれの認知症になりやすいことを示します。

第3章　神経のいろいろな病気

パーキンソン病

松井　大

パーキンソン病とは

　パーキンソン病は、脳の神経細胞の中の一部が変性し、脱落してしまうことによって起こる脳の病気です。原因はまだわかっていません。中高年になって発症し、今後高齢化社会を迎え、ますます患者さんの数は増えていくものと思われます。有病率は、10万人あたり約100人と考えられています。現在有効な薬がたくさんあります。

　パーキンソン病は、徐々に進行していく病気で、それに伴って薬を調節する必要があります。予後に関しては、決して悪性の病気ではなく、うまく病気のコントロールができれば、十分に日常生活が送れます。

　ではどうして、パーキンソン病になるのでしょうか。パーキンソン病の場合、脳の中の黒質と言われる部分の神経細胞が脱落していくことにより発症します（図1）。実際の神経細胞の脱落は、症状が発現するより前から始まっているのであろうと考えられています。

　パーキンソン病の発症年齢は、50歳以降の中高年です。一般的に、パーキンソン病は孤発性で、遺伝性の病気ではないのですが、家族性に発症することもあります。現在、分子生物学の進歩により遺伝性のパーキンソン病は遺伝子診断が可能になっています。遺伝性パーキンソン病の原因遺伝子としては、パーキンや α−シヌクレインといった遺伝子が同定されており、現在研究が盛んに進められています。

図1　パーキンソン病で障害される部位

パーキンソン病は、脳の中の黒質と言われる部分の神経細胞が脱落していくことにより発症します。実際の神経細胞の脱落は、症状が発現するより前から始まっているのであろうと考えられています。

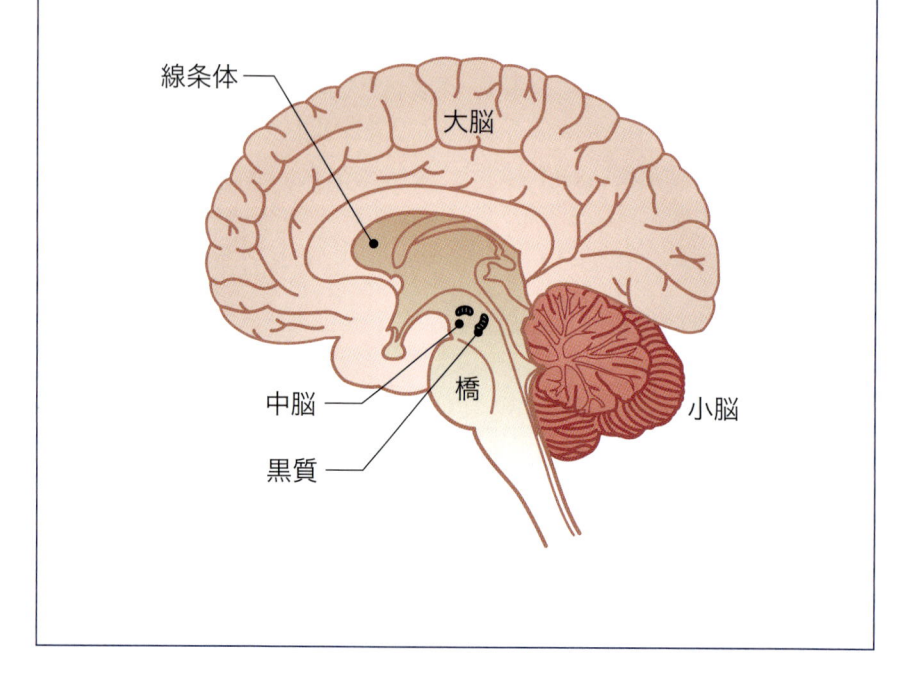

（線条体、大脳、中脳、橋、黒質、小脳）

パーキンソン病の症状

　それでは、パーキンソン病になった場合、どんな症状が出現するのでしょうか。パーキンソン病になった場合は、手足のふるえ、何をするにも動作が遅い、足がすくむ、歩き出すと止まりにくい、歩くときに手をふらない、前かがみの姿勢になる、歩くのが小刻みになる、声が小さくなる、顔の表情が乏しくなる、ボタンをかけにくい、字が小さくなる、元気がないように見える、体が傾くなどといった症状が出現します。

　これまでの統計では、手のふるえで発症することが多いようです。中には足のふるえで発症する方もおられます。パーキンソン病のふるえの特徴は、安静時にふるえるということです。同じふるえでも何か動作をしているときにふるえる場合は、他の病気である可能性があります。パーキンソン病は進行性の病気ですので、このふるえも四肢にひろがっ

図2　パーキンソン病の症状

パーキンソン病には、固縮、振戦、無動、姿勢反射障害が認められます。

- 動作緩慢（動作が遅くなる）
- 筋固縮
- 姿勢反射障害（バランスがとりにくくなる）
- 振戦（ふるえ）

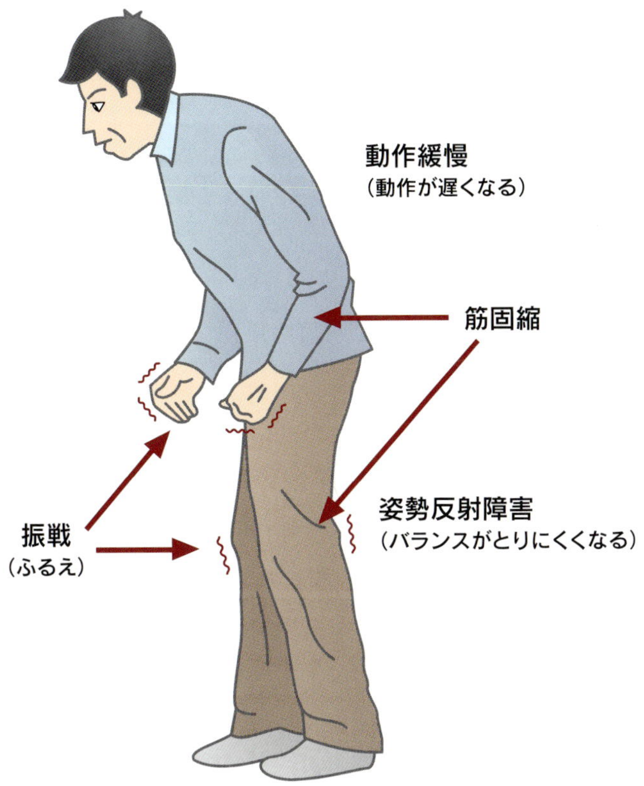

ていきます。

神経学的所見としては、パーキンソン病の方には固縮、振戦、無動、姿勢反射障害が認められます（図2）。パーキンソン病は、神経内科の専門医によりこれらの神経学的異常が認められるかどうかで診断されます。パーキンソン病は、重症度により分類されており（Hoehn&Yahrの重症度分類）、症状によっては特定疾患の認定を受けることができます。

パーキンソン病の検査

パーキンソン病は脳の病気ですが、脳のCTやMRIで異常が認められるのでしょうか。パーキンソン病の場合、一般的にはCTやMRIなどの脳の画像検査で特異的な異常は認められません。また、血液検査でも異常はありません。しかし、パーキンソン病に似たような脳の病気がたくさんあり、その鑑別のために画像検査を行います。最近ではMIBG心筋シンチグラフィを行うこともあります。パーキンソン病に似たような病気としては、多系統萎縮症、びまん性レビー小体病、進行性核上性麻痺、正常圧水頭症、大脳皮質基底核変性症などがあります。またうつ病なども鑑別する必要があります。多発性の小梗塞に伴って起こる血管障害性パーキンソニズムもあります。それから、薬の副作用でパーキンソン病様の症状が出現することもあ りますので、新しく薬を飲み始めた後に、パーキンソン病様の症状が出現したときは、薬物性パーキンソニズムの可能性があり注意が必要です。

パーキンソン病の治療

さて、パーキンソン病の治療についてですが、どのような薬があるのでしょうか（表1）。パーキンソン病の患者さんの脳では、ドパミンという神経伝達物質を産生する神経細胞が脱落しているため、この不足したドパミンを補う治療を行います。パーキンソン病の場合、レボドパがよく効きます。レボドパはドパミンの前駆物質で脳内でドパミンに変わり、不足しているドパミンを補うことができます。よって、この薬の効果があるかどうかはパーキンソン病の診断に役立ちます。また、最近ドパミン受容体作動薬（ドパミンアゴニスト）も多く用いられるようになってきました。脳内で神経伝達物質であるドパミンはその受容体に結合します（図3）。この受容体を直接刺激するのがこの薬です。他にドパミン放出促進薬があります。これは、神経細胞からのドパミンの放出を促進する薬です。モノアミン酸化酵素阻害薬は、ドパミンの分解酵素であるモノアミン酸化酵素の作用を阻害し、ドパミンの分解を抑制し、なるべくドパミンの効果が持続するようにする薬です。これを用いることでレボドパを減量することができます。その他、抗コリン薬があります。これは、ドパミンが減少することによりバランスが崩れ、アセチルコリンの働きが相対的に強くなるのを防ぐ薬です。ただし、認知症のある患者さんにはおすすめできません。ノ

表1　パーキンソン病の薬

薬	作用
レボドパ	脳内でドパミンに変わり、不足しているドパミンを補う
ドパミン受容体作動薬（ドパミンアゴニスト）	ドパミンが結合する場所（受容体）を直接刺激する
ドパミン放出促進薬	神経細胞からのドパミンの放出を促進する
モノアミン酸化酵素阻害薬	ドパミンの分解酵素であるモノアミン酸化酵素の働きを抑えることにより、ドパミンの分解を抑制し、ドパミンの作用時間を長くする
抗コリン薬	バランスが崩れ、相対的に高まっているコリン系を抑える
ノルアドレナリン補充薬	脳内でノルアドレナリンに変わり、不足しているノルアドレナリンを補う

図3　ドパミン神経終末とドパミン受容体

パーキンソン病の患者さんの脳では、ドパミンという神経伝達物質を産生する神経細胞が脱落しているため、この不足したドパミンを補う治療を行います。

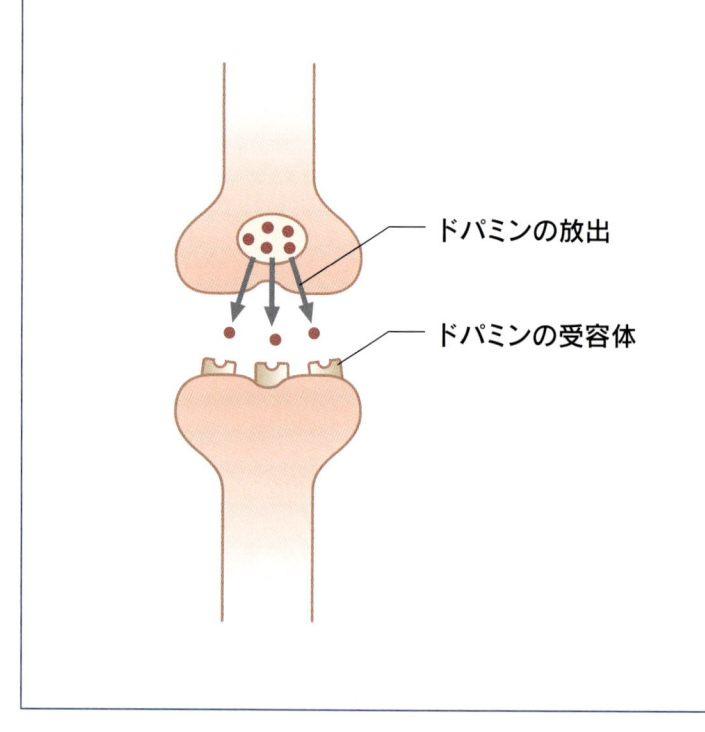

ルアドレナリン補充薬は、神経伝達物質のノルアドレナリンの前駆物質で脳内でノルアドレナリンに変わることにより、パーキンソン病で不足してくるノルアドレナリンを補います。パーキンソン病でみられるすくみ足に有効です。最近、カテコール－O－転換酵素阻害薬も用いられるようになりました。これはレボドパの3－O－メチルドパへの変換を抑制することによりレボドパの量を増加させる薬です。

治療方針に関しては、日本神経学会が、パーキンソン病治療のガイドラインを作成しました。このガイドラインでは、早期パーキンソン病の場合、高齢者・認知症合併者でなければ、ドパミンアゴニストから開始することを勧めています。それは、レボドパは非常に効果的な薬であるものの、長期間にわたる投与により様々な合併症を来してくるからです。

パーキンソン病の治療は、最初のうちはレボドパもよく効き治療がしやすいのですが、病気が進行してくると様々な合併症が出現してきます。Wearing off現象は、レボドパの効いている時間が短くなり、早く薬の効果がきれてくる現象です。オン・オフ（On-off）現象は、レボドパの内服時間に関係なく、症状がよくなったり（オン）、突然薬の効果がなくなったりする（オフ）現象です（図4）。

また、ジスキネジアやジストニアという不随意運動が起こったりすることがあります。その他の副作用としては、幻覚や妄想といった精神症状が出現することもあります。パー

キンソン病は、神経の変性疾患で病気は徐々に進行していきますので、進行にあわせた薬剤調整が必要ですし、これらの問題点が生じてきた場合は、場合によっては入院しての薬剤調整が必要な場合もあります。いずれにしても神経内科専門医による定期的な診察が必要です。

パーキンソン病の薬で忘れてはいけない点は、急に内服をやめてはいけないということです。抗パーキンソン病薬の内服を急にやめると悪性症候群になることがあり危険です。悪性症候群というのは、急な発熱、筋固縮、CPK（筋肉の酵素）の上昇により診断されます。悪性症候群になれば、入院しての加療が必要になりますので、服薬を勝手に中止しない、脱水に注意するなどといったことは、大切なことです。

パーキンソン病の治療法の一つとして、手術療法があります。最近では、脳の深部電気刺激による治療が行われています。ただし、すべてのパーキンソン病に手術の適応があるわけではありません。リハビリテーションもパーキンソン病の運動障害に効果があると思われます。

最近の研究では、ES細胞（胚性幹細胞）からドパミンを産生する細胞を作成することに成功したり、遺伝性のパーキンソン病の原因遺伝子が同定されたり、iPS細胞（誘導多能性幹細胞）の作成に成功したりと、日々研究は進歩しています。

図4　オン・オフ現象

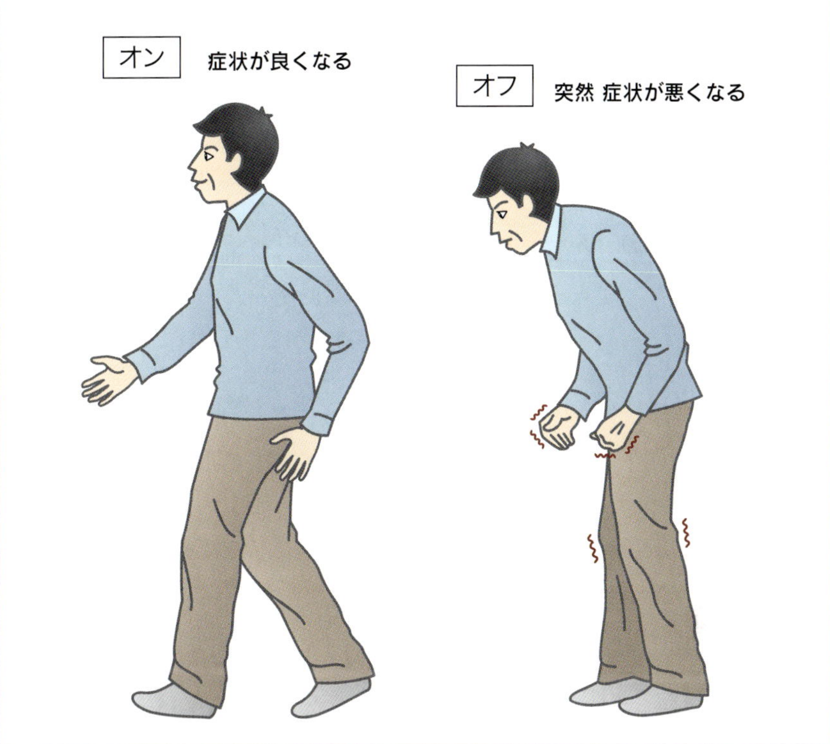

オン　症状が良くなる

オフ　突然 症状が悪くなる

Q&A

問：パーキンソン病は遺伝するのですか？

答： 基本的には、パーキンソン病は遺伝する病気ではありません。ただ、全体の約5％程度において、家族性（遺伝性）の発症を認めます。最近、遺伝性のパーキンソン病の原因遺伝子が次々と明らかになってきています。一般的にパーキンソン病は、中高年になって発症しますが、遺伝性のパーキンソン病の場合は、若年発症で、臨床所見も孤発性のパーキンソン病と少し違う場合があります。

第3章　神経のいろいろな病気

脊髄小脳変性症

松井　大

脊髄小脳変性症とは

脊髄小脳変性症とは、神経難病の一つで、小脳や脳幹部などの神経細胞が変性し、徐々に脱落していく病気です。なぜ病気が起こるのかは、まだ十分には明らかになっていません。神経変性疾患の場合、症状は緩徐に進行していきます。発症に明らかな男女差はありません。有病率は、人口10万人あたり約10人程度です。

脊髄小脳変性症は、遺伝性の場合と遺伝性でない場合があります。最近の分子遺伝学の進歩で、遺伝性脊髄小脳変性症の原因遺伝子が次々と明らかになってきています。統計にもよりますが、遺伝性の場合は、約30％程度と考えられています。

では、まず最近わかってきた遺伝性脊髄小脳変性症の遺伝子異常について、述べてみましょう。これまでの研究により、遺伝性脊髄小脳変性症の多くは、CAGとよばれる3塩基くりかえし配列の異常伸長により発症することがわかってきました。CAGはグルタミンをコードしますので、異常に伸長したポリグルタミンが、神経細胞の変性に関係するのではないかと言われています。また、最近の研究でこの異常に伸長したCAGリピートが長ければ長いほど、発症年齢が若年化し、症状が重症化する傾向があることがわかってきています。

小脳が障害されたときに生じる症状

小脳というところは、運動をスムーズに行うために大事な働きをしていますので、小脳に障害のある場合、歩行障害（バランスがうまくとれずにスタンスを広くとって歩く。症状が強くなると歩けなくなる：図1）、手足の運動失調症（お箸を使ったり、字を書いたりすることがうまくできない）、構音障害（ろれつがまわりにくい、言葉が不明瞭になる）、眼振（眼球がこまかくゆれる）などといった障害が出現してきます。症状は、ゆっくりと進行することが多く、しだいに日常生活に支障を来してきます。

脊髄小脳変性症の検査

脊髄小脳変性症の検査には、脳MRI、CTなどの画像検査、脳血流シンチ（SPECT）、重心動揺検査、髄液検査、血液検査、自律神経機能検査などがあります。まれに悪性腫瘍に伴って運動失調症が生じることがあり、悪性腫瘍の検査を行うこともあります。

図1　失調性歩行

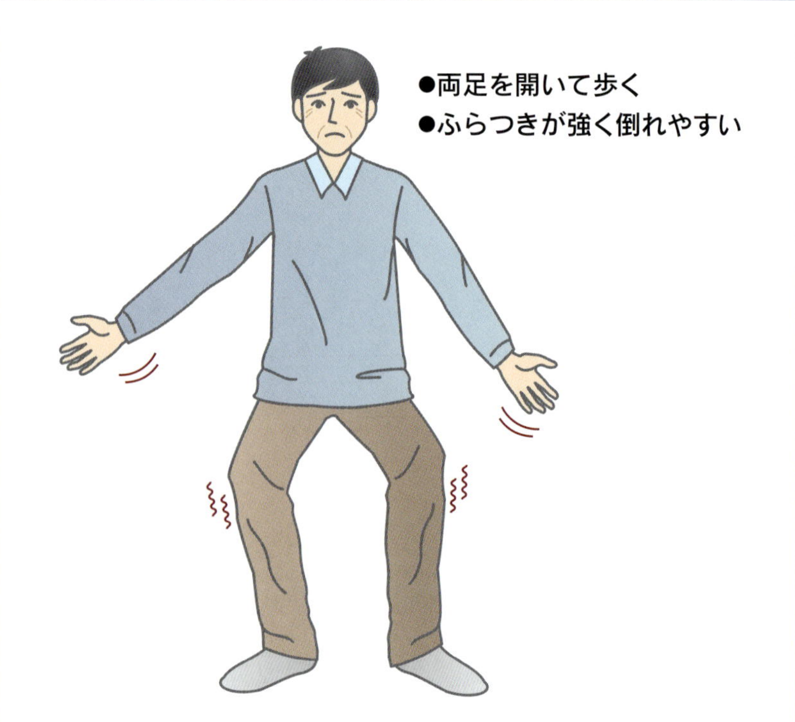

● 両足を開いて歩く
● ふらつきが強く倒れやすい

脊髄小脳変性症に似たような病気

脊髄小脳変性症に似たような病気としては、小脳の脳梗塞や脳出血、急性小脳炎、アルコールや薬剤などによる中毒、腫瘍に伴う傍腫瘍性小脳変性症、小脳の腫瘍、多発性硬化症、甲状腺機能低下症、ビタミンE欠乏症などがあります。腫瘍に伴う傍腫瘍性小脳変性症の場合、症状の進行が比較的早く、卵巣がん、乳がんなどの婦人科臓器がんや肺小細胞がん、まれにHodgkin病に合併することがあると考えられています。長期にアルコールを多飲すると、小脳の障害が起こり、小脳が萎縮してくることがありますので、気をつけなければなりません。

脊髄小脳変性症の病型

では、具体的に脊髄小脳変性症にはどのようなものがあるのでしょうか。遺伝性の場合と遺伝性でない場合とに分けて述べます。

遺伝性の脊髄小脳変性症の中で比較的多いものとしては、脊髄小脳失調症1、2、3、6型、歯状核赤核淡蒼球ルイ体萎縮症があります。頻度としては、脊髄小脳失調症3型が一番多く、脊髄小脳失調症6型、歯状核赤核淡蒼球ルイ体萎縮症と続きます。

脊髄小脳失調症1型：ataxin-1遺伝子のCAGリピートの異常伸長により病気が起こります。従来は遺伝性オリーブ橋小脳萎縮症とよばれていました。症状は、歩行時のふらつきなどの運動失調症ですが、進行してくると四肢の腱反射の亢進、嚥下障害、外眼筋麻痺、筋萎縮が出現してきます。脊髄小脳失調症1型の方の頭部MRI写真では、小脳や脳幹部の萎縮を認めます（図2）。

脊髄小脳失調症2型：ataxin-2遺伝子のCAGリピートの異常伸長にて生じます。従来の遺伝性オリーブ橋小脳萎縮症に該当します。運動失調症に加え、不随意運動、緩徐眼球運動などを認めます。

脊髄小脳失調症3型：MJD遺伝子のCAGリピートの異常伸長により発病します。脊髄小脳失調症3型は従来、Machado-Joseph病とよばれ、最初ポルトガル系住民に認められる特異な遺伝性疾患と考えられていました。ところが、その後の遺伝子解析を含めた調査で日本で最も頻度の高い常染色体優性遺伝性脊髄小脳変性症であることがわかりました。症状としては、運動失調症、ジストニア、痙縮、末梢神経障害、眼振、外眼筋麻痺、びっくり眼など多彩な症状を示します。

脊髄小脳失調症6型：P/Qタイプ電位依存性Caチャネル遺伝子のCAGリピートが軽度伸長することにより起こります。基本的には小脳性の運動失調症を認めるのみです。遺伝性脊髄小脳変性症の中では、進行が比較的遅いタイプと考えられています。

歯状核赤核淡蒼球ルイ体萎縮症：DRPLA遺伝子のCAGリピートの異常伸長により生じることがわかっています。主な症状としては、運動失調症、てんかん発作、不随意運動、知能低下などがあります。

では、遺伝性でない脊髄小脳変性症にはどのようなものがあるのでしょうか。小脳に限局した障害を示すものを皮質性小脳萎縮症とよびます。これは、従来晩発性小脳皮質萎縮症とよばれていたものに相当し、中年期に発症します。歩行障害、構音障害を認め、緩徐に進行します。

小脳以外にも病変が広がっているものとしては、多系統萎縮症があります。これは、従来、オリーブ橋小

図2　脊髄小脳失調症1型の頭部MRI

小脳の萎縮を認めます（矢印）。

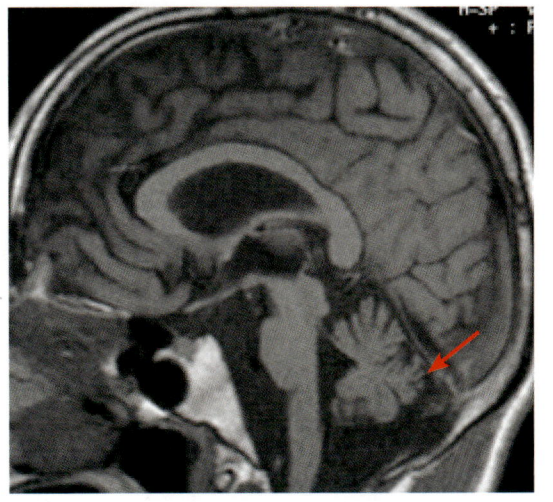

T1強調画像、矢状断

第3章　神経のいろいろな病気

脳萎縮症、シャイ・ドレーガー症候群、線条体黒質変性症とよばれていたものをまとめた概念です。

多系統萎縮症の場合、小脳系、黒質線条体系、自律神経系が主に障害されます。よって症状としては小脳性の運動失調症、四肢の筋固縮や動作緩慢などのパーキンソニズム、自律神経障害などを認めます。自律神経が障害されると、排尿障害、インポテンツ、起立性低血圧、発汗低下、便秘などといった症状が出現してきます。起立性低血圧が高度になると失神することもあります。また、進行すると声帯麻痺や睡眠時無呼吸症候群、嚥下障害が出現してくることがあります。病気の初期には異なった病像を示しますが、病気が進行してくると似かよった症状を示します。頭部MRIでは、小脳脳幹部の萎縮や橋の十字徴候を認めます（図3）。SPECTでは、小脳や脳幹部に血流低下を認めます（図4）。

治療

脊髄小脳変性症の治療薬としては、甲状腺刺激ホルモン放出ホルモン（TRH）の誘導体で注射薬の酒石酸プロチレリンと経口投与ができるタルチレリンがあります。多系統萎縮症のパーキンソニズムに対しては、抗パーキンソン病薬の投与を行うことがあります。排尿障害に対しては抗コリン薬などを投与することがあります。起立性低血圧に対しては急激な起立を避けるとともに、内服薬にて治療します。また、上記の治療に加え、リハビリテーションも重要です。脊髄小脳変性症は、特定疾患の認定を受けることができます。

図3　多系統萎縮症の頭部MRI

小脳脳幹部の萎縮や橋の十字徴候を認めます（矢印）。

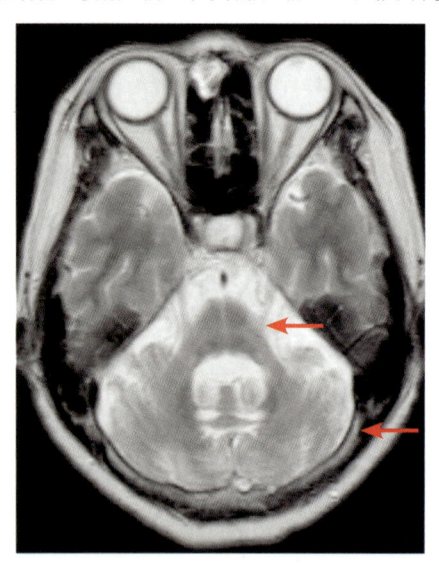

T2強調画像、水平断

図4　多系統萎縮症の脳血流シンチ（SPECT）

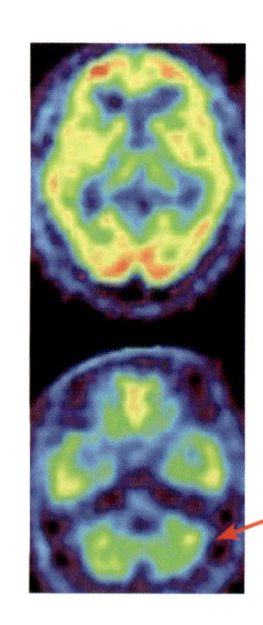

小脳や脳幹部に血流低下を認めます（矢印）。

Q&A

問：最近、歩くときにふらつくのですが、脳の病気でしょうか？

答：歩行時のふらつきのすべてが脳の病気によって起こるのではありません。脳の病気によって起こっているかどうかは、神経学的な診察によってわかります。神経の病気の場合、小脳や前庭、脊髄などに障害があると、歩行時のふらつきが出現します。まずは、神経内科への受診をお勧めします。

第3章　神経のいろいろな病気

多発性硬化症

松井　真

多発性硬化症という病名の由来

多発性硬化症はMS（エムエス）とよばれ、とくに欧米では「神経系の病気のエムエス」と言えばすぐにわかるくらいによく知られた疾患です。それは、欧米人の10万人に50人から100人くらいの人が罹り、比較的よくみられる病気だからです。さらに、病気に罹るのが20〜40歳代の働き盛りあるいは出産適齢期の若年成人であるということも、注目される要因です。厚生労働省研究班により行われた2004年の全国調査では、日本人での有病率は10万人あたり7.7人、男女比は1対3.9で、15年前の調査時よりも患者数が増え、また女性の割合が増加していることがわかりました。

ところで、エムエスとは英語のmultiple sclerosisの2つの頭文字を取った略称（MS）で、「多発性硬化症」とは英語病名をそのまま直訳したものです。しかし、多発性硬化症という病名だけでは、とても手足の麻痺や感覚障害などの症状が何度も繰り返し出現するといった経過を想像することはできません。多発性硬化症とは、この病気で亡くなった人の体を詳しく調べる機会が得られたときに、脳や脊髄を調べていて付けられた病名なのです。それは、とくに脊髄や脳幹部（大脳と脊髄をつなぐ細長い形をした脳の一部）の表面をよく観察してみると、ほかの部分よりも褐色がかって見える病変部位が幾つか認められることがあり、そこを触ると他の部分より硬く触れることがわかったためです。つまり、「硬いところが多発している病気である」という観察結果をそのまま病

図1　正常な神経細胞の構造と脱髄

正常な有髄神経細胞では、指令は髄鞘の間を跳躍伝導で素早く伝わります。脱髄が起きてむきだしの軸索が出てしまうと、そこで信号は遅延します。中枢神経組織の一部である乏突起膠細胞は、何本かの手を出して、髄鞘を軸索に巻く役割を担っています。

A：神経細胞体　　B：乏突起膠細胞　　C：髄鞘　　D：軸索

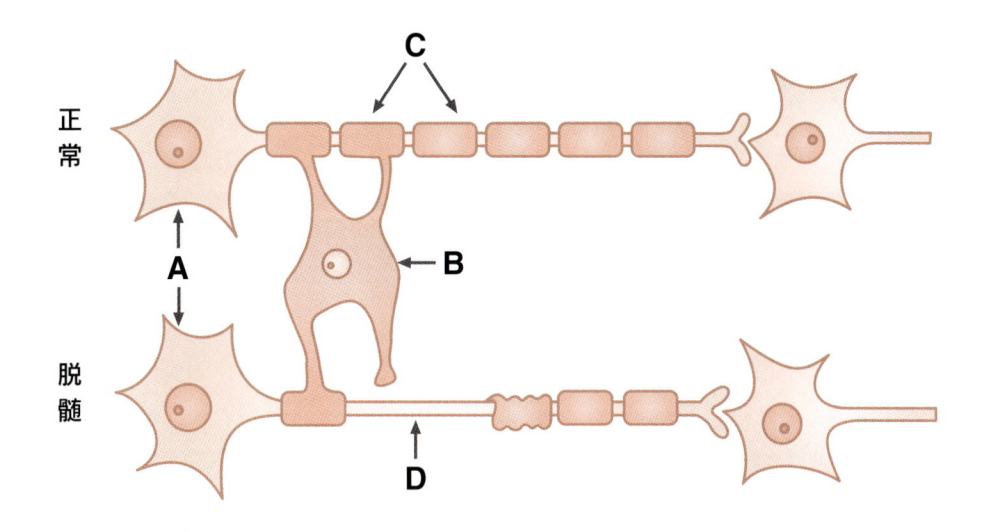

名にしたわけです。ただし、病気は脳や脊髄などの中枢神経とよばれる神経組織に限って起こり、脊髄から出たあとの末梢神経組織や、肺や肝臓など他の臓器には全く異常がありません。

多発性硬化症ではいったい何が起きているのでしょうか

病気だった部分を取り出して標本を作り、何が起きていたのかがわかるような種々の方法で染色した後に、その標本を顕微鏡などで詳しく調べることを病理学的研究と言います。多発性硬化症の病変部位の病理学的研究により、この病気の脳や脊髄では、神経細胞と神経細胞を連絡する軸索を覆っている髄鞘（英語のmyelinをそのまま読んでミエリンと表記することもあります）が脱落してむき出しになっている箇所があることがわかりました。このため、髄鞘が脱落する病気という意味で、多発性硬化症は脱髄疾患に分類されています。

髄鞘は末梢神経にも存在しますが、多発性硬化症では末梢神経の髄鞘が脱落することはなく、中枢神経の髄鞘だけが脱落します。これは、髄鞘が自然になくなるのではなく、免疫を担当する白血球によって剥ぎ取られるためです。免疫系は元来、外から侵入した細菌やウイルスに対して生体を防御するシステムです。とくにリンパ球とよばれる白血球は、自分が何を攻撃するべきかという指令を個々に受けています。例えば、インフルエンザウイルスに反応するよう指令を受けているリンパ球は、例えすぐ傍に病原性のある別のウイルスが存在しても全く無関心です。多発性硬化症では、中枢神経の髄鞘を攻撃するよう指令を受けたリンパ球が脳や脊髄に侵入して起きる病気なので、末梢神経の髄鞘は障害されません。しかし、中枢神経組織に入り込んだ、いわば悪玉リンパ球も、髄鞘以外の部分に手をつけることはありません。このため、脱髄は起きるのに、神経細胞そのものが攻撃されることはないのです。

髄鞘は自分の体の一部であるので、免疫系の標的の対象外であるはずです。しかし、多発性硬化症では、リンパ球が誤った指令を受け、中枢神経系の髄鞘を攻撃し始めると考えられています。

脱髄が起こるとなぜ麻痺や感覚の異常が出るのでしょうか

正常な神経細胞は、軸索を伸ばして、指令（弱い電気信号）を次の神経細胞へと伝えます。軸索はいわば電線にあたり、髄鞘は電線の周囲を被覆しているビニールのような絶縁体にあたります（髄鞘を持った軸索を有髄線維とよびます）。その絶縁体は本物の電線とは異なり、節くれ立っています。実はこの節くれが重要で、節と節のつなぎ目の部分で電気信号が飛び跳ねて伝わるのです。これを跳躍伝導と言い、電線の中をそのまま信号が伝わるよりも速く刺激が伝わります（およそ50 m/秒）。中枢神経組織では、神経細胞の他にも様々な働きを分担して請け負っている3種類の膠細胞が存在し、とくに乏突起膠細胞は、軸索に髄鞘を巻いていく専門職です。一方、髄鞘のない軸索は無髄線維とよばれ、電気信号はゆっくりと伝わります（およそ1 m/秒）。有髄線維から何ヶ所か髄鞘が剥ぎ取られてなくなってしまった状態が脱髄で、むき出しの軸索の部分では通常よりもゆっくりとしか信号を伝えることができません。いわば特急列車が途中で鈍行列車になってしまうような状態です。髄鞘の障害があまりに甚大な場合には、軸索を細々と伝わるはずの電気信号さえも途絶えてしまうことがあります。

本来神経細胞が伝えるべき指令や情報がいつもより遅い、あるいは届かないという状態は、その神経細胞が引き受けていた働きを果たせないことを意味します。つまり機能低下が起こります。例えば脱髄が、大脳皮質運動野の運動神経細胞から出て脊髄にある前角細胞という別の運動神経細胞に指令を伝える経路の途中に起これば、筋肉の運動を起こさせるのに十分な電気信号が伝わらず、麻痺が起きます。逆に、触った感じや痛みなどの感覚情報は末梢神経から脊髄に伝えられますが、脊髄から大脳皮質感覚野に至るまでの道筋に脱髄が起これば、感覚障害が出現することになります。つまり、脱髄が起きた場所に応じて機能障害が起こるので、どのような症状が出ても不思議ではありません。しかし、多発性硬化症では脱髄が起きやすい場所が何ヶ所か知られています。視神経や脊髄はその代表です。

ところで、多発性硬化症の症状の出方にはとても重要な特徴があります。それは、脱髄と深い関わりがあります。末梢神経は再生するけれども中枢神経は再生しないと言われています。確かに中枢神経細胞本体が障害されると機能の回復は望めま

図2 多発性硬化症の病態模式図

　血管内皮細胞はお互いに硬く連結して、血管の内腔と中枢神経組織の間を遮断しています。これを血液脳関門と言います。活性化したリンパ球は血液脳関門を通り抜けて中枢神経に侵入することができます。このうち、Th1とよばれるリンパ球は悪玉で、TNF-αという物質を産生して（稲妻型矢印）髄鞘を直接傷害したり、髄鞘を形成する乏突起膠細胞を傷害して間接的に脱髄を促進したりします。さらには、炎症を増幅させて、マクロファージ（Mφ）とよばれる白血球を血液から呼び込み、IFN-γという物質を出して刺激を与えます（点線矢印）。活性化したマクロファージはTNF-αを放出してTh1リンパ球と同様の傷害を及ぼしたり、あるいは直接に髄鞘を剥ぎ取るという行為もします。一方、Th2とよばれるリンパ球は多発性硬化症では善玉で、このリンパ球の産生するIL-4という物質は、Th1リンパ球はもとよりマクロファージの機能も抑制します。多発性硬化症の再発予防目的で使用されるインターフェロンβは、Th1よりもTh2リンパ球の機能を優勢にすると考えられています。

A：神経細胞体　　B：乏突起膠細胞　　C：髄鞘　　D：軸索　　E：血管内皮細胞

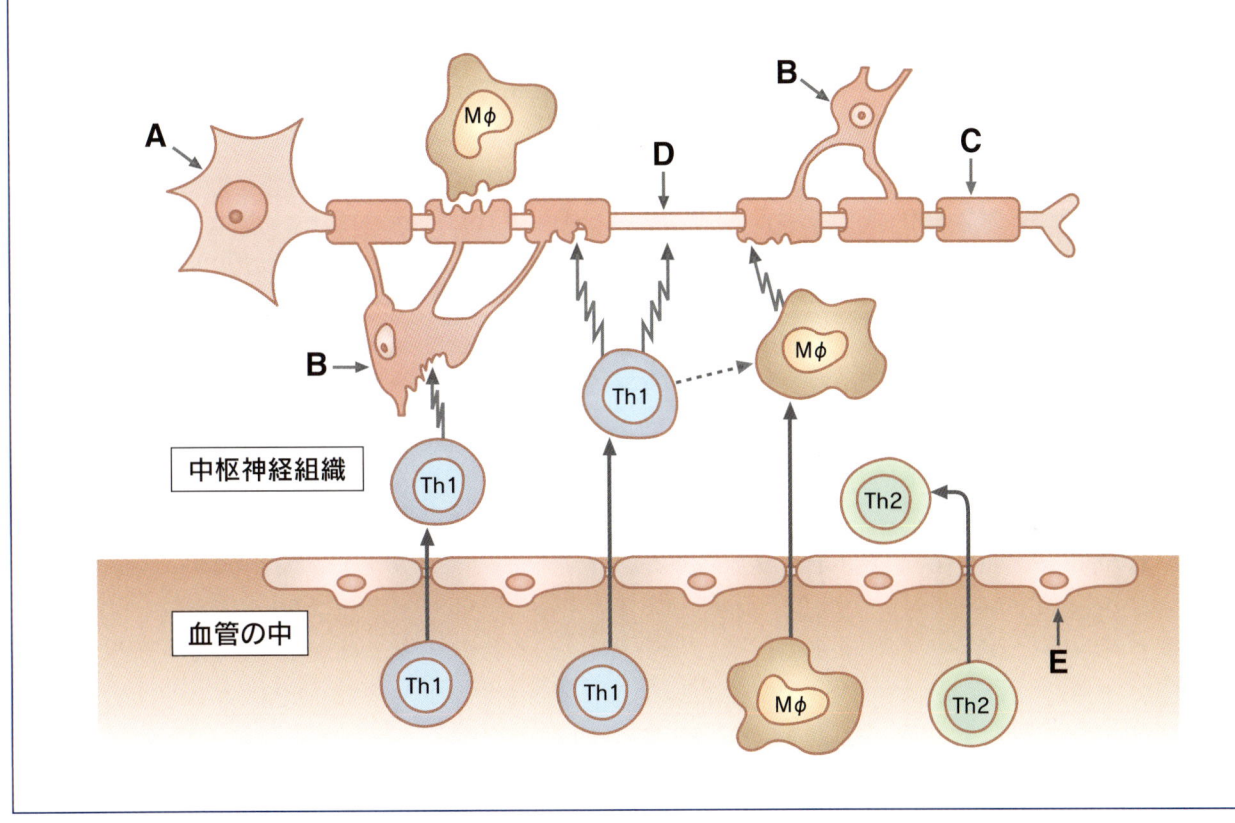

せん。しかし、脱髄が起こっただけならば、まだ軸索は健在なので、髄鞘を傷害する白血球さえいなくなれば、乏突起膠細胞がむき出しの軸索に髄鞘を巻き始めます。その修理にはかなり時間がかかりますが、再髄鞘化が進めば一度損なわれた神経細胞の機能は回復することになります。つまり、多発性硬化症では、一度出てしまった症状が、次第に回復するという経過を示します。白血球の侵入と組織局所への集積（これを炎症とよびます）は比較的速やかに起こることなので、例えば数日間で急速に右目の視力が低下した後（急性増悪期あるいは再発期）、ひと月からふた月かけて元に戻るというような経過が典型的です。この病気では、それから何週間あるいは何ヶ月も何事も起こらない時期（寛解期）を経て、次の急性期には別の症状が出るというように、再発と寛解を繰り返します。

多発性硬化症の診断

　多発性硬化症の診断を早期に行うことは、未だに容易ではありません。それは、視神経以外の中枢神経組織が頭蓋骨や背骨で保護され、直接診察することができないからです。また、目がかすんだり手足のしびれ感が出ても、いつの間にか回復するこ

とがあるので、最初のうちは病気だと気づかずに病院に行かないことも理由の一つです。

多発性硬化症の診断は、神経内科医と眼科医の協力の下、再発・寛解の経過を明らかにする病歴聴取、神経学的診察（自覚症状のない神経系の障害を明らかにします）を中心に、幾つかの補助検査を行って総合的に判断します。例えば、脱髄が起これば神経細胞間の刺激の伝わり方が遅くなることを利用した誘発電位という方法で、脱髄の起こった箇所を間接的に明らかにします。視覚誘発電位では、眼から入った光刺激が後頭葉に達するまでに必要な0.1秒からどれだけ遅れているかを判定します。さらに、髄液検査も重要です。髄液は中枢神経組織に接し、病気の起こる場所に一番近い所を循環している体液なので、中枢神経組織内で起こっている炎症や免疫異常の状態を知ることができるからです。

ところで、この病気の診断は、磁気共鳴画像（MRI: magnetic resonance imaging）の出現によって飛躍的に進歩しました。脊髄や視神経は元々狭い部分に脱髄が起きるので、病気が起こればたいてい症状が出ます。しかし、大脳や小脳は比較的大きいために、一部の有髄線維に脱髄が生じても症状が出ない場合が多いことが知られています。このような場合でも、頭部のMRIを撮ると、症状を出さない脱髄病巣を明らかにすることができ、さらに病気の活動性の有無も判定できるのです。

多発性硬化症の治療

診断がついた後の多発性硬化症はどのように治療するのでしょうか？それには、急性増悪期と寛解期に分けて考える必要があります。

急性増悪期には、中枢神経に侵入した白血球が炎症を増幅させる物質を産生して髄鞘を傷害しますので、まずはそれを阻止しなければなりません。いわば今燃えさかる炎を消火する必要があるわけですが、その役目をするのが、副腎皮質ホルモンの大量点滴静注療法（パルス療法）です。この治療法は、症状の回復を早めます。ところが、すべての症状がパルス療法で完全に良くなるわけではなく、長期経過の中では、再発の度に少しずつ後遺症が残る傾向が出てきます。副腎皮質ホルモンには多発性硬化症の再発を抑える効果はないので、急性増悪期を何とか凌いでいるだけでは、いつの間にか体の不自由さが増しているという事態になりかねません。

そこで、寛解期には、再発予防という別の治療手段が必要になります。現在日本では、インターフェロンβ1aとインターフェロンβ1bという2つの注射薬の使用が認められています。いずれも、再発の回数を平均3割減らすことができますが、少しでも将来の神経障害度の蓄積を減らす目的で使用されます。その他、欧米では使用されていても日本では使えない注射薬に、グラチラマーアセテートがあります。いずれの治療薬も夢の薬と言えるほどの効果はないために、様々な薬が再発予防薬として開発され、治験という過程を経て実際の治療に使用されることを待っている段階です。多発性硬化症の治療は日進月歩なので、数年後には新薬が日本でも使用可能になっていることでしょう。

表　多発性硬化症でよくみられる症状

脱髄の起こる場所	主な症状
視神経	視力低下・目のかすみ
大脳	片側の手足の脱力・片側の手足の感覚低下
脳幹部	物が二重に見える・ろれつがまわらない
小脳	歩行時のふらつき・動作時のふるえ
脊髄	歩行障害（両足のツッパリ感）・体のしめつけ感

図3 多発性硬化症のMRIの見方

　これは、頭部のMRI写真で、大脳の上から3分の1あたりのところを水平に切った場合に見える様子を磁石の力で映し出しています。左側はT1強調という処理を施した画像で、撮影前に造影剤を注射して撮像しています。右側はT2強調画像という処理をしています。T1強調で黒く（低信号）、T2強調で白く（高信号）描出されている三日月状のほぼ対称形の構造物は、脳室とよばれる部分で、髄液を溜めています。

　脱髄が起こったあとは、T2強調画像で白く写りますので、この写真では多くの脱髄病巣があることがわかります。通常の脱髄病巣は、T1強調画像で等信号です（他の部分と区別がつかない）。ところが、活動性の高い病変部位（黄色矢印）では、造影剤が漏れ出てくるために、T1強調画像でも白い高信号病変として写し出されます。一方、同じ脱髄病巣（T2高信号）でも、T1強調画像で黒い低信号病変として描出される部分は（オレンジ矢印）、脱髄のみならず軸索も損傷され、修復が困難になった病変部位を表しています。このような病変は機能障害を残します。

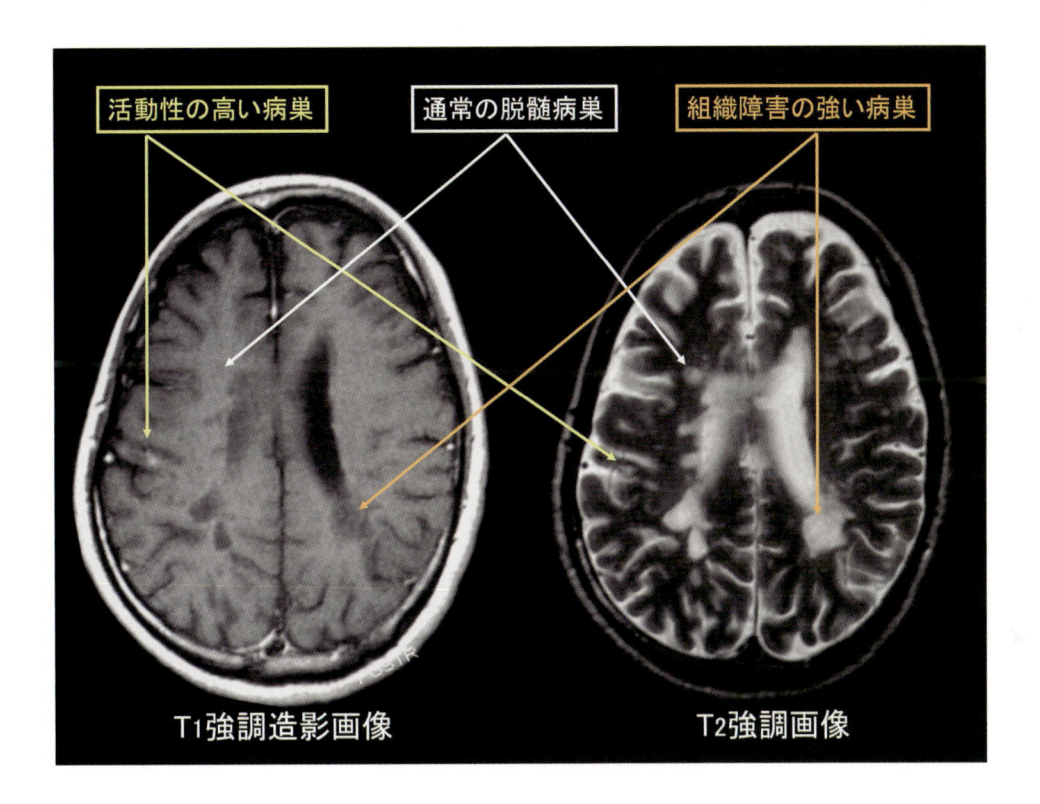

Q&A

問：多発性硬化症のウートフ徴候とはどのようなものですか？

答：温度が上昇すると、軸索が電気信号を伝える速さが低下することが知られています。脱髄箇所ではその傾向が強く出るため、運動などで体温が上昇すると、不完全に修理された以前の脱髄箇所の症状（例えば目のかすみ）が一時的に出現することがあります。この現象を発見したUthoffの名をとってよばれています。したがって、多発性硬化症の患者さんには、長風呂はお勧めできません。

第3章　神経のいろいろな病気

ギラン・バレー症候群

永石　彰子

　ギラン・バレー症候群は、筋肉を動かす末梢神経が傷害されて、手や足などが左右対称に動きにくくなる病気です。半数以上の患者さんは、風邪や下痢などの感染症にかかったのち、1～2週間で発病します。病原菌から身体を守るために体内で作られる抗体という蛋白質が、誤って自分の神経を攻撃するために発病すると考えられています。

症状

　一般に、両手足にしびれを感じ、数日後には手や足に力が入らずうまく歩けなくなります。腱反射は多くの患者さんで消失します。病状は1～2週間で急速に進行し、重症の場合は、自力でほとんど動けなくなったり、物を飲み込めなくなったり、自分で呼吸をすることができなくなったりする場合があります。また、自律神経障害を伴い、不整脈や血圧低下などを生じることがあります。4週間以内で改善していく傾向がみられますが、4週間経過してもなお症状が進行する場合は、慢性炎症性脱髄性多発神経炎など、他の疾患を疑う必要があります。

　また、ギラン・バレー症候群の類縁疾患として、外眼筋麻痺（眼を動かす筋肉が障害される）、運動失調（手足が使いにくくなったり、歩行がふらついたりする）、腱反射消失を来すフィッシャー症候群があります。

診断の進め方

一次検査

　髄液検査で特徴的な所見として、細胞蛋白解離（蛋白が上昇するが、細胞数は正常ないし軽度の上昇にとどまる）が認められますが、糖尿病や頚椎症の患者さんでは同様の所見を示す場合があるため、見分けがつきにくいことがあります。血液検査を行い、糖尿病やビタミン欠乏、膠原病、金属中毒など、末梢神経障害を起こすような他の病気を鑑別します。

精密検査

　神経伝導検査を行い、末梢神経障害の中でも、軸索型か脱髄型かの鑑別を行います（図）。軸索型は重症であり、病気の重症度を予測するためには重要な検査ですが、病初期では軽度の異常にとどまることが多いため、緊急を要する検査ではありません。

治療

　ギラン・バレー症候群は無治療でも軽快する可能性があり、一般的な目安としては「ひとりで歩くことができない」患者さんが治療の適応になります。ただし、症状は急速に悪化する場合があり、また自律神経障害の場合は突然に不整脈や血圧低下を生じることがあるため、一見軽症に見える場合も、入院の上経過を観察することが望ましいのです。

　免疫グロブリン大量療法：献血由来の免疫グロブリンという血液製剤を大量に点滴する治療法が有効です。この治療中は血栓症が生じる危険があるため、血栓症の既往がある患者さんでは慎重な投与が必要です。また、無IgA血症の患者さんでは、この薬剤を投与することによりアナフィラキシーを起こすため、この治療を行うことはできません。

　血漿浄化療法：患者さんの血液から、病気の原因に関係すると考えられる抗体や補体その他の物質を取りのぞく治療法です。わが国では免疫吸着法、二重膜濾過法が広く行われています。透析の機器を用いる治療法であるため、設備の問題で行えない施設もあります。また、小児や高齢者、循環不全状態の患者さんなど、透析の手段が危険である場合には、行うことができません。

　呼吸困難となった患者さんでは人工呼吸管理、物が飲み込めない患者さんでは経管栄養や点滴などによる栄養管理が必要となります。また、重症の四肢筋力低下を生じた患者さんでは、長い時間足を動かさないために深部静脈血栓症（エコノミークラス症候群）を合併することがあるため、予防的に弾性ストッキングを着用したり、ヘパリンという血を固まりにくくする薬剤を投与したりする場合があります。また、早期からリハビリテーションを積極的に行う

図　ギランバレー症候群などの神経障害を来した末梢神経細胞

　神経細胞は電気のケーブルのような構造をしています。電線にあたる軸索のまわりに、ビニールのさやにあたる髄鞘がまきついています。

　ギラン・バレー症候群などの神経障害では、電線が壊れるタイプの「軸索型」が重症で後遺症も残りやすいのです。

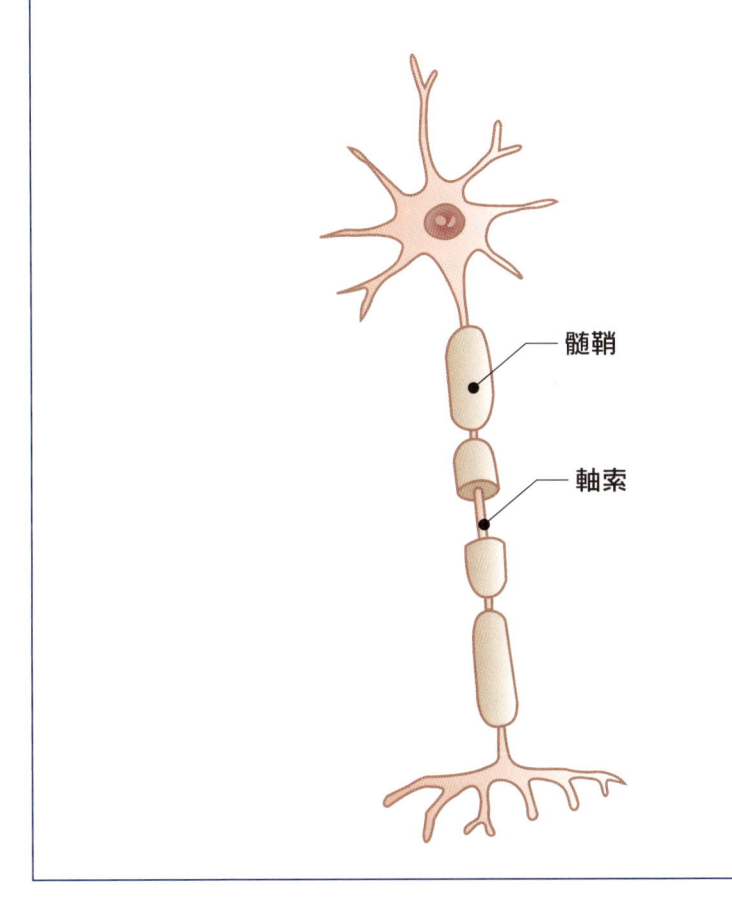

- 髄鞘
- 軸索

こ␣␣とも重要です。

予後

　以前は、未治療でも自然に治る病気と考えられていましたが、イギリスで1993〜1994年に行われた調査では、この病気により1年以内に8％の患者さんが死亡したとされ、走ることができるまでに回復したのは全体の62％でした。

　予後不良の患者さんの特徴は、①60歳以上　②キャンピロバクター腸炎が先行した　③球麻痺、すなわち嚥下などの働きに障害があらわれた　④人工呼吸器を必要とした　⑤神経伝導検査で軸索型　⑥発症してから治療開始するまで2週間以上かかった、という6点が挙げられています。

Q&A

問：風邪をひいた後に起こる病気と聞きましたが、人から人にうつる病気なのでしょうか。

答：ギラン・バレー症候群そのものは感染症ではありませんので、他の人にうつす心配はありません。

問：ギラン・バレー症候群の治療で、免疫グロブリン療法と、血液浄化療法があると聞きましたが、どちらを選んだらいいでしょうか。

答：2つの治療法の効果には差がないと報告されています。いろいろな条件を検討した上で、主治医の先生とよく相談して決定するとよいと思います。

第3章 神経のいろいろな病気

重症筋無力症

長山 成美

重症筋無力症（Myasthenia Gravis: MG）とは、運動神経の末端から筋肉への中継地点である神経筋接合部（シナプス）で情報がうまく伝えられなくなるために筋の脱力（筋力低下）や疲れやすさ（易疲労性）を来してくる疾患です。

重症筋無力症の発生機序と本邦での現状

シナプスにおいては、神経終末からアセチルコリン（Ach）が放出され、筋肉側の運動終板膜に存在するAch受容体（AchR）に結合することで情報が伝達されます。また、情報を伝えたAchはAchRを離れ、分解酵素（AchE）によって分解され、再度神経終末に取り込まれます。MG患者さんの大半では、血中に存在するAchRに対する自己抗体がAchRへのAch結合を阻害するため、十分な情報が筋肉に伝わらなくなります。その結果、筋力の低下や易疲労性を来してくることになります（図1）。

日本におけるMGの有病率は5.1人/10万人（1987年現在）です。男女比は1：2と女性に多めです。男性の発症年齢は10歳以下と40〜50歳代にピークがあり、女性では10歳以下と30〜40歳代にピークがあります。2003年現在の患者数は13,536人です。

症状と分類

主な症状は、疾患名が指すとおり「筋無力症」です。運動負荷によって筋力低下と易疲労性を来します。冒される筋肉によって症状は異なりますが、この疾患ではその症状が日内変動・日差変動を来すのが特徴です。つまり、運動を持続すると症状が増悪し、休息すると改善します。また、朝方は調子がよく、夕方になってくると症状が増悪することが多いです。頻度の高い症状としては以下のようなものがあります。眼瞼下垂（上まぶたが下がって十分あげられない）・複視（物が二重に見える）・球麻痺（飲み込みにくさ、しゃべりにくさ）・頚部筋の筋力低下（頭を支えていられない）・上下肢近位部の筋力低下（腕を長く上げていられない、階段がのぼりにくい、立ち上がりにくい）・呼吸筋障害（労作時の息切れ、肩で息をする）。MG患者の約2/3は眼瞼下垂・複視から発症し「眼筋型」とよばれます。残り1/3はそれ以外の症状から発症し「全身

図1 重症筋無力症の発生機序

シナプスにおいては、神経終末からアセチルコリン（Ach）が放出され、筋肉側の運動終板膜に存在するAch受容体（AchR）に結合することで情報が伝達されます。
MG患者さんの大半では、血中に存在するAchRに対する自己抗体が正常に働くAchRの数を減らしてしまうため、十分な情報が筋肉に伝わらなくなります。その結果、筋力の低下や易疲労性を来してくることになります。

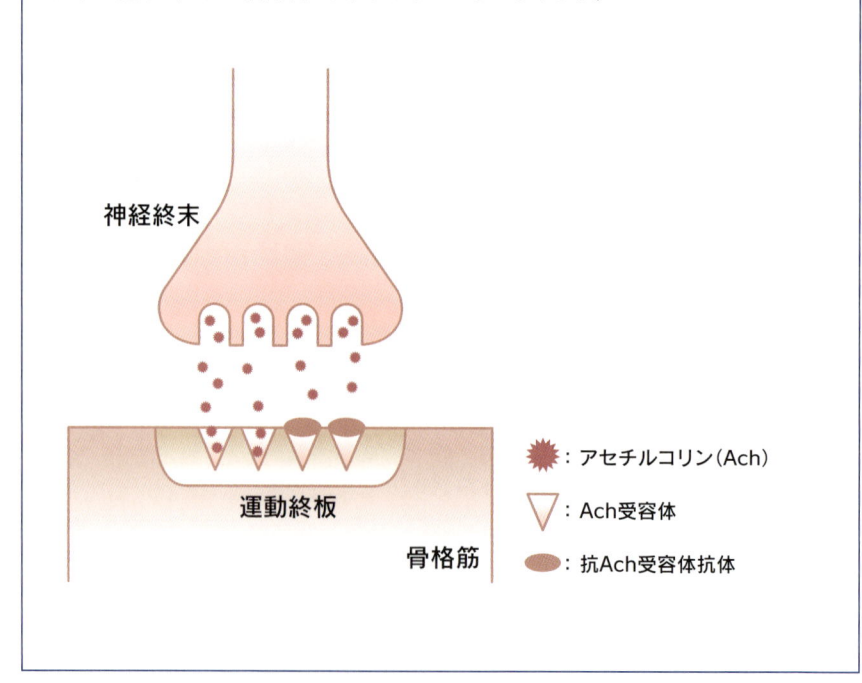

型」とよばれます。眼筋型MG患者の多数は発症から2年以内に「全身型」になっていきます。現在のMGの分類ならびに重症度はMGFA分類およびMG-ADLスコアでなされています。

検査・診断

前に述べたような特徴的な症状のときにMGを疑い、以下のような検査を進めていきます。

血清抗AchR抗体

成人MGの約70〜80％（眼筋型の場合には50％前後）で陽性となります。この抗体が検出されないMGは血清陰性型MGとよばれますが、その一部で抗muscle-specific receptor tyrosine kinase（MuSK）抗体が陽性となることが知られています。

エドロホニウム試験

シナプスでAchを分解するAchEの作用を抑制する塩化エドロホニウムを静注することでAchがAchRに繰り返し結合できるようにし、筋力・症状の改善がみられるかを調べる検査です。効果がある場合は数十秒で症状が改善しますが、5分程度しか持続しません。副作用として悪心・流涎・徐脈などがみられることがあります。

電気生理学的検査

症状が明らかな筋を支配する運動神経に3発／秒の最大上刺激を与えて複合筋活動電位（CMAP）を記録すると、MG患者では最初の4〜5発目の刺激までに振幅が10％以上低下します。

胸部画像

MG患者では縦隔にある胸腺の異常が約80％で認められ、その6〜7割が過形成・残りが胸腺腫です。こうした胸腺の異常をCTやMRIなどで検査します。

これらの検査はいずれも偽陽性・偽陰性のことがあるため、疑わしい症例では繰り返し検査をする必要があります。

治療

MGの治療は、大きく分けて原因となる抗AchR抗体の産生を抑制する根治療法と抗体除去などの対症療法のふたつがあります。

根治療法

胸腺摘出術：胸腺腫を合併している例では最優先となります。胸腺腫が明らかでない全身型でも、寛解・改善の可能性を高めることから広く実施されています。しかし、効果が出るまでに数ヶ月から数年かかることがあり、さらに多くの患者さんでは、この治療だけでは治療が終了しません。

副腎皮質ステロイド：治療効果は比較的早く得られます。10〜20 mg/日の低量から徐々に増やし、症例によっては60〜80 mg/日以上の大量投与が必要となります。その後徐々に減らしていきます。長期間の投与になることが多く様々な合併症が問題になったり、減らしていく途中で病気がぶり返したりすることもあります。

免疫抑制剤：現在の日本では、ステロイドが副作用で使えない患者さんやステロイド治療に抵抗する患者でタクロリムスやシクロスポリンなどの免疫抑制剤が用いられます。ステロイドの減量も可能となる患者さんもいます。しかし、それぞれ特有の副作用もあり注意が必要です。

対症療法

抗コリンエステラーゼ剤：シナプスでAchを分解するAchEの働きを抑えることでAchがAchRに結合しやすくし、結果として筋力の改善を認めるようにする薬です。どの型のMGでも第一選択薬であり、眼筋型で胸腺異常を伴わない患者さんではこれのみで経過観察されることもあります。副作用として腹痛・下痢・悪心嘔吐などの消化器症状や唾液分泌過多・動悸・頻尿などの自律神経症状を認めることがあります。

血液浄化療法：抗AchR抗体そのものを血液中より除去する治療です。即効性であり有効性も高いのですが効果は一時的でありリバウンドの危険もあります。全身型の急性増悪期に施行し、根治療法を組み合わせることが多い治療です。こうした治療を十分に行われている患者でも、肺炎などの感染症・誤嚥・MGを悪化させる可能性のある薬物（一部の抗生剤や循環器用薬・抗精神病薬など）の使用などをきっかけに呼吸筋麻痺・球麻痺が急激に増悪し挿管・人工呼吸器管理が必要となる場合があり、クリーゼとよばれます。以前より頻度は減っていますが忘れてはならない状態です。

上記のような治療により、約80％の症例が軽快・寛解します。しかし、発症年齢のピークが社会活動性が高い年代にあるため、30％前後で社会生活・日常生活の上で満足が得られておらず、今後の課題となっています。

第3章 神経のいろいろな病気

筋萎縮性側索硬化症

長山　成美

疾患の概念・原因

筋萎縮性側索硬化症（Amyotrophic Lateral Sclerosis: ALS）は、大脳から脊髄に至る上位運動ニューロン、ならびに脊髄から筋肉まで至る下位運動ニューロンの両者が進行性に障害される変性疾患です。日本での発病率は0.4～1.9/10万人、有病率は2～7/10万人であり、年齢とともに増加し、50～60歳代をピークに低下していきます。男女比は2：1で男性に多く、紀伊半島の一部に多発地域があります。

原因は不明です。いくつかの蛋白質異常が推測されていますが確定的ではありません。大部分は孤発例ですが一割程度に家族内発症を認め（familial ALS: FALS）、遺伝子異常の確定しているものもあります。これらFALSは10～20歳代と若年で発症しますが進行は孤発例よりもゆるやかです。

症状・検査・鑑別診断

症状としては、上位運動ニューロンが障害されると痙縮（筋肉のつっぱり）・深部腱反射の亢進・病的反射の出現がみられ、下位運動ニュー

図1　上位運動ニューロンと下位運動ニューロン

大脳の運動皮質から出た上位運動ニューロンは、脳幹部で反対側に交叉し、脊髄の側索を下降していき（皮質脊髄路）、脊髄前角細胞と連絡します。脊髄前角細胞から出た下位運動ニューロンは末梢神経として骨格筋に至ります。上位運動ニューロンが障害されると、痙縮・深部腱反射亢進・病的反射の出現がみられます。一方、下位運動ニューロンが障害されると筋力低下・筋萎縮・線維束収縮が出現します。

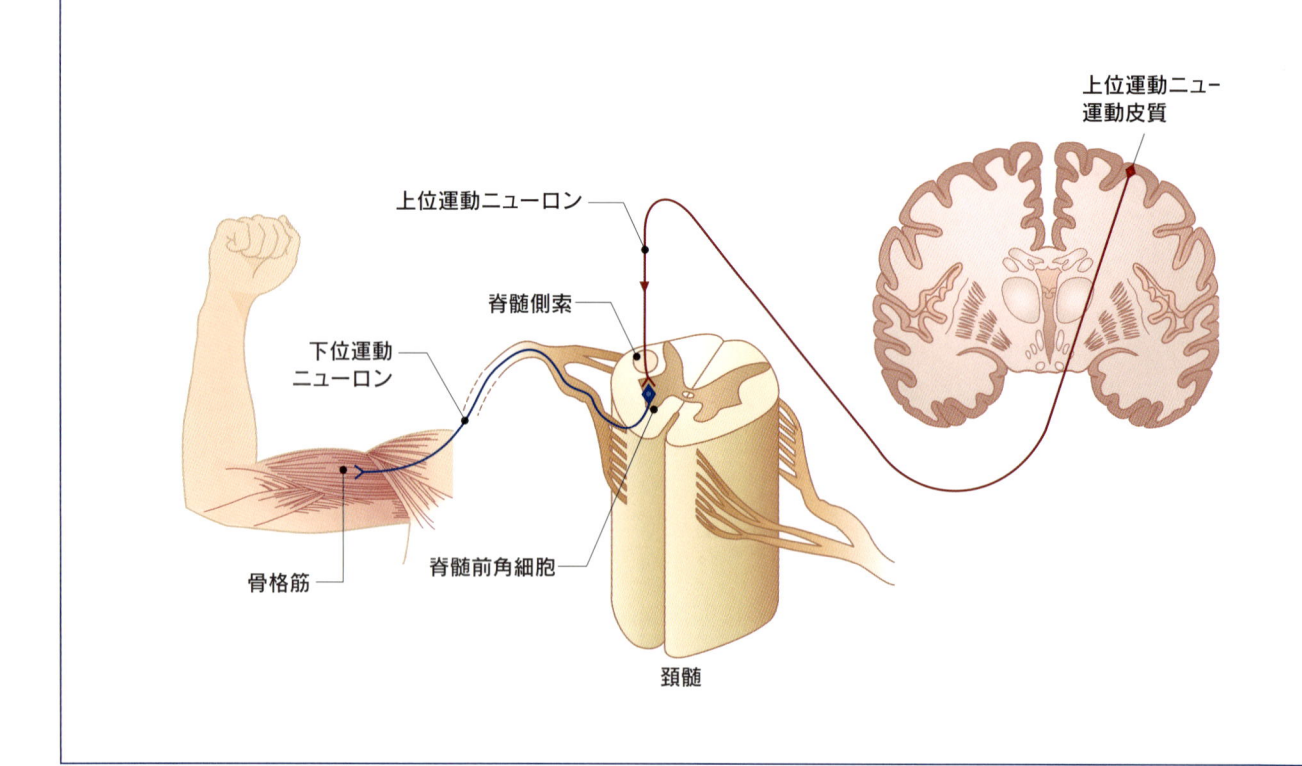

ロンが障害されると筋力低下・筋萎縮・線維束収縮（筋肉のぴくつき）がみられます。発語や嚥下に関する運動ニューロンが障害されると構音障害（しゃべりにくさ）や嚥下障害（ものの飲み込みにくさ）といった球麻痺症状が、呼吸筋に関する運動ニューロンが障害されると呼吸障害（十分な呼吸ができない）がみられます。最終的にはこれらの症状がほぼ全てそろいますが、初期には上位もしくは下位運動ニューロン障害のいずれかのみが目立つこともあり、また、左右差がしばしばみられます。病気の進み方から、古典型（一側上肢から始まり他側上肢・両下肢へと進行、球麻痺や呼吸筋麻痺が加わる）・進行性球麻痺（構音障害・嚥下障害が主な症状となる）・偽多発神経炎型（下肢から始まり、下肢の深部腱反射低下・消失が早期から認められる）などに分類されます。感覚・眼の動き・膀胱直腸機能は基本的に正常で褥瘡（床ずれ）もほとんどできません。人工呼吸器管理が長くなった方では眼球運動障害や膀胱直腸障害がみられることもあります。知能は通常は正常ですが、認知症を合併する例もあります。

他疾患の合併がない限り、一般採血・髄液検査は正常です。また、診断の決め手となる特定の検査項目もありません。針筋電図では広い範囲で脱神経・再神経支配所見（安静時線維束収縮、多相性高振幅性活動電位・干渉波成立困難）を認め、運動神経伝導速度は末期まで正常範囲です。頭部MRIのT2強調画像で中心前回に鉄沈着を示唆する低信号がみられることがあります。

典型例では診断は困難ではありません。しかし、ALSに似た症状を来す疾患の中には治療可能なものが少なくないため、その鑑別が重要となります。多巣性運動ニューロパチー（multifocal motor neuropathy: MMN）は一側上肢遠位部の筋力低下・筋萎縮から始まり線維束収縮を認めるなど非常にALSに似ていますが、運動神経伝導検査で伝導ブロックがあり、血清中に抗GM1抗体の出現を約半数で認めます。治療として免疫グロブリン大量投与療法（IVIg）が有効ですが、効果は数ヶ月程度のことがほとんどです。その他、大後頭孔付近の腫瘍・変形性頚椎症・脊髄空洞症・脊髄腫瘍などをMRIで鑑別します。甲状腺機能亢進症や異常蛋白血症、腫瘍の影響でもALSに似た症状を呈することがあります。また、成人発症のいくつかの代謝性疾患も鑑別に挙がります。

治療・ケア・予後

治療としては、延命効果が示された薬剤としてリルゾールが用いられていますが、効果は十分ではありません。いくつもの薬剤で様々な臨床試験が行われていますが有効性は示されていません。先に挙げた蛋白質異常をターゲットとした遺伝子治療はまだ研究が始まったばかりです。

それぞれの症状に対しての治療としては、痙縮に対する抗痙縮剤、不安や抑うつに対する安定剤や抗うつ薬、筋力低下や関節拘縮に対する適度なリハビリテーションなどが行われます。構音障害を含むコミュニケーション障害には、初期からコンピューターなどの代用ツールを積極的に導入していきます。嚥下障害に対しては食物の形や食べ方の工夫（適度な粘度をつける、少量ずつ口に入れ顎を引いて嚥下するなど）で対応するほか、経鼻経管栄養や経皮的胃瘻造設術（percutaneous endoscopic gastrostomy: PEG）などを考慮します。窒息や誤嚥性肺炎の危険を考えると、PEGから十分な栄養・水分をとり、楽しみとして少量の経口摂取を併用するほうが安全です。

呼吸障害・低換気に対しては鼻マスクなどを用いた非侵襲的陽圧人工呼吸（noninvasive intermittent positive pressure ventilation: NIPPV）や気管切開による人工呼吸（tracheostomy intermittent positive pressure ventilation: TIPPV）が行われますが、前者はあくまでも補助的な治療法です。後者は延命効果は確実ですが、一旦つけた人工呼吸器を外すことは現在の日本ではできません。また、長期療養環境（医療的・経済的・社会的）が整備・確保できるかどうかも重要な点となってきます。これらの二点を、呼吸不全が現れる前から（できれば病名告知のときから）患者本人および家族に繰り返し納得いくまで説明し、患者さんの意思ならびに家族の意志の統一を行うことが必要不可欠です。現在ALSは特定疾患の公費受給対象となっているほか、介護保険の二次対象となるなどいくつもの補助対象となっています。これらのサービスを利用しながら長期療養生活を送ることになります。

発症から死亡までの期間は平均3.5年とされています。球麻痺がめだち数ヶ月で死亡する例もある一方で人工呼吸器をつける道を選び長期間療養される例もあり、こまやかな対応が必要となります。

第3章　神経のいろいろな病気

ミトコンドリア脳筋症

永石　彰子

　ミトコンドリアとは、ほとんど全ての生物の細胞に含まれる小器官で、その働きはエネルギーの生産です。細胞の様々な活動に必要なエネルギーのほとんどは、直接、あるいは間接的に、ミトコンドリアからATPの形で供給されます。ミトコンドリアは核ゲノムとは別の独自の環状DNA（ミトコンドリア遺伝子：mtDNA）を持っており、mtDNAは必ず母親のものが子どもに引き継がれます。これを母系遺伝と言います。

　ミトコンドリア脳筋症とは、主としてmtDNAの異常により、神経、骨格筋、心臓、内分泌器官、骨髄などが障害される疾患の総称です。ミトコンドリア脳筋症の中で主なものが「CPEO」、「MELAS」、「MERRF」の3つです。

種類と症状

　低身長、四肢筋力低下、難聴などは、3つの病気に共通してみられることがある特徴です。

　CPEO（慢性進行性外眼筋麻痺症候群）：他の家族には症状がみられない弧発例が多く、発症年齢は小児期から70歳と幅広いのですが、多くは40歳未満で発症します。症状は、眼瞼下垂（まぶたが下がる）、外眼筋麻痺（眼球が動きにくくなる）、網膜変性（視力が悪くなる）、心伝導ブロック（不整脈）を特徴とします。眼球は動きにくいのですが、物がだぶって見える複視の症状はありません。

　MELAS（ミトコンドリア脳筋症・乳酸アシドーシス・脳卒中様発作症候群）：母系遺伝形式をとり、全体の70％が2歳から15歳までに発症しますが、成人してから発症する人もいます。血液、髄液中の乳酸が増加し酸性になっています。脳卒中のような、急な脳の症状（けいれん、意識障害、麻痺、視野障害など）が繰り返し起こり、頭痛・嘔吐発作、進行性の知能低下も多くの患者さんでみられます。

　MERRF（赤色ぼろ線維を伴うミオクローヌスてんかん）：母系遺伝形式をとり、発症年齢は小児期から60歳と幅広いのですが、多くは20歳未満で発症します。顕微鏡で観察すると、筋肉の細胞の中に、赤いぼろ布のような線維を認めるためこの名前でよばれますが、この線維はCPEO、MELAS、MERRFのすべての病型に共通してみられるものです。動作の際に、体がビクッとすばやい動きをしてしまうミオクローヌスという不随意運動（自分の意に反して体が勝手に動く）を初発症状とし、次第に運動失調（歩行時にふらついたり、手足がスムーズに動かせない）、けいれん発作、知能低下などが起こってきます。下肢の感覚障害、四肢の筋萎縮、足の変形（凹足）などもしばしばみられる特徴です。

　これら3つの主な病型の他、Leigh脳症、Leber病などがミトコンドリア脳筋症に含まれます。

診断の進め方

・髄液中の乳酸・ピルビン酸が増加しています。血液検査では異常がみられないこともありますが、運動負荷試験を行うと血液検査でも乳酸・ピルビン酸が著明に上昇します。
・CPEOでは、脚ブロックや房室ブロックなどの心電図異常がみられます。
・MERRFでは、脳波検査で全体に徐波化し、多棘徐波の群発や光刺激による異常の誘発を認めます。
・CTやMRIなどの画像検査では、MELASで梗塞のような病変が血管の支配とはことなる分布でみられ、基底核の石灰化を認めます（図1）。MERRFでは小脳・脳幹の萎縮がみられます。
・精密検査として、筋肉の組織を一部採取する筋生検を行います。Ragged-red fibers（赤色ぼろ線維）が全病型に共通してみられ、CPEOではmtDNAの欠失、MELASやMERRFではmtDNAの点変異が認められます。

治療

　根本的な治療法はまだ確立していません。ミトコンドリアでの代謝補

図1　MELAS患者の頭部CT

両側基底核に石灰化を認めています。

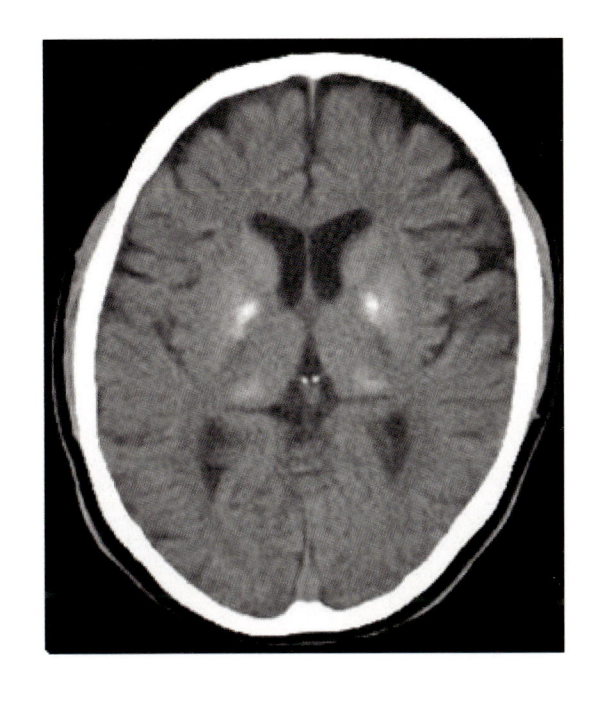

酵素の補充や、基質補充、酵素活性化療法などが行われています。

一般的な薬物療法：コエンザイムQ10、イデベノン、ニコチン酸アミド、ジクロロ酢酸、リボフラビン、クレアチンなどが有効性を示したとする報告があります。

ミオクローヌスてんかんに対して：リボトリール、ヒダントールなどの抗てんかん薬を使用します。

MELASの脳卒中発作：最近、MELAS発作の際にはL-アルギニンが低下していることが報告され、そのため脳の中小動脈が拡張せず、脳組織が虚血に陥ると考えられるようになってきています。そして、MELASの発作の際にL-アルギニンの点滴投与をすると症状改善に有効であることが報告されています（保険適応外）。

生活上の注意点：発熱したり、運動しすぎたりすると、体が必要とするエネルギーが増大します。過度の運動や発熱のもとになる病気を避けて、ミトコンドリア機能を保持することが大切です。発熱したときには早めに主治医の診察を受けましょう。また、アルコールはミトコンドリアのエネルギー代謝を阻害するので、飲酒は避けるべきです。

予後

CPEO：進行性の疾患ですが、その進行はそれほど急速ではないとされています。ただし心筋障害が高度な患者さんでは予後は不良です。

MELAS：典型的な患者さんでは残念ながら予後は不良で、発症後数年ないし十数年で肺炎、腎不全、心不全などで亡くなります。

MERRF：病状進行には個人差が大きく、一概には言えないものの、ある程度の臨床症状が揃うと急速に知能低下が悪化し、寝たきりになる経過をたどることが多いようです。

Q & A

問：父親がミトコンドリア病と診断されましたが、自分に遺伝している可能性はないでしょうか？

答：ミトコンドリア遺伝子は卵子を通じて、母親からのみ伝えられます。精子にはミトコンドリアが含まれており、卵子まで泳ぎつくときにミトコンドリアが作り出すエネルギーが使われるのですが、精子のミトコンドリア遺伝子は卵子に入ったときに排除されます。したがって父親がミトコンドリア病の場合、その子供に遺伝することはありません。

第3章　神経のいろいろな病気

先天性筋ジストロフィー

柿沼　宏明

　筋ジストロフィーは、先天性に筋構造蛋白が欠失する疾患を指し、病気の原因となる遺伝子が次々に発見されています。筋組織では、筋線維の大小不同、筋線維間の結合組織の増加がみられます。ここでは、デュシェンヌ型筋ジストロフィー（Duchenne muscular dystrophy: DMD）とベッカー型筋ジストロフィー（Becker muscular dystrophy: BMD）について解説します。

病気のメカニズム

　DMDおよびBMDの責任遺伝子はジストロフィン遺伝子で、X染色体短腕（Xp21）に存在します。ジストロフィン遺伝子は、筋細胞の細胞膜を安定化させる作用を持つジストロフィン蛋白をコードします。DMDではこの遺伝子に欠失（65％）、重複（10％）、点変異（30〜35％）などの変異がみられ、ジストロフィン蛋白が完全に欠失するため、筋細胞が破壊され、筋力低下が起こります。ジストロフィン遺伝子の変異によっては、不完全ながらジストロフィン蛋白が作られる場合があります。この場合は、ベッカー型筋ジストロフィー（BMD）とよばれ、DMDに比べ軽症となります。X染色体は、男性で1つ、女性は2つですので、病気は通常、男性にのみみられることになります（表）。

症状

　DMDでは、新生児期から乳児期は無症状です。歩行の開始が遅れ、筋肉痛、走るのが遅い、転びやすいことで気付かれます。およそ3分の1の子どもに知能障害がみられ、言葉の遅れ、自閉傾向で見つかることもあります。幼児期後半から学童期には、腰周りの筋力低下により、起き上がること（Gowers徴候）や、階段の昇り下りが困難になります。筋力低下は進行し、10歳代で歩行不能から車椅子生活となり、20歳前後で、呼吸筋麻痺や拡張型心筋障害が原因で亡くなります。BMDでは、DMDに比べて発病は遅く、10歳ごろに走るのが遅い、下腿の痛みで気付かれます。筋力低下は緩やかに進行し、歩行が困難になると関節拘縮が明らかになります。拡張型心筋障害は死亡原因となり、平均寿命は40代です。

検査方法

　血液検査では、筋逸脱酵素であるクレアチニンキナーゼ（正常の10倍以上）、アルドラーゼ、トランスアミナーゼが高値となります。筋生検検査で、ジストロフィンの免疫組織化学染色で、筋細胞膜が染色されなければ、DMD、薄くまたは斑に染色される場合はBMDと診断されます。遺伝子検査では、65％に相当する欠失を見つけるために、Multiplex PCR、Southern blottingとFISH法が開発されています。さらに、Southern blottingとquantitative PCR法が、10％の重複を発見するために使用されています。最後にMutation scanningやsequence analysisが、35％に相当する微小欠失や重複、1塩基置換、スプライス異状を発見するために応用されています。

治療

　根本的な治療法はありませんが、適切な管理によって、生存期間の延長とQOLの改善が得られています。副腎皮質ホルモンが、細胞膜の安定化と抗炎症作用から、DMD患者の筋力低下に有効であると言われています。感染症予防に各種ワクチン接種、骨折の予防にカルシウムとビタミンDの補給、関節可動域の確保と拘縮の予防に理学療法が行われます。肥満予防には栄養管理も重要です。

予後

　DMDでは10歳前後で車椅子生活となります。胸郭変形と関節拘縮も進行します。呼吸筋麻痺による呼吸不全のため、気管切開や人工呼吸器を使用することもあります。20歳前後に、拡張型心筋症を併発し、呼吸不全や心不全を起こして亡くなります。

表　筋ジストロフィー

筋ジストロフィーは、先天性に筋構造蛋白が欠失する疾患を指し、病気の原因となる遺伝子が次々に発見されています。

デュシェンヌ型筋ジストロフィー（Duchenne muscular dystrophy: DMD）
ベッカー型筋ジストロフィー（Becker muscular dystrophy: BMD）
エメリ・ドレフュス型筋ジストロフィー（Emery-Dreifuss muscular dystrophy:EDMD）
肢帯型筋ジストロフィー（limb-girdle muscular dystrophy: LGMD）
顔面肩甲上腕型筋ジストロフィー（facioscapulohumeral muscular dystrophy: FSHD）
眼咽頭型筋ジストロフィー（oculopharyngeal muscular dystrophy）
先天性筋ジストロフィー（congenital muscular dystrophy: CMD）
福山型先天性筋ジストロフィー（Fukuyama-type congenital muscular dystrophy: FCMD） 　メロシン欠損型先天性筋ジストロフィー（merosin-deficient congenital muscular dystrophy） 　メロシン陽性型先天性筋ジストロフィー（merosin-positive congenital muscular dystrophy） 　ウールリッヒ型先天性筋ジストロフィー（Ullrich congenital muscular dystrophy）

Q&A

問：遺伝子治療について教えてください。

答：現在、国立精神神経センターをはじめ、多くの研究施設で、様々な遺伝子治療を含めた分子治療が、モデル動物を用いて研究されています。しかしながら、実用化までには、ベクターの問題、筋への輸送の問題など、未だ解決すべき課題は多いようです。

問：遺伝カウンセリングについて教えてください。

答：DMDとBMDでは、遺伝子の欠失と重複はMultiplex PCR法や半定量PCR法で迅速に診断することが可能です。したがって、患者の診断に遺伝子検査は有益です。しかしながら、発病する前の子どもの検査や、母親の保因者診断を目的とした遺伝子検査では、検査前に、十分な遺伝カウンセリングを受けることをお勧めします。

第3章　神経のいろいろな病気

小児の脳神経外科疾患

赤井　卓也

　小児においても成人同様に腫瘍、脳血管障害、外傷など種々の神経疾患が発生します。それらは、外傷のように外的要因により起こるものもありますが、新生児期に明らかとなる先天的病気もあります。また、妊娠時の超音波検査で見つかることもあります。妊娠時に病気がわかれば、児および母体の安全のために出産時期や出産方法をあらかじめ決めておくことができます。また、小児疾患で病院を受診する際には、児の発育状況が大切な情報となりますので母子手帳が必要です。本章では、代表的な小児脳神経外科疾患をとりあげます。

頭部、脊髄の先天的病気

水頭症

　水頭症は、もともと脳および脊髄を浸し循環している脳脊髄液が頭の中に過剰にたまることによって起こります。その結果、日々増悪する頭痛、嘔吐、さらに進行すると意識障害を生じます。新生児、乳児では、先天的な中脳水道（図1, 赤矢印）狭窄やのう胞による脳脊髄液の通過障害による水頭症を多く認めます。この時期に水頭となると頭が大きくなります。

　その治療は、脳室と腹腔や心臓を細いチューブでつなぎ、そこから余剰の脳脊髄液を血液循環へともどすシャント手術と、脳室の壁に小さな穴をあけて脳脊髄液を脳内の別な場所へと流す神経内視鏡手術があります（「神経内視鏡手術」の項を参照）。

頭蓋骨縫合早期癒合症

　頭の骨は、数枚の骨がパズルのように組み合わさってできています。その骨と骨のつなぎめを「縫合」とよびます。新生児期、乳児期では、この縫合は緩く、年齢とともに強固

図1　脳脊髄液の循環図

　脳室内の脈絡叢（＊）で産生された脳脊髄液は、脳室から出て脳や脊髄を浸し脳表のくも膜顆粒から吸収されて血液循環にもどると考えられています（実線矢印）。その他、脳室の壁や脳表からも吸収されます（点線矢印）。ヒトでは、1日に3回ほどこの脳脊髄液が入れ替わっています。この産生と吸収のバランスが崩れて、相対的に産生過剰となった状態が水頭症です。

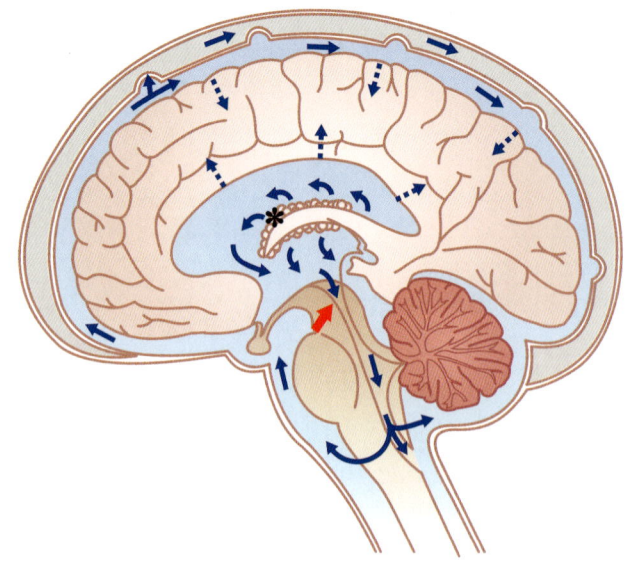

小児の脳神経外科疾患

になります。この縫合が早く閉じすぎる（強固なものとなる）病気を「頭蓋骨縫合早期癒合症」と言います。この病気は、新生児2,500〜3,000人に1人の割合で発生すると言われています。

　頭蓋骨縫合が早く閉じ過ぎるとその部分の頭の骨が大きくなれないため、頭が変形します。また、頭の骨が大きくなれないと、その中にある脳も大きくなれないため、脳の発達障害を来すことがあります。頭の形は、罹患した縫合によって異なります（図2）。また、頭の骨とつながっている顔の骨に影響がでて、顔の変形を来すこともあります。頭や顔の変形だけでなく、合指症（指と指がくっついている状態）、短指症、四肢骨の変形など、他の部位にも先天的病気を伴っていることもあります。

　この病気の原因はまだ明らかになっていませんが、何らかの原因で、ある特定の遺伝子に異常が起こると頭の骨に早期癒合が起こることが明らかになりつつあります。遺伝的に発生することもあります。

　診断は、頭の骨のレントゲン写真やCT撮影を行うことでわかります。生まれてからの頭囲（頭の大きさ）の発育状況も大切です。受診のきっかけとしては、ご両親がお子さんの頭の変形に気付いて病院に来られる場合、検診で頭の形の異常が指摘される場合、他の病気で小児科、形成外科を受診した際に見つかることなどがあります。診断が決まると、小児科で発達について検査を行います。

　手術は、形成外科、脳神経外科の合同手術にて頭の骨を移動させて、その形を整えることになります。その時期は、3ヶ月から12ヶ月頃に行っています。しかし、嘔吐や水頭症など、頭の変形が強いために、頭の中の圧が高くなっているときは、もっと早くに手術を行います。

　手術方法は、病気の部位により異なりますが、多くは、頭の骨と眼の上の骨（眼窩骨）を一塊として切り、この骨を、前方へ移動させることで、頭蓋骨の中の体積を増やして、脳が大きくなれるスペースをつくります。手術は、1回の手術で骨の移

図2　頭のシェーマと罹患縫合

上から見た頭の形と罹患縫合（早く閉じてしまった縫合）を示しています。細い線は正常の骨縫合、赤い線は罹患縫合です。罹患部位では、頭蓋骨は、縫合に沿った方向へは成長しますが、そこが拡がる方向へは成長しません。罹患縫合が多いとクローバー葉頭蓋となります。

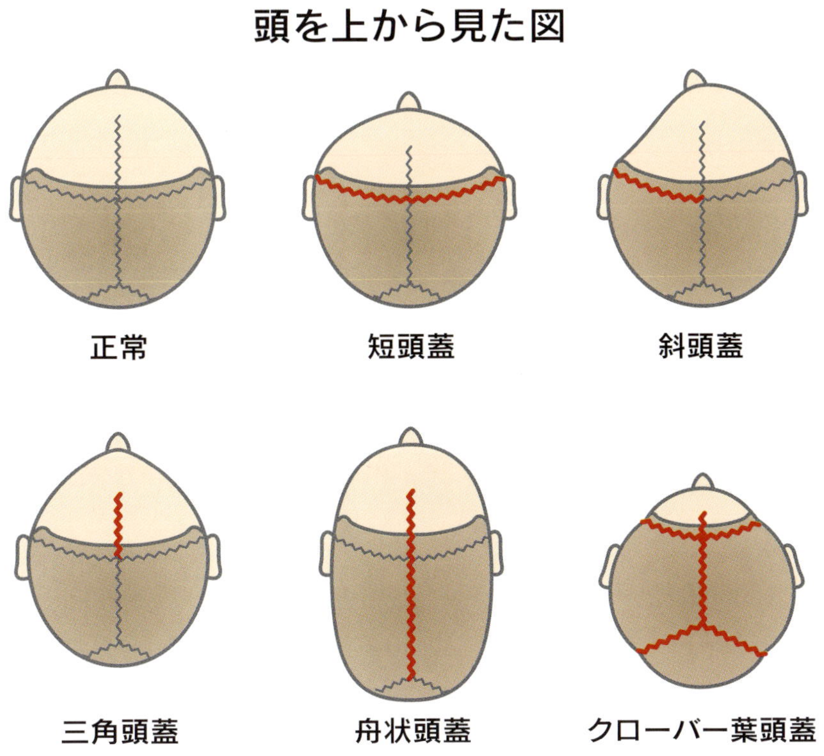

頭を上から見た図

正常　　　短頭蓋　　　斜頭蓋

三角頭蓋　　　舟状頭蓋　　　クローバー葉頭蓋

動を終える方法、骨を移動させる特殊な器具（骨延長器）をつけて、徐々に骨を移動、矯正する方法があります。最近は、後者の手術を行うことが多くなっています。

顔の骨も早期癒合を起こしているときは、7歳以降に顔の骨を移動・延長させる手術を行います。

手術後は、定期的に頭、顔の骨、脳の形状および発達状況についてフォローします。

病気の予後は、術前の児の発達状況により異なります。手術により、脳の圧迫がなくなり、知能発達が改善することもあります。また、頭以外の部位に先天的病変があるかどうかによっても児の予後は異なります。

くも膜のう胞

脳の表面や脳室内に大きな穴があいたように脳脊髄液がたまった先天的病気です。けいれん、頭痛、水頭症の原因となることがあります。脳の圧迫がなく、症状もなければ、治療の必要がないことが多い病気です。何か他の理由で頭のCTを撮った際にたまたま見つかることもあります（図3）。

治療としては、内視鏡を用いてのう胞に穴をあけ、脳室や脳槽といった脳脊髄液が循環しているスペースへと交通をつける手術（のう胞開窓術）、のう胞と腹腔をシャントチューブで交通をつけ、のう胞内溶液を腹腔へと流す手術（のう胞腹腔短絡術）があります。

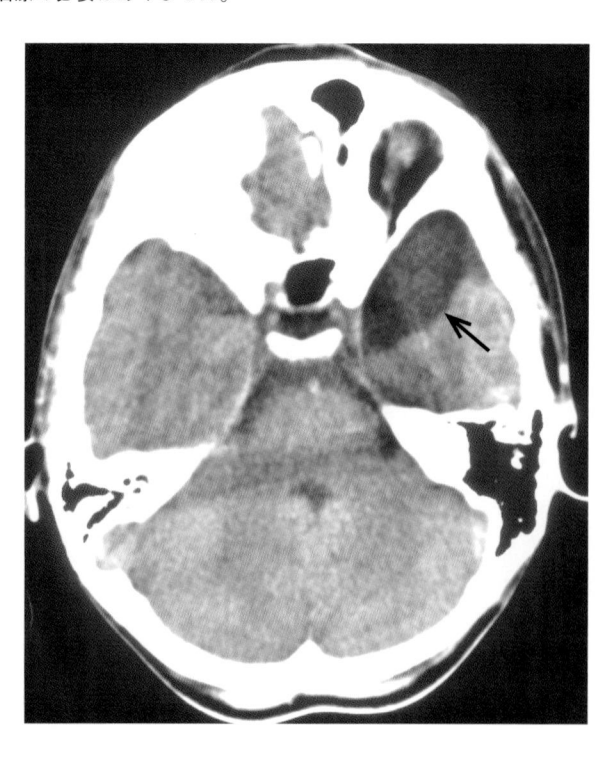

二分脊椎

二分脊椎は、脊髄を入れている脊椎が割れている先天的病気です。脊椎が欠損したところから脊髄やそれを包む硬膜が脱出した顕在性二分脊椎と、背部の異常発毛、色素沈着、凹み、膨隆だけの潜在性二分脊椎があります（図4）。

顕在性二分脊椎は、妊娠時の超音波検査で見つかることもあり、瘤を形成しているときは帝王切開による出産が安全です。症状は、外表異常の他に下肢の運動障害、排便・排尿障害などがあります。脊椎のどのレベルに病変があるかにより、児の運動機能予後は異なります。病変が腰椎の上部にあるほど、運動機能は悪くなります。

出生時に脳脊髄液が漏れているときは、48時間以内の修復が必要です。本疾患では、水頭症を伴っていることが多く、脊椎部の修復の後、水頭症治療を要します。潜在性二分脊椎では、無症状であれば治療を急ぐ必要はありません。また、この病気には脊髄脂肪腫や奇形腫といった腫瘍を合併していることがあります。いずれの二分脊椎においても、脊髄が下方に牽引されている状態（脊髄係留）を伴っていることがあります。この場合は、児の成長に伴い神経がより強く牽引されて、下肢痛、麻痺、排便・排尿機能障害が出現することがあります。無症状の脊髄係留に治療が必要か、どのタイミングで治療を行うかについては、研究が進行中で結論はでていません。

本疾患の原因は明らかでありませんが、家系内で多発することがあります。本疾患を持つ児が出生したときは、次の妊娠前から十分に葉酸（緑黄色野菜やレバーに多く含ま

図3　くも膜のう胞のCT

左側頭部（矢印）に脳に穴があいたように脳脊髄液がたまった場所を認めます。しかし、頭蓋骨変形、周囲の脳の圧迫はありません。本例ではけいれん発作がなければ治療の必要はありません。

小児の脳神経外科疾患

図4　二分脊椎のCT

3次元-CTおよびCTを示しています。脊髄を入れている脊柱管の後方が欠損しています（矢印）。欠損したところから脊髄やそれを包む硬膜が外へ脱出した顕在性二分脊椎と、外表に異常発毛、色素沈着、皮膚の窪みなどを認めるのみである潜在性二分脊椎があります。

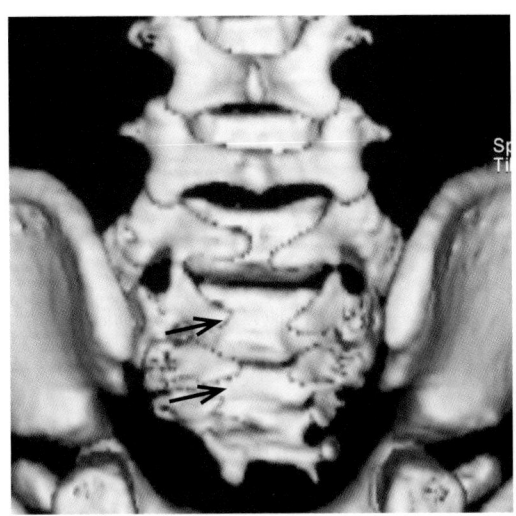

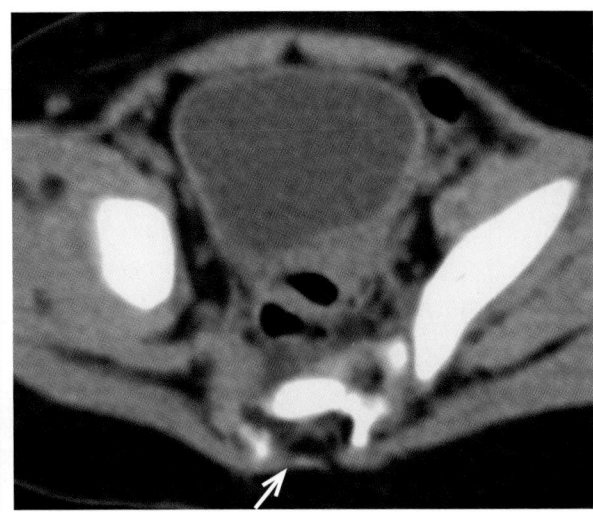

れる）を補充しておく必要があります。これにより、次の児に同様の病気が発症する率が減少します。脊髄を含む神経系器官は、妊娠3ヶ月以内にほぼ完成するので、妊娠前1ヶ月から妊娠3ヶ月までの葉酸補充が重要となります。家系内に二分脊椎がなくとも、この期間に十分に葉酸を摂取することで二分脊椎の発症率が減少することが明らかとなっており、厚生労働省も葉酸摂取を勧めています。

もやもや病

脳を栄養する太い血管が、進行性に消えていく病気です。その代わりに細く、くねくねと曲がった血管（もやもや血管）が現れるのでこの名前がつきました（図5）。日本で初めて発見された病気で、東洋人に多い病気です。病気の原因はまだ明らかでありませんが、家系内に多発す

図5　もやもや病の脳血管撮影

脳の底にある血管が内頚動脈終末部（矢印）でほぼ詰まっており、その周囲にもやもやした細い血管を多数認めます。

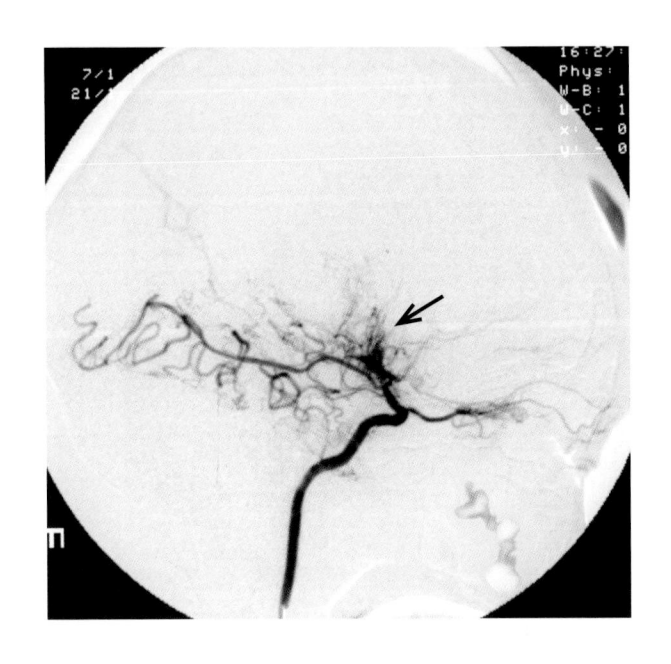

119

ることがあります。小児期に病気がわかる場合と成人してから脳出血が起こりこの病気がわかることがあります。小児期の症状としては、脱力（泣いたとき、笛を吹いたとき、暑いものを食べたときなどに急に手や足の力が抜ける）、けいれん発作、頭痛、発達遅滞などがあります。診断は、MRIやCT、脳血管撮影で調べるとわかります。

小児の脳は、成長のために十分な栄養が必要なので、脳の発達障害を起こさないように脳の血流を増やす治療が必要です。それには、頭皮を栄養する血管と脳の血管をつなぐ手術（直接血管吻合術）、頭皮を栄養する血管を脳表に置く手術（間接血管吻合術）があります。

脳動静脈奇形

体の中で、血液は、動脈から毛細血管を経て静脈へと流れていきます。この毛細血管のところで、栄養や酸素を細胞へと渡し、不要となったものを血液へともどしています。脳動静脈奇形は、脳の中で動脈と静脈が直接つながってしまった先天的病気です。圧の高い動脈血が壁の薄い静脈へと流れ込むため、血管が破れて脳出血を起こしたり、けいれんを起こしたりします。頭のけがなどでCTをとったときに脳に異常な石灰化があり、この病気が見つかることもあります（図6）。この病気は、脳以外の部位にも起こります。

出血やけいれんを予防するために治療を行います。病気部分を摘出する手術と病気のところに的を絞って放射線を照射する治療（定位的放射線治療）があります。

腫瘍

小児にも成人と同様に脳や脊髄に腫瘍ができますが、できやすい腫瘍の種類は、成人と異なります（図7）。良性の腫瘍から、進行が早い悪性腫瘍まで種々のものがあります。治療は、腫瘍の種類、年齢により異なります。

外傷

小児は成人に比し、頭が大きいため、転倒、転落により頭部をけがすることが多くなります。けがの原因や起こるけがの種類も年齢により異なります。児は自分で危険を察知することはできませんから、周囲が十分に安全に気を配る必要があります。

歩行を始める1歳までは、転落外傷が多くなります。ベッドやクーハ

図6 脳動静脈奇形

毛細血管を介さず動脈と静脈が直接つながっている状態です。CTでは、病変部に石灰化を伴っているときは、高吸収域として映ります（矢印）。脳血管撮影では、血管のかたまり（矢印）として写り、動脈が映っているときに静脈も映ってきます。

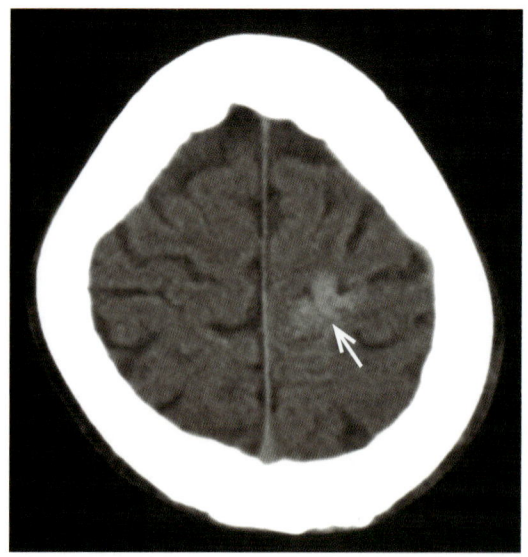

脳CT 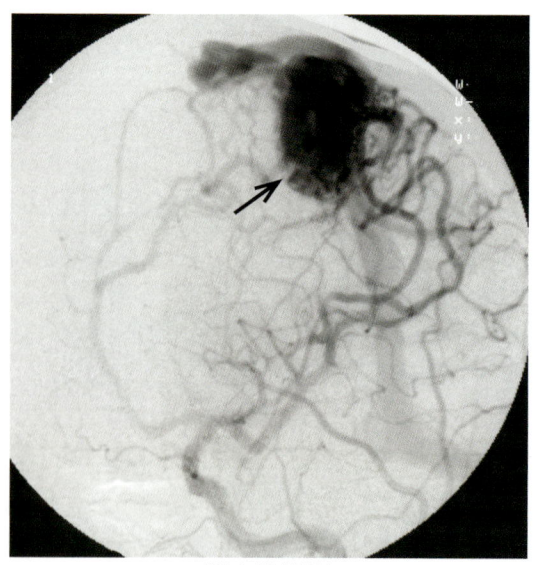　　　　　脳血管撮影

ンから転落することもあります。児を高く放り上げることは、脳と硬膜（脳を包む膜）の間に血液がたまる原因となり危険です。それ以降は、活動性がさらに高まるため、階段からの転落（降りることが昇ることより危険です）、歩行が不安定なための転倒などが起こります。スーパーの買い物かごに乗っていて転倒したり、自転車の補助椅子に乗っていて親が眼をはなしている間に自転車ごと転倒したりする事故もあります。さらに成長すると自転車運転中の事故を含め、交通事故が多くなります。

症状としては、嘔吐の有無が重要となります。けがの後、吐いたとき、元気がないとき、食欲がないときは、病院を受診することを勧めます。意識消失があったとき、けいれんを起こしたときも受診が必要です。10歳頃までは、頭に大きな問題が起きていなくても外傷後に吐くこともあります。

治療は、頭蓋骨の陥没やズレがない骨折では、手術の必要はありませんが、脳を圧迫するような骨折では手術が必要となります。幼児期までの骨折で、その下の硬膜も破れているときは、骨折が直らず、逆にそこが拡がることもあります。頭蓋内出血は少量では、手術の必要はありませんが、脳を圧迫し、生命の危険があるときは手術による血腫除去が必要です。脳に傷がつくと（脳挫傷）、けいれんを起こすことがあります。

図7　小児にできやすい腫瘍とその部位

症状は、腫瘍ができる部位によって異なります。眼の神経の近く（⇐）では、視力低下、視野狭窄（見える範囲が狭くなる）が起こります。松果体部（←）では、脳室を圧迫して水頭症を引き起こしその症状が出現します。小脳や脳幹部に腫瘍ができるとよく転ぶようになったり、細かい動作ができなくなったり、ものが二重に見えたりします。

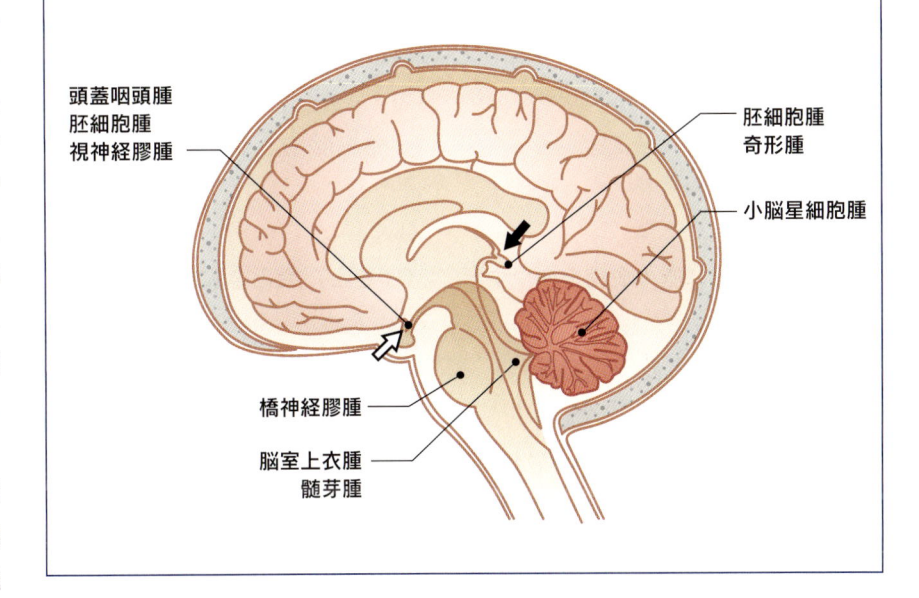

- 頭蓋咽頭腫
- 胚細胞腫
- 視神経膠腫
- 胚細胞腫
- 奇形腫
- 小脳星細胞腫
- 橋神経膠腫
- 脳室上衣腫
- 髄芽腫

Q&A

問：予防できる先天的病気はありますか？

答：完全に予防できるわけではありませんが、二分脊椎は、母胎が十分量の葉酸を摂取することで、児が本疾患に罹る率を下げることが可能です。ただし、妊娠前からの摂取が必要です。葉酸が過剰になったときの副作用についての報告はありません。他のビタミン補充による二分脊椎発生の予防効果は明らかでありません。

問：小児の神経外科疾患で病院を受診する際の注意点はありますか？

答：必ず母子手帳を持参してください。児の発育についての大切な情報がそこに記載されています。また、病気が頭部以外のところにもある可能性があり、検査・治療のために、小児科、小児外科、形成外科など、複数科の受診が必要となります。

第3章 神経のいろいろな病気

脊椎の病気

飯田　隆昭、飯塚　秀明

頚椎変性疾患

頚椎変性疾患には頚椎椎間板ヘルニア、頚椎症、靭帯骨化症、脊柱管狭窄症などがあります。

解剖と病態

頚椎は7個あり、椎間に存在する椎間板や靭帯により連結された脊柱管内に脊髄を収めています。脊髄から神経根が分かれ、椎間孔を通り脊柱管から出て、8本の頚神経(C1-8)となります(図1)。

椎間板ヘルニアや脊椎症性骨棘および靭帯の変性や骨化を生じると脊髄・神経根を圧迫するようになり、痛み・しびれ・感覚障害・麻痺・歩行障害・手指の使いにくさ・膀胱直腸障害を起こしてきます(図2)。

頚椎椎間板ヘルニア：椎間板の加齢性変性に外力が加わり、脊柱管へ膨隆した状態です。

頚椎症：椎間板の変性を基盤として椎体縁に骨棘を形成し、動的要因も加わり、神経根・脊髄を圧迫します。

後縦靭帯骨化症(OPLL)：原因不明で靭帯の骨化巣の増大により脊髄を圧迫します。

脊柱管狭窄症：先天的要因(椎弓根・椎弓板の発育不良)に靭帯肥厚・椎間板突出などの後天的要因が加わり脊柱管が狭くなり脊髄を圧迫します。

診断

神経学的所見による責任病巣診断などに加えて、エックス線・CT・MRIの画像検査にて脊椎変性による神経組織の圧迫状態などを観察します。

治療

保存的治療：頚部の過伸展や転倒などで悪化せぬよう、姿勢など注意して、薬物療法・頚部安静・ネックカラーなどの保存的治療で、症状の改善を期待します。

手術治療

保存的治療で改善不良・神経症状悪化時や運動知覚障害のつよい症例で症状の改善を期待して手術治療を

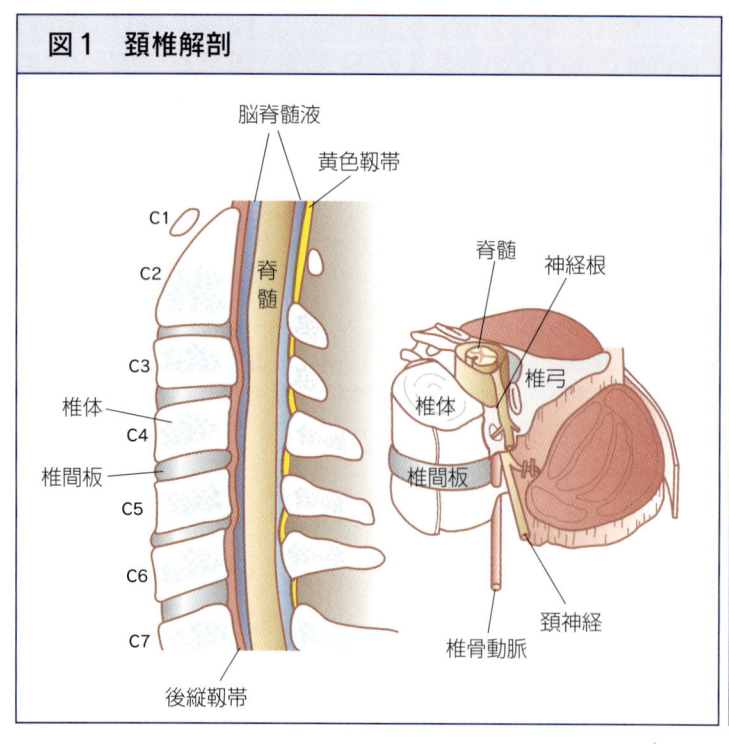

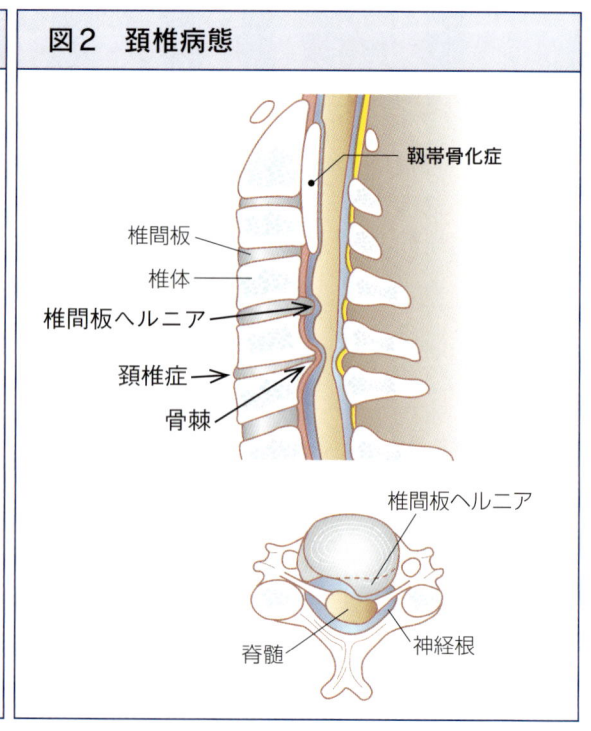

検討します（図3）。

頚椎前方除圧固定術：頚椎椎間板ヘルニア・頚椎症・後縦靱帯骨化症などの前方からの圧迫病変に対して、前方から圧迫病変を除去し、自家腸骨・チタンケージ・セラミックスペーサーなどで椎間固定します（図4）。

頚椎後方除圧（固定）：黄色靱帯肥厚などの後方圧迫要素が主因であるときや脊柱管狭窄を伴う場合や3椎間以上の多椎間病巣では頚椎後方除圧を選択します（図5）。

脊椎後弯例では後方除圧効果は不良で不向きです（図6右）。

椎弓切除・椎弓形成・黄色靱帯肥厚部切除にて脊柱管を拡大して脊髄の圧迫を減じます（図6中央）。

不安定性を伴う場合はスクリュー・ワイヤーなどを用いて脊椎固定を加えます。

図3　頚椎症に対する手術法の選択

```
前方圧迫病巣                          後方圧迫病巣
(骨棘・椎間板ヘルニア・後縦靱帯骨化)      (黄色靱帯変性・脊柱管狭窄)
      ↓                                  ↓
  3椎間以上 ──あり──→            後弯
      │なし                          │なし
      ↓                              ↓
  前方除圧固定        あり          不安定性
                 ╲                   │
                  ╲              あり │ なし
                   ↓               ↓    ↓
            前方後方除圧固定   後方除圧固定  後方除圧
```

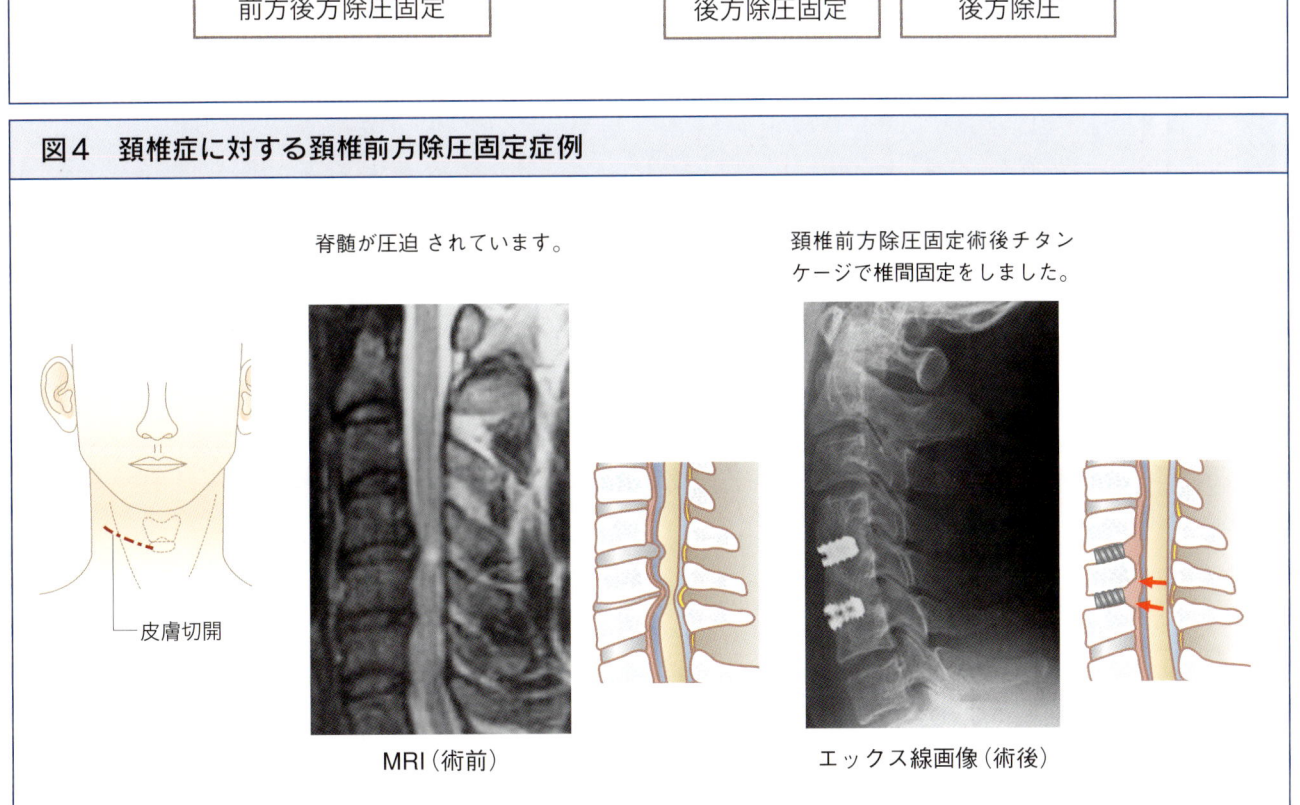

図4　頚椎症に対する頚椎前方除圧固定症例

脊髄が圧迫されています。　　　　頚椎前方除圧固定術後チタンケージで椎間固定をしました。

皮膚切開

MRI（術前）　　　　　　　　　エックス線画像（術後）

第3章　神経のいろいろな病気

図5　頚椎症に対する頚椎後方除圧固定症例

前後から脊髄が圧迫されています。

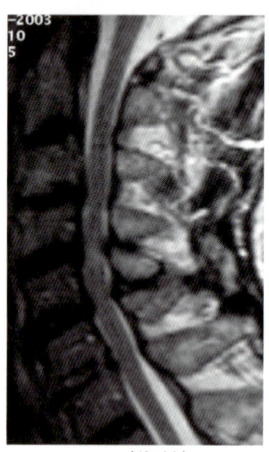

後方除圧手術で脊髄圧迫は改善しています。

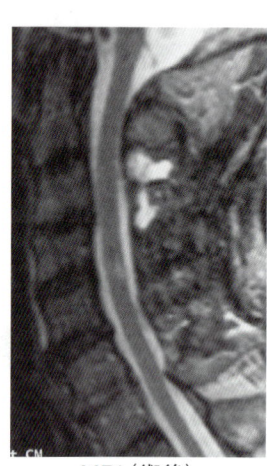

頚椎後方除圧固定術

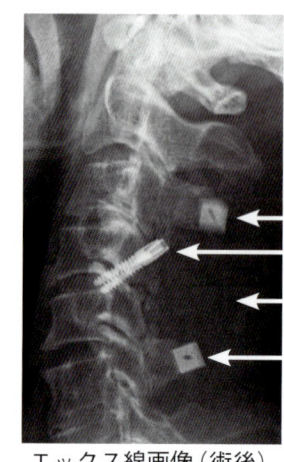

→ 椎弓形成
→ 椎間関節螺子固定
→ 椎弓切除
→ 椎弓形成

MRI（術前）　　MRI（術後）　　エックス線画像（術後）

図6　頚椎症に対する頚椎後方除圧固定術

頚椎後方除圧固定術後の状態

脊髄圧迫による病変がみられます。

前弯側では後方除圧にて脊髄は後方へ移動し除圧効果が得られます。

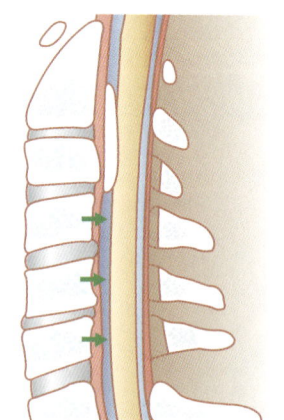

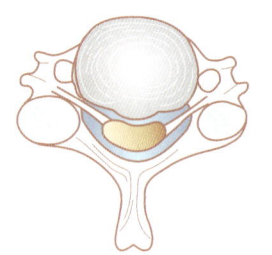

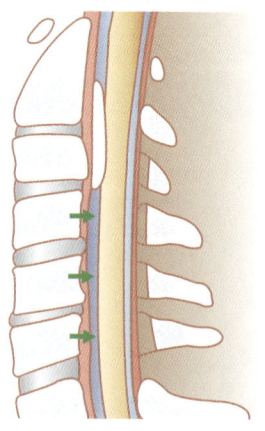

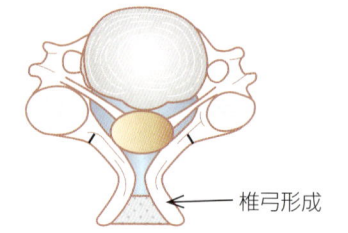

後弯例では脊髄は後方への移動が不十分で前方圧迫要素からの除圧効果は不良となります。

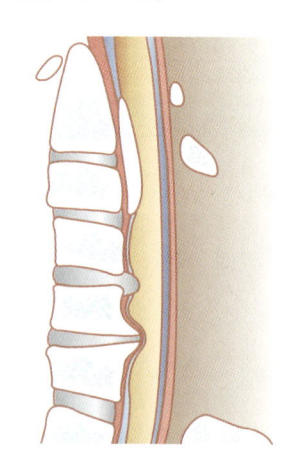

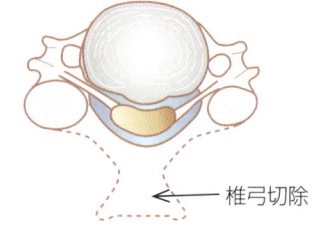

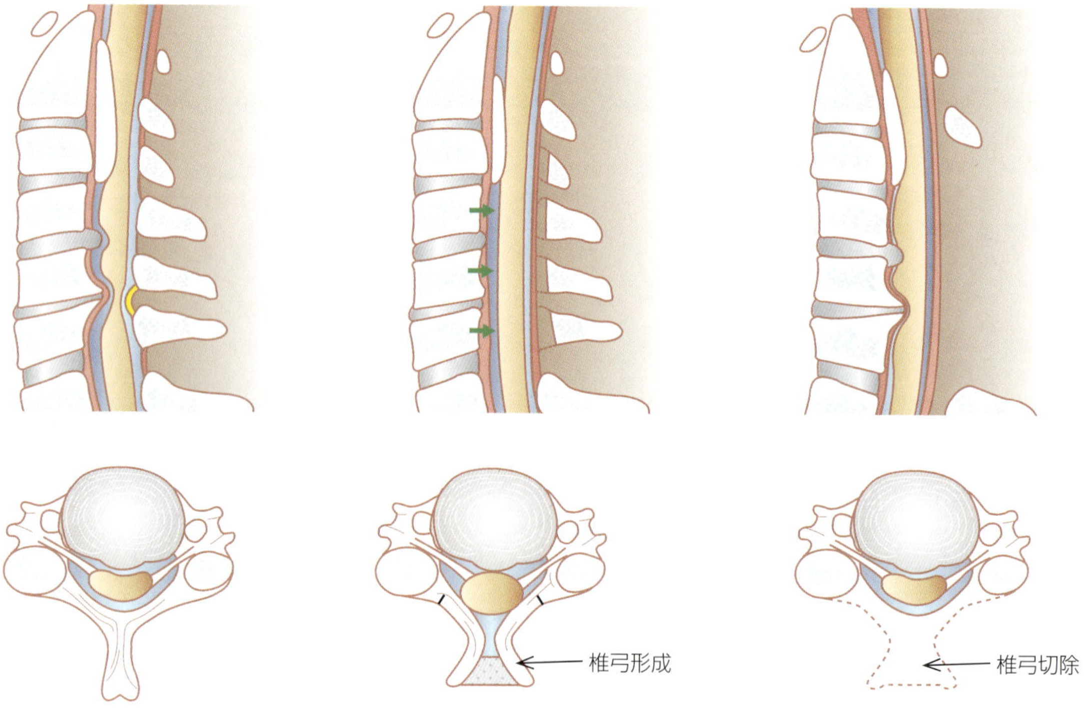

椎弓形成

椎弓切除

124

脊椎の病気

環軸椎脱臼

前屈時に環椎が軸椎歯突起から離れて前方にずれた状態を言います。前方偏移して脊柱管狭窄し脊髄を圧迫します。原因として外傷（横靱帯断裂・歯突起骨折）、関節リウマチ、歯突起骨などがあります。

症状

後頭部痛、めまいや脊髄の圧迫による症状があります。

診断

前後屈エックス線・MRI・CTなどの画像検査をします（図7）。

図7　環軸椎脱臼エックス線像

頸椎が前方へずれています（矢印）。

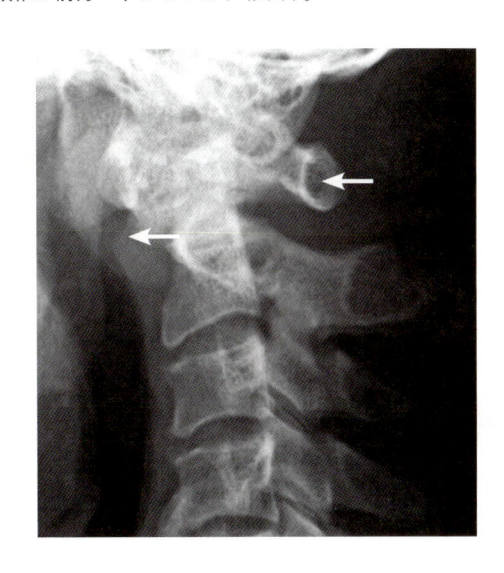

図8　環軸椎ワイヤー締結

C_1、C_2をワイヤーでしばり固定しています。間には自家骨を移植しています。

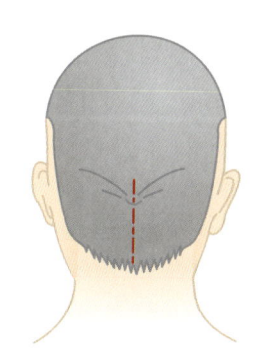

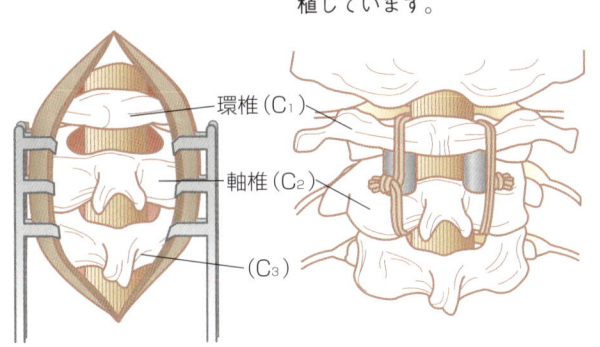

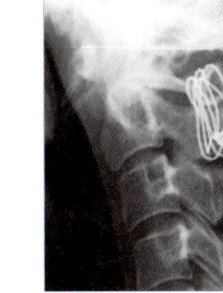

環椎（C_1）
軸椎（C_2）
（C_3）

皮膚切開　　　エックス線画像（術後）

図9　環軸関節貫通螺子固定（Magerl法）

C_2から環軸関節をつらぬいてC_1までスクリューで固定します（⇒）。環軸椎ワイヤー締結（中央）も行っています（→）。

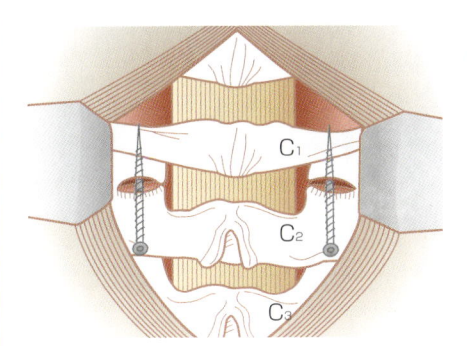

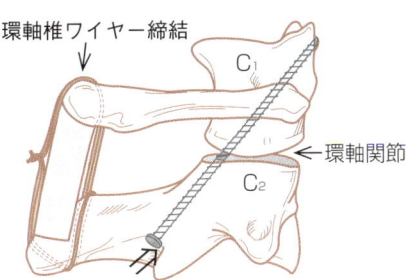

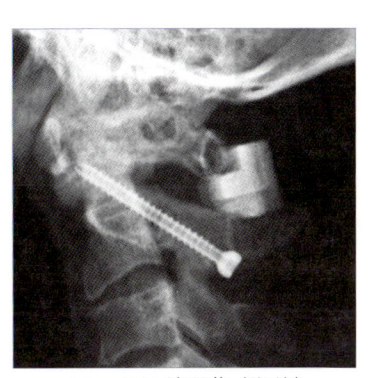

環軸椎ワイヤー締結
C_1
C_2
環軸関節

エックス線画像（術後）

治療

環軸椎脱臼の整復、固定手術を行います（図8、9）。

腰椎変性疾患

腰椎変性疾患には腰椎椎間板ヘルニア、腰部脊柱管狭窄症、腰椎すべり症などがあります。

腰椎椎間板ヘルニア：突出した椎間板組織により神経が圧迫され、神経根痛・しびれ・運動知覚障害を呈します。

加齢的な変化に加え、外傷や長時間一定姿勢や加重などが誘因となります（図10）。

腰部脊柱管狭窄症：椎間関節の変性肥厚や靱帯の変性肥厚・椎間板膨隆などにより脊柱管が狭くなることで神経が絞扼されます。

腰椎すべり症：分離症や変形により不安定性すべりが起こったものです。

症状

腰痛・臀部痛・根性坐骨神経痛・下肢のしびれの自覚、障害された神経の支配領域の知覚障害・筋力低下があります。また、間歇性跛行として、数10 m〜数100 m歩くと足に痛みやしびれが現れます。

診断

神経症状およびエックス線・MRI・CTなどの画像検査をします。

治療

保存的治療

腰部の負担を避けるよう日常生活動作に注意し、腰部ストレッチ・筋力強化訓練をします。コルセット着用での装具療法や薬物治療もあります。

図10　腰椎椎間板ヘルニア病態

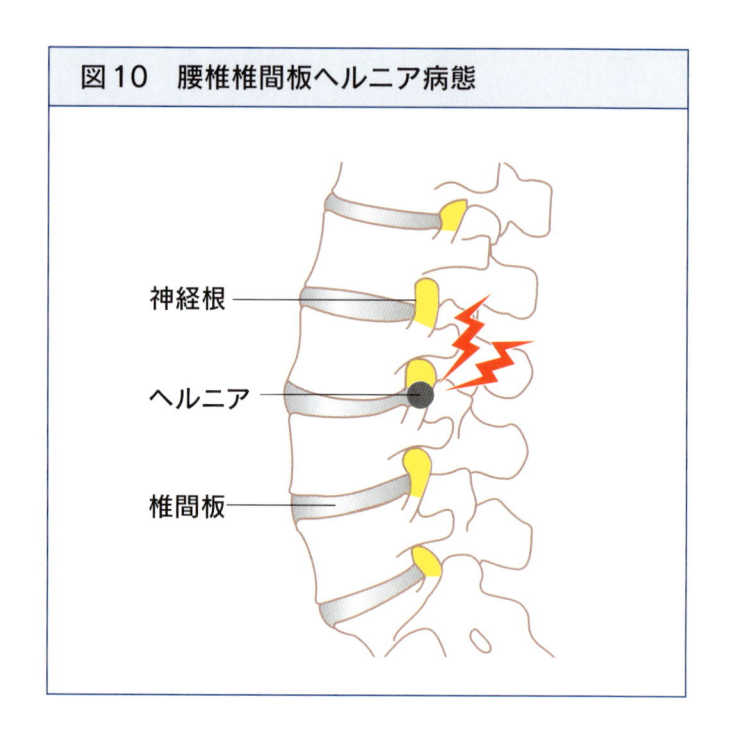

神経根
ヘルニア
椎間板

図11　腰椎椎間板ヘルニア手術症例

椎間板ヘルニアにより神経圧迫しています（矢印部）。

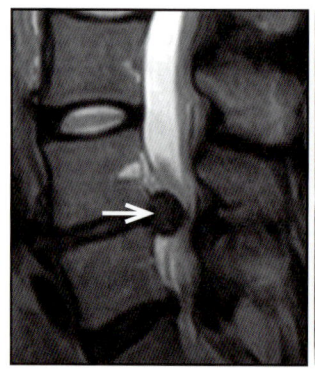

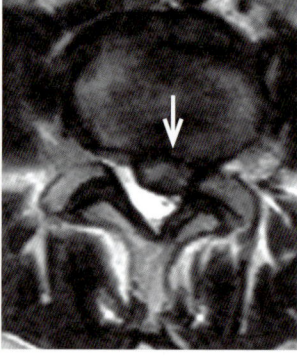

MRI（術前）

椎弓部分削除・ヘルニア摘出術で圧迫が改善しました（矢印部）。

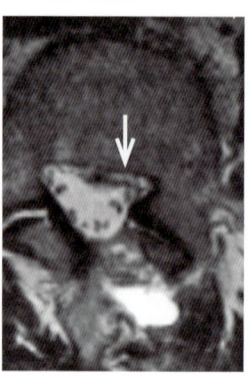

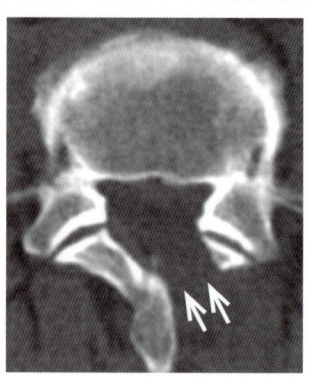

MRI（術後）　　CT像（術後）

脊椎の病気

外科的治療

腰痛が主体の場合は3ヶ月の保存療法で奏効しないときに手術を考慮します。

排尿障害を呈する場合は可及的早期に手術を行います。

急速な麻痺の出現や筋力低下進行例では手術を推奨します。

腰椎椎間板ヘルニア摘出術：後方より椎弓部分切除・黄色靱帯切除し、椎間板ヘルニアを摘出して神経組織の圧迫をとります。チューブレトラクター・手術用顕微鏡や内視鏡での手術もあります（図11、12）。

腰椎後方除圧術：腰部脊柱管狭窄や椎弓切除・黄色靱帯切除し神経組織の圧迫をとります（図13）。

脊椎固定術：不安定性すべりに対して椎間ケージ・椎弓根スクリューなどで整復・固定を行います。

図12　腰椎椎間板ヘルニア摘出術

開窓部分椎削除　椎間板ヘルニア摘出

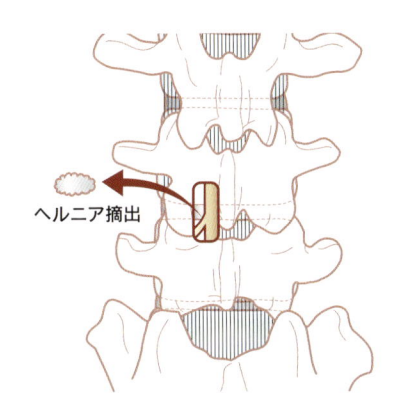

チューブレトラクターを用いた椎間板ヘルニア摘出（MD法）

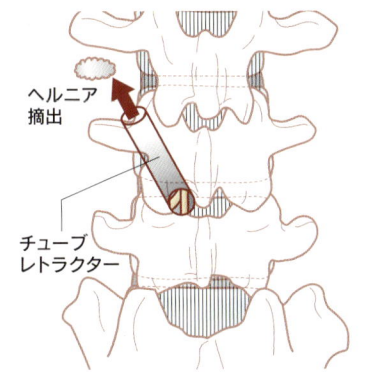

椎弓部分削除（矢印：開窓部）

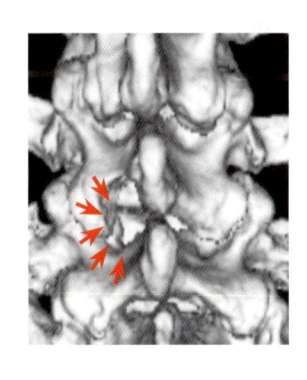

術後3DCT像

図13　腰部脊柱管狭窄症に対する腰椎後方除圧術

黄色靱帯肥厚、椎間板膨隆により脊柱管が狭窄して神経組織を圧迫しています。

椎弓切除黄色靱帯除去

片側侵入両側除圧、椎弓部分削除開窓黄色靱帯除去

棘突起縦割椎弓削除黄色靱帯除去

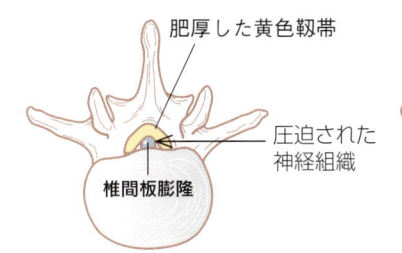

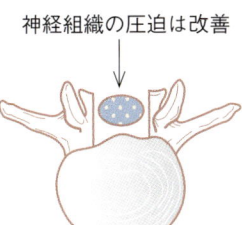

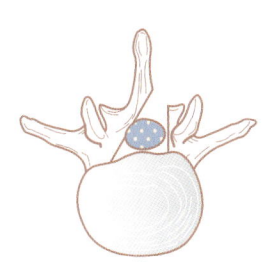

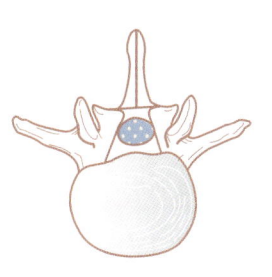

肥厚した黄色靱帯
圧迫された神経組織
椎間板膨隆

神経組織の圧迫は改善

第3章 神経のいろいろな病気

脳下垂体腫瘍

立花 修

勃起不能、高血圧、糖尿病などを引き起こし、場合によっては死に至る

頭蓋底のほぼ中央にあって、全身のホルモンの中枢である脳下垂体。大きさは10 mm弱であり、この脳下垂体に腫瘍（しゅよう）ができると、様々な疾患を引き起こします。

この良性腫瘍はホルモンを産生しないタイプとするタイプに分けられます。成長ホルモン産生腺腫は手足の先端、額、あご、舌などが肥大する先端巨大症となり、糖尿病、高血圧などを高率に合併します。プロラクチン産生腺腫は女性では無月経で乳汁分泌が、男性では勃起不能になります。副腎皮質刺激ホルモン産生腺腫は高血圧、糖尿病をほとんど合併し、放っておくと感染症を起こしやすく、死に至ります。ホルモン非分泌性腺腫（非機能性下垂体腺腫）は頭痛、視力視野障害で発症します（図1）。

CTスキャン、MRIおよびホルモン採血で診断する

診断は、内分泌内科の専門医師によるホルモン採血とほとんど浸襲のないCTやMRIで可能です。

手術は鼻の穴または上口唇から行い、頭は開けない

プロラクチン産生腺腫のみが薬物療法が第一選択になりますが、ほかは手術が第一選択になります。できる限り腫瘍を多く取り除くことで解決します。手術は開頭手術ではなく経鼻的下垂体手術で行います。経験豊かな医師が行えば、脳外科の手術の中でもとくに安全な部類に属します。十分に腫瘍が取り除けなかった場合は、術後に薬物療法や放射線療法を行います。経鼻的下垂体手術は、すでに確立した手術です。上の前歯の付け根の口腔粘膜を切開し、鼻腔の背側からアタックする手術です。

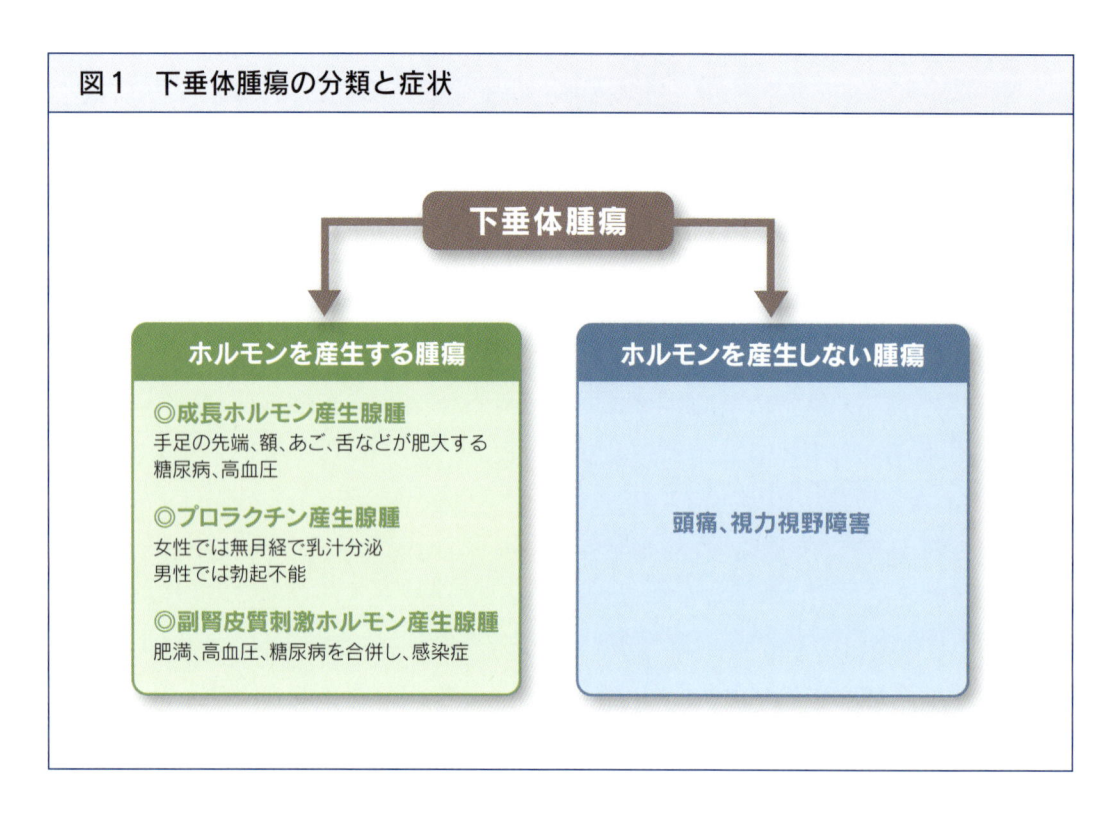

図1　下垂体腫瘍の分類と症状

下垂体腫瘍

ホルモンを産生する腫瘍
- ◎成長ホルモン産生腺腫
  手足の先端、額、あご、舌などが肥大する
  糖尿病、高血圧
- ◎プロラクチン産生腺腫
  女性では無月経で乳汁分泌
  男性では勃起不能
- ◎副腎皮質刺激ホルモン産生腺腫
  肥満、高血圧、糖尿病を合併し、感染症

ホルモンを産生しない腫瘍
頭痛、視力視野障害

さらに最近では鼻の穴からのみでの手術もできるようになりました。開頭手術のように傷あとの残ることがないので、患者さんは社会復帰しやすいと言えます。近年は、内視鏡や神経ナビゲーションを使用し、より安全に的確に手術を行えるようになりました。間脳下垂体腫瘍の外科治療は内分泌内科、放射線科と密接に連絡を取り合い、集学的治療を行うことにより、生活の質の向上をめざす医療を行うべきです（図2）。

その他の下垂体近傍にできる腫瘍

頭蓋咽頭腫

小児と成人にも発症する上皮性腫瘍で、脳下垂体の大脳の付け根から発生します。大部分は良性です。症状は、頭痛、視力視野障害、内分泌症状（成長障害、二次性徴障害、副腎皮質機能障害、甲状腺機能障害、中枢性尿崩症）です。診断は、CTやMRI、そして血液内分泌検査で行います。治療はできるだけ手術（図3：開頭手術、拡大蝶形骨手術）で摘出し、残存部には放射線治療を行います。ただし、腫瘍の発生占拠部位が視床下部という、生命に最も深く関係する場所であるため（下垂体ホルモンの制御、体温の制御、食欲の制御、記憶の回路など）、摘出には細心の注意を要します。著者らの経験では、本腫瘍の手術は脳神経外科医にとってかなり高度な技術を要するものであり、十分解剖を熟知し、患者さんの将来に責任を持つつもりで、情熱を傾けて本疾患に取り組む必要があります。

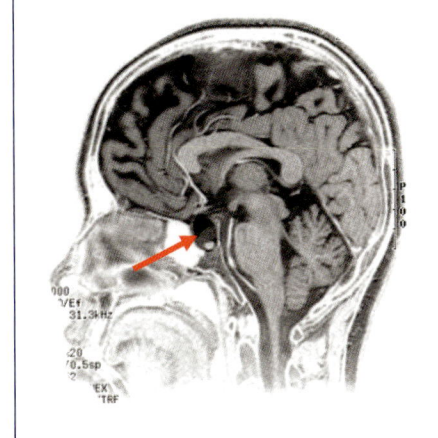

図2　脳下垂体腫瘍の経鼻的下垂体腫瘍摘出術

脳下垂体腫瘍（→）　　経鼻的下垂体腫瘍摘出術（→）

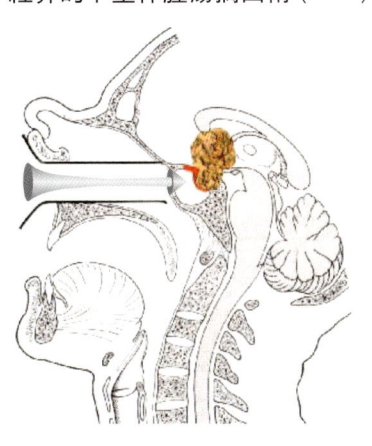

図3　頭蓋咽頭種

41歳男性、視力視野障害で発症した頭蓋咽頭腫（矢印）。拡大蝶形骨手術で腫瘍は全摘出されました。

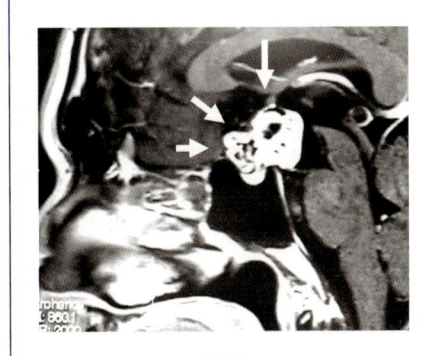

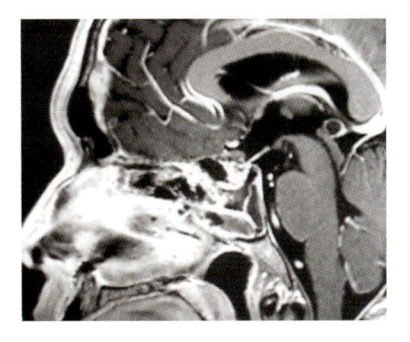

術前　　術後

第3章　神経のいろいろな病気

プリオン病

永石　彰子

プリオン病とは、本来は神経細胞膜上に正常に存在するプリオン蛋白が、感染性をもつ異常プリオン蛋白に変わり、脳に蓄積して神経の症状を起こす病気です。プリオンはウイルスや細菌のような微生物ではないため、プリオン蛋白の中には遺伝子はなく、蛋白そのものが感染性をもっています。プリオン病は人間以外の様々な動物にもみられ、牛海綿状脳症（＝狂牛病、BSE）のほか、ヒツジのスクレイピー、シカ類の慢性消耗性疾患などが知られています。罹患した動物の危険部位を摂取することなどにより、種を超えて感染・伝播する人畜共通感染症です。

種類と症状

特発性プリオン病

発症の原因がとくに見いだされないものです。弧発性クロイツフェルト・ヤコブ病（CJD）がこれにあたり、プリオン病全体の約8割を占めます。年間発症率は100万人に1人で、古典型と視床型の2種類があります。

弧発性CJD古典型は、30歳～90歳代で発症が報告されていますが、平均は約65歳です。前駆期には漠然とした不定愁訴、歩行障害、視覚異常などがありますが診察でははっきりしないことがあります。進行期に入ると特徴的な急速進行性の認知症、言語障害、歩行障害、ミオクローヌス（びくっとした不随意運動）、小脳失調（歩行時にふらついたり、手足がスムーズに動かせない）などがあらわれます。末期には無動性無言（開眼し、物に視線を送ったり、音のする方向を向くなどするが、全くしゃべらず、呼びかけても反応を示さない状態）、屈曲拘縮（手足の関節が曲がったまま固まってしまう状態）となります。経過は亜急性で、平均1年で死に至ります。

弧発性CJD視床型は、古典型に比べて発症年齢が約52歳（30歳～70歳代）と古典型にくらべてやや若く、発症から死に至るまで平均15年と、古典型に比べて緩徐な経過をたどります。症状は、古典型でみられるものに加え、睡眠障害や自律神経障害を伴いやすいとされます。

感染性プリオン病

クールー病、医原性プリオン病、変異型CJDがあります。

クールー病：パプアニューギニアの食肉習慣にもとづくものです。

医原性プリオン病：成長ホルモン製剤や、移植硬膜（ドイツ製のライオデュラ）などからの感染が報告されています。硬膜移植後CJDは、1983年から1987年の5年間に手術を受けた人が大部分で、手術から発症までの潜伏期間は平均約13.4（6～23）年であり、平均発症年齢は56.4（15～80）歳です。

変異型CJD：BSEに罹患した牛からの食肉など、様々な食品を介して人に感染したものと考えられています。

遺伝性プリオン病

プリオン蛋白をつくりだすプリオン蛋白遺伝子の変異によって生じるもので、すべて常染色体優性遺伝性です。臨床像の違いにより大きく3つに大別されます。

ゲルストマン・シュトロイスラー・シャインカー病（GSS）：経過が年単位とやや長く、小脳失調を主な症状とします。

家族性CJD：弧発性CJD古典型に似た病像です。

家族性致死性不眠症：弧発性CJD視床型に似た病像です。

診断の進め方

MRI：病初期から、視床を含む大脳基底核や大脳皮質で、拡散強調画像の高信号が検出され、早期診断に非常に有用です。病気が進行すると、脳萎縮が目立つようになります。

脳波：周期性同期性放電とよばれる特徴的な所見がみられることがあります。

髄液検査：14-3-3蛋白、ニューロン特異的エノラーゼなどの物質が上昇することがあります。

遺伝子検査：遺伝性プリオン病では、プリオン蛋白遺伝子変異の検出が診断上のポイントとなります。

治療

進行性の経過をたどる予後不良の疾患で、現在のところ根本的な治療法はありません。対症的な治療が中心となります。抗プリオン作用があり、比較的安全に使えると予想されるキナクリン、ペントサンポリサルフェートなどの薬剤を試験的に投与している施設もあります。通常の生活では家族や接触者に感染することはありませんが、患者さんの血液、髄液に触れたものは感染源となり得るものとして焼却処理する必要があります。

予後

前述のとおり、種類によっては経過の早いものと比較的ゆるやかに進行するものとがありますが、現時点では有効な治療法はなく、いったん発症すると死に至る病です。

Q&A

問：私は1990年にイギリスに旅行に行きました。昨日献血に行ったら、渡英歴のため、クロイツフェルト・ヤコブ病のおそれがあるので献血は控えるようにと言われました。私はクロイツフェルト・ヤコブ病なのでしょうか。日常生活ではどのようなことに注意をしたらよいでしょうか。

答：変異型クロイツフェルト・ヤコブ病に関連して、1980年以降にヨーロッパを中心とした約35カ国に6ヶ月以上、それ以前でも5年以上の滞在歴がある場合には献血できないことになっています。とくにイギリスについては、イギリス国内のBSEの発生が1992年頃にピークを迎えたことをうけ、1980〜1996年に1日でも滞在した場合は同じく献血ができなくなっています。これは、少しでも危険性があるものについては、感染の可能性を排除したいという考えにもとづくものと思われます。しかし感染の可能性はきわめて低いと考えられますので（その期間に1日でもイギリスにいたら感染するとなると、イギリス人は全員クロイツフェルト・ヤコブ病になってしまいます）、心配せずに日常生活を過ごしていただいてよいと思われます。

第3章 神経のいろいろな病気

寄生虫迷入性脊髄炎

中西 恵美

ネコ、イヌ、ブタなどに寄生する"回虫"の虫卵や幼虫を摂取して起こる様々な疾患を総称し、"幼虫移行症"と言います。

現代では上下水道が整備され、寄生虫疾患に罹患することは少なくなりました。そのため幼虫移行症は、先進国においては土壌の虫卵を直接口にする可能性の高い"幼児"に多い疾患とされています。しかし我々日本人の場合、牛レバーや地鶏、肉の生食を好む食癖より、回虫幼虫を口にした"成人症例"が圧倒的に多く、この関連が近年注目され、注意喚起されるようになりました。そのため自覚症状を持つ患者であっても、実際に診断に至っていない例も多いと推測されています。

幼虫移行症の原因としてイヌ回虫、ネコ回虫、ブタ回虫などの動物寄生性の回虫が、幼虫移行症の原因となります。人以外の動物を固有宿主とする寄生虫の"感染型幼虫"や"幼虫包蔵卵"の体内摂取により、幼虫から成虫に発育できないまま体内で様々な症状を生じてきます。そのために、"人畜共通寄生虫症"ともよばれています。

分類と原因

症状の分類は、皮膚に限局する皮膚幼虫移行症(cutaneous larva migrans: CLM)と、深部臓器、組織限局を来す内臓幼虫移行症(visceral larva migrans: VLM)に分けられます。後者は、眼球内侵入を来す眼幼虫移行症(ocular larva migrans: OML)と、脳脊髄への侵入を呈する脳幼虫移行症(neural larva migrans: NLM)が含まれます。

回虫感染動物の糞便内に出現した回虫卵は、土壌での適度な温度と湿度下において、2週間〜3週間かけて感染力を保持する"幼虫形成卵"となります。この状態で直接摂取、もしくは待機宿主である"地鶏"や"牛レバーの生食"の摂取で、ヒトの腸内で虫卵から孵化した幼虫は、腸管粘膜から経門脈的に肝臓へ侵入を果たします。その後、その一部は血流に乗って、全身に伝播することになります。また上記経路以外にも、虫卵に汚染された野菜の生食などから感染する場合も指摘されてます。

ブタ回虫、イヌ回虫、ネコ回虫などによる、眼の症状などにみられる"幼虫移動での直接的な組織破壊"と、脳脊髄などにみられる"好酸球性肉芽腫性炎症性免疫応答"、つまり"アレルギー炎症反応"により認める病変形成が、臨床症状として問題となっています。

症状と検査結果

内臓幼虫移行症の患者は、発熱、持続性乾性咳嗽、倦怠感、食欲不振、多体重減少に加え、感染初期に一過性の皮疹を呈することがあります。また眼幼虫移行症では視力障害、眼痛、網膜異常、ぶどう膜炎の所見を認めます。

脳幼虫移行症は、頭痛、項部硬直といった髄膜炎症状や、脊髄炎の症状が出現します。脳や脊髄の症状を一概に記載ができないのは、部位によって麻痺や運動失調、昏睡、感覚障害など様々な症状を起こしうる可能性が保持されるからです。ですが、中枢神経系でもとくに"脊髄"の障害を起こす場合が多いようで、その状態を"寄生虫迷入性脊髄炎"と総称します。

寄生虫の感染が体内に起こると、好酸球という白血球が慢性的に高い状態となります。この好酸球上昇以外にも、IgE上昇などで見つかることもあります。症状と慢性的な好酸球増多、生食、レバー食などの食癖の存在、ペット飼育歴などから"寄生虫関連性脊髄炎"を含む幼虫移行症が疑われた場合は、血清と髄液で"抗寄生虫抗体"の測定を行います。血清免疫学的診断で抗体価の高値が確認されて、晴れて確定診断がつけられることになります(どの回虫に対する抗体が優位に高いかは、国内の特定の病院での検索を依頼する場合があります)。画像検査では、脊髄炎はとくに頸髄、胸髄に発現した報告例が多く、MRIでは髄内にガドリニウム造影をうける病変を認め、症状の割に広範な浮腫を併存する場合が多いようです(図)。

治療と予防

治療はベンズイミダゾール系駆虫薬の内服加療を行います。なお、これに併せて点滴でのステロイドパルス療法を行うことが現時点で一般的です。血液−脳関門を通過するアルベンダゾールであれば、10〜15 mg/kg/日で4週間から8週間内服加療を行うことが一般的です。ただし、前者は副作用として一過性肝機能障害が高頻度で認められるので、服薬期間は採血での肝胆道系酵素の確認が必要となります。

ペット動物の増多と共に、一部の日本人において施行される地鶏や牛レバー刺身での生食は、"成人における動物由来回虫症"の増多の要因と指摘されています。この日本独特の食生活への危険性を理解し、認識することが大切となります。現在はまだ実際の患者発生状況の把握は不十分とされており、その発生実態が過小評価されている可能性が高いと思われます。

図 寄生虫迷入性脊髄炎の診断例

AとBの画像は胸髄MRIのT2強調画像になります。第7胸髄〜8胸髄にかけてT2強調画像で高信号の病変が認められます（矢印）。Cの画像はガドリニウム造影撮影で、T1強調画像の一部に造影効果を有する病変が存在することがわかります（矢印）。

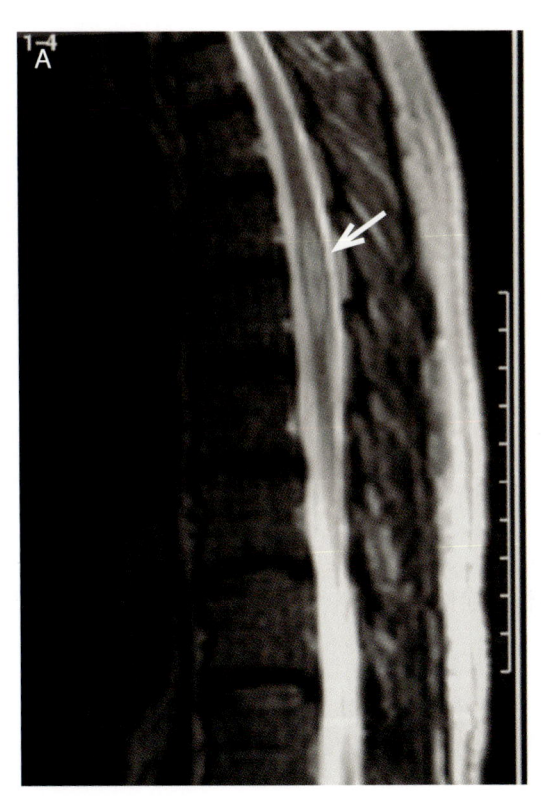

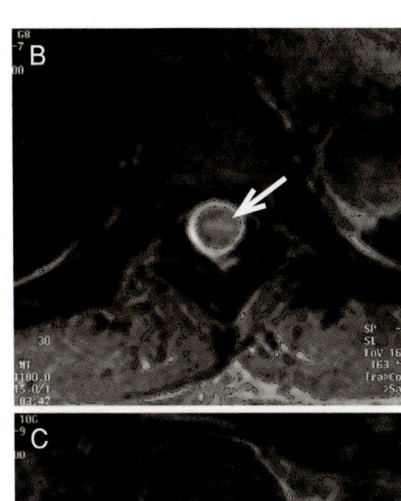

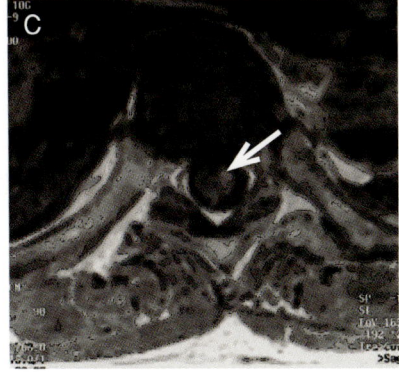

第3章　神経のいろいろな病気

Q&A

問：これまでに何例ぐらい感染の報告がありますか？

答：国内では200例に満たない数値ですが、発生実態が過小評価されている可能性が高く、実際の罹患者はより多いと推測されています。

問：ペットとしてイヌやネコを飼うことが危険なのでしょうか？

答：ペット個体それぞれの駆虫、接触した後での手洗いの励行の徹底化がなされ、飼育マナーを守ればとくに問題はありません。

問：ブタ肉を食べると感染するということなのでしょうか？

答：ブタ肉の摂取だけで起こる病気ではありません。可能性として、①感染したブタの堆肥などで育てられ、虫卵に汚染された野菜を飼料とした"牛や鳥の生食"で経口摂取される場合 ②その虫卵汚染された"野菜の生食"自体で感染する場合が考えられます。したがって"虫卵感染"の要素と、"生食"を行った要素が重ならないと起こりえない病態です。

第3章　神経のいろいろな病気

高次脳機能障害

堀　有行

人間ならではの脳機能

人の脳には、「生きてゆくため」、「動物として生きてゆくため」、「人間として社会で生きてゆくため」、「人間らしさのため」の4段階の機能があります。そして、これらの機能を維持するために必要不可欠な「眠るため」の働きがあります。

「生きてゆくため」の機能は、主に脳幹や脊髄にあり、呼吸、心臓、体温などを調整します。

「動物として生きてゆくため」には、手足を動かしたり声を出すための指令をだしたり、手足に触ったものの温度（熱い・冷たい）を感じたり、物を見たりするなどの基本的な機能が必要です。脳梗塞や脳出血などの脳の病気で、手足が不自由になったりするのはこれらの機能に障害が生ずるからです。さらに、本能や情動に関連する機能も動物の機能として必要です。

同じ動物の中でも人には、「人間として社会で生きてゆくため」に様々な情報を処理し対応する機能があります。たとえば、聞いた言葉を理解し返事をしたり、状況を判断したり、あるいは成育過程で着衣の動作を身につけたりするより高次な機能があります。これらの機能が損なわれると、失語（言葉の理解ができない、理解しても言葉にできないなど）、失認（左側に見えているものを無視してしまう、向き合う相手の手の左右がわからないなど）、失行（着衣の際に、服の裏表がわからなかったり、上着の袖に脚を入れてしまうなど）等の症状が出現し、これらは「高次脳機能障害（狭義）」と呼ばれてきました。

また、人には「人間らしさのため」の機能として、「思考」や「感情」などの素晴らしい能力を持っています。心配事があるときにその心配を適切に取り払う方法を考え行動したり、職場の中での自分の役割を判断し職場全体の調和の中で楽しみながら実行するなどは、成長、家庭内外での教育、記憶そして経験などにより高められる脳の極めて高度な機能です。この機能が損なわれると、思考・集中力の低下、不安・うつ、不眠などの症状が出現しますが、これらは「精神」≒「心」の症状とみなされてきました。しかし、脳研究の進展により、心と脳の関係についても多くの研究がなされるようになり、心の病も、ようやく脳の働きの問題としてとらえられるようになりました。

脳が機能するために必要な睡眠

もうひとつ、忘れてはならないのが眠るための働きです。眠りの深さや、睡眠中の呼吸を含めた身体の機能の調整は「脳機能」の一つです。睡眠関連疾患の症状である、不眠、日中の眠気、睡眠中のけいれんや行動異常、睡眠覚醒リズムの障害なども多くは「脳」の問題であることが

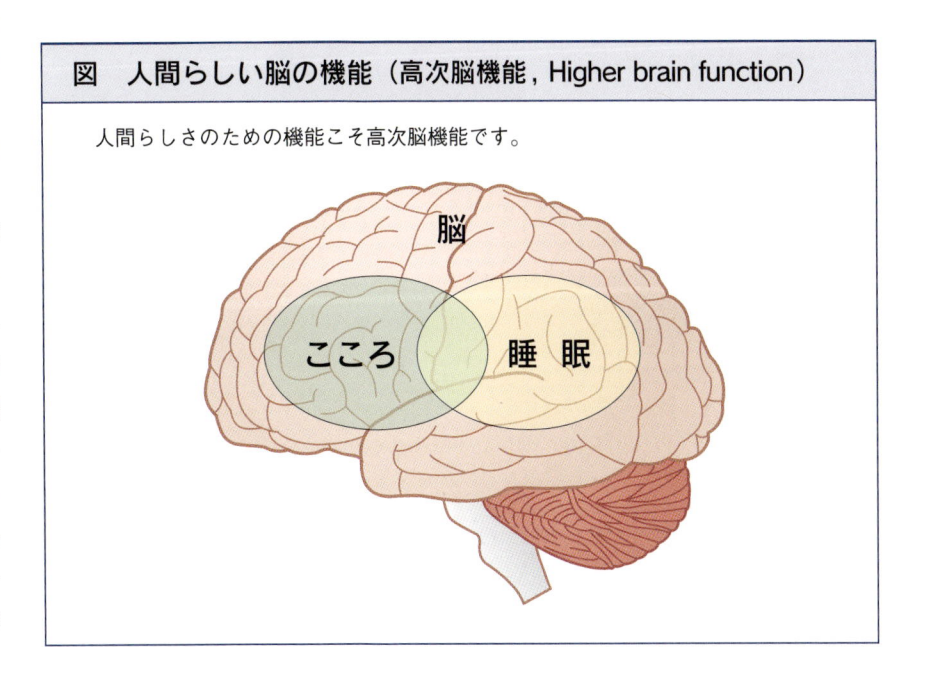

図　人間らしい脳の機能（高次脳機能, Higher brain function）

人間らしさのための機能こそ高次脳機能です。

再認識されています（図）。

脳とこころと眠りの医療

脳の病気では様々な症状を併せ持つことがごく一般的です。例えば脳梗塞の急性期の治療を終えたが、失語、手足の麻痺やしびれの他に、不安・抑うつと不眠があることはよくみられます。睡眠中に異常な行動をしてしまうので精神疾患と思っていたら、パーキンソン病や脊髄小脳変性症が隠れていることもあります。脳腫瘍や脳挫傷の後にてんかんとともに不安・抑うつが生ずることも少なくありません。

このように、脳の病気によって生ずる機能障害は幅が広く、「高次脳機能障害」という言葉は、従来の失語、失行、失認を中心としたものから、「脳」と「こころ」と「眠り」の広い領域を含めた脳機能の問題を示すべきと考えられます。「脳神経外科」、「神経内科」、「精神科」などの脳に関連する医療の専門分化と発展は、高度の治療を可能にし、今後も重要な役割を担います。一方で、これからの医療では、脳の働きを広くケアする総合的な「脳とこころと眠り」の医療も求められてゆくでしょう。

第3章　神経のいろいろな病気

女性のメンタルヘルス

鴨田　佐知子、赤澤　純代

メンタルヘルスとは

メンタルヘルスは、直訳すると「こころの健康」という漠然とした表現になりますが、こころの"健康"と"病気"の違いは、どんなふうにとらえたら良いのでしょうか？

心の病気と言ってもその症状は様々であり、血液検査や画像検査では診断できないことが多いのです。身体の不調を訴えて一般診療を受けると、検査結果には異常がないから問題ないと言われてしまうケースもあり、ストレスや心の疲れから引き起こされる身体症状に対するサポートがうまくできていない現状が問題視されています。

表1に示したように、ストレスからくる身体症状の治療は、原因となっているストレス因の治療をすることにより症状の改善が認められます。例えば、循環器疾患の症状や痛みが出現した場合に、血圧の薬や鎮痛薬による薬物治療をしても改善しない場合に、抗不安薬などの薬物による精神的治療で症状が良くなってしまうのです。このように、からだの様々な不調が精神的な要因からくるものなのか身体的な要因からなのかは、自分ではなかなか判断がつかないことが多いのです。

"こころ"と"からだ"は、複合的な関係であり、こころとからだの両方を診る必要があります。何となくだるい、身体のあちこちが痛い、誰にも打ち明けられない悩みがあるなど、一体どうしたらよいのかわからないまま我慢していないか、仕事や家庭に忙しくて自分のことを後回しにしていないかなど、もう一度振り返ってみてください。

対象となる疾患

あなたが気になるこころの不調とはどんなものがあるでしょうか？例えばイライラ、不安感、無気力、不眠、神経症などの精神症状や、疲れやすい、だるい、肩こり、冷え、肌荒れ、生理不順などの身体症状まで多岐にわたると思います。

人は、生まれてから死ぬまで様々な悩みを乗り越えて経験を重ねるからこそ、豊かな人間性や女性らしさが表れるといえます。近年、女性の社会進出が目立ちますが、家事と仕事の両立は簡単ではなく、家族や職場など周囲からの理解やサポートが得られずに悩むことや、恵まれた環境にあっても当事者にしかわからない苦悩を持っていることが、少なくありません。

表2に示したように、女性は生涯において様々なプレッシャーを受けており、とくに現代社会のようなストレス環境下においては、悩みを解決する能力がだんだん低下してきた結果、うつ病や摂食障害、適応障害や不安性障害などの疾患になる人が増えている傾向が見受けられます。

表1　主なストレス関連性の身体症状

循環器疾患様の症状	高血圧、動悸、のぼせ、ほてり、ふらつき、発汗異常、むくみ、頻尿、冷え、めまい
呼吸器疾患様の症状	呼吸苦、過呼吸発作、喉がつまる感じ
消化器疾患様の症状	胃痛、吐き気、腹痛、下痢、便秘、過食、嘔吐
疼痛症状	全身のあちこちの痛み、頭痛、頭重感など
生殖器症状	月経痛、無月経、月経前緊張症、むくみ、会陰部痛

第3章　神経のいろいろな病気

表2　女性の年代別ストレス要因

10代	家庭問題（両親からの期待、離婚、虐待など） 学校問題（友人関係、いじめ、部活、成績など）、恋愛問題、望まない妊娠など
20代〜30代	親からの自立、恋愛、就職、職場での人間関係、結婚、妊娠、不妊、嫁姑関係、育児など
40代〜50代	親の病気や介護、家庭問題、自分の病気、子供の教育や自立など
60代〜80代	自分の病気（骨粗しょう症、癌など）、身内の他界、社会的孤立、孤独感など
80代〜	自分の病気（寝たきり、認知症など）

女性のライフサイクルと疾病

WHO（世界保健機構）のいうwell being健康状態を維持するためには、体の器質的、機能的異常がないことを基盤として、精神的・心理的・霊的な面でも健全であるべきで、心身の調和の取れた質の高い生活が求められています。

図1は、女性のライフステージにおける時間軸としての誕生から死に至るエイジングと卵巣機能（女性ホルモン）を加味して、図示したものです。

女性の一生はとてもダイナミックです。初経は、卵巣機能の始動に伴う性差を自覚的・他覚的に実感するイベントで、その後女性は性成熟期のハイライトである妊娠・出産・育児などを経て卵巣機能の終焉とともに更年期を迎え閉経を迎えます。多様化したライフスタイルの影響に加え、持って生まれた女性ホルモンの変動の影響も多分にあると思われます。女性ホルモンの減少による更年期障害などの特有の症状や年代別に

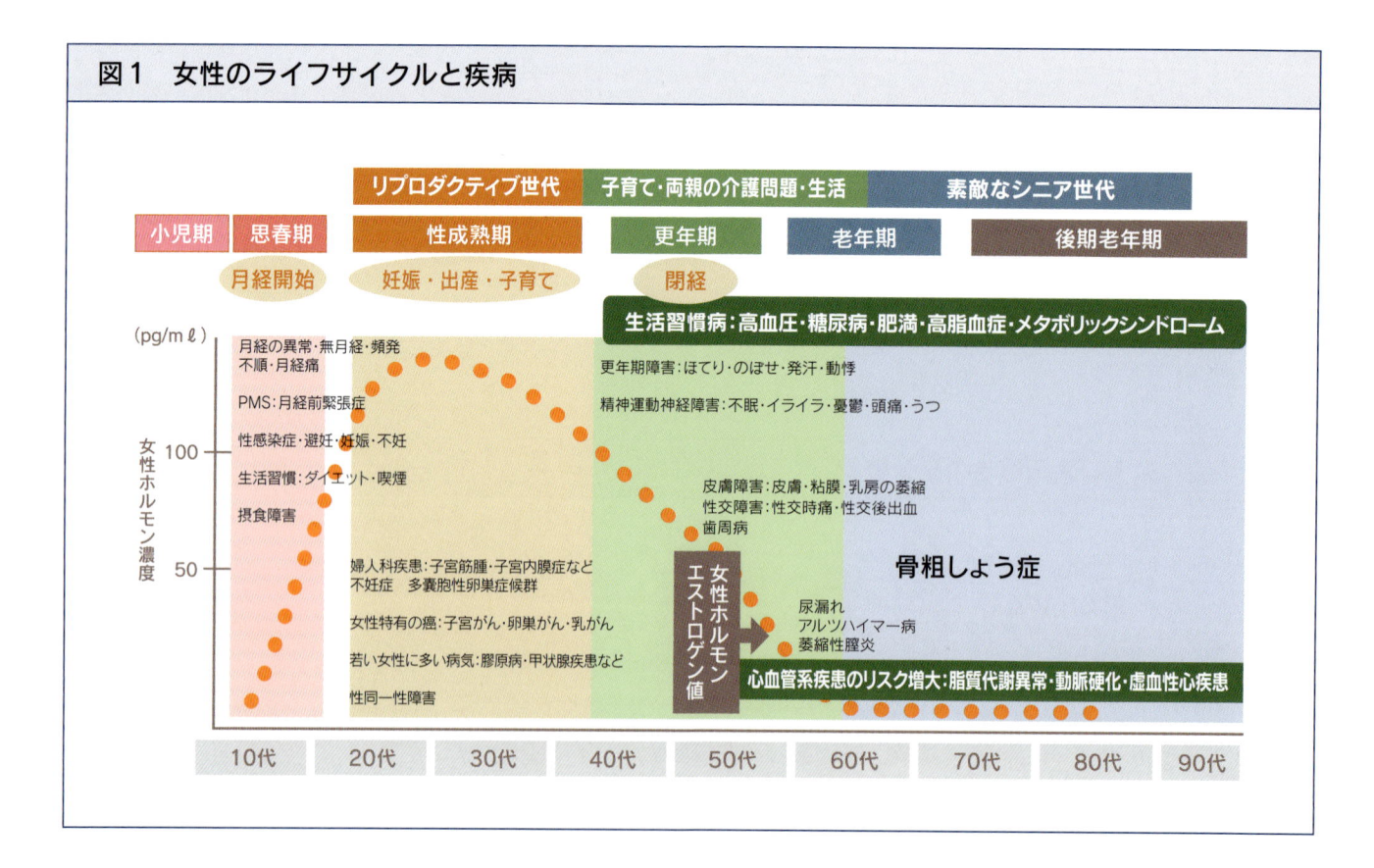

図1　女性のライフサイクルと疾病

女性のメンタルヘルス

図2　更年期うつ状態の背景因子

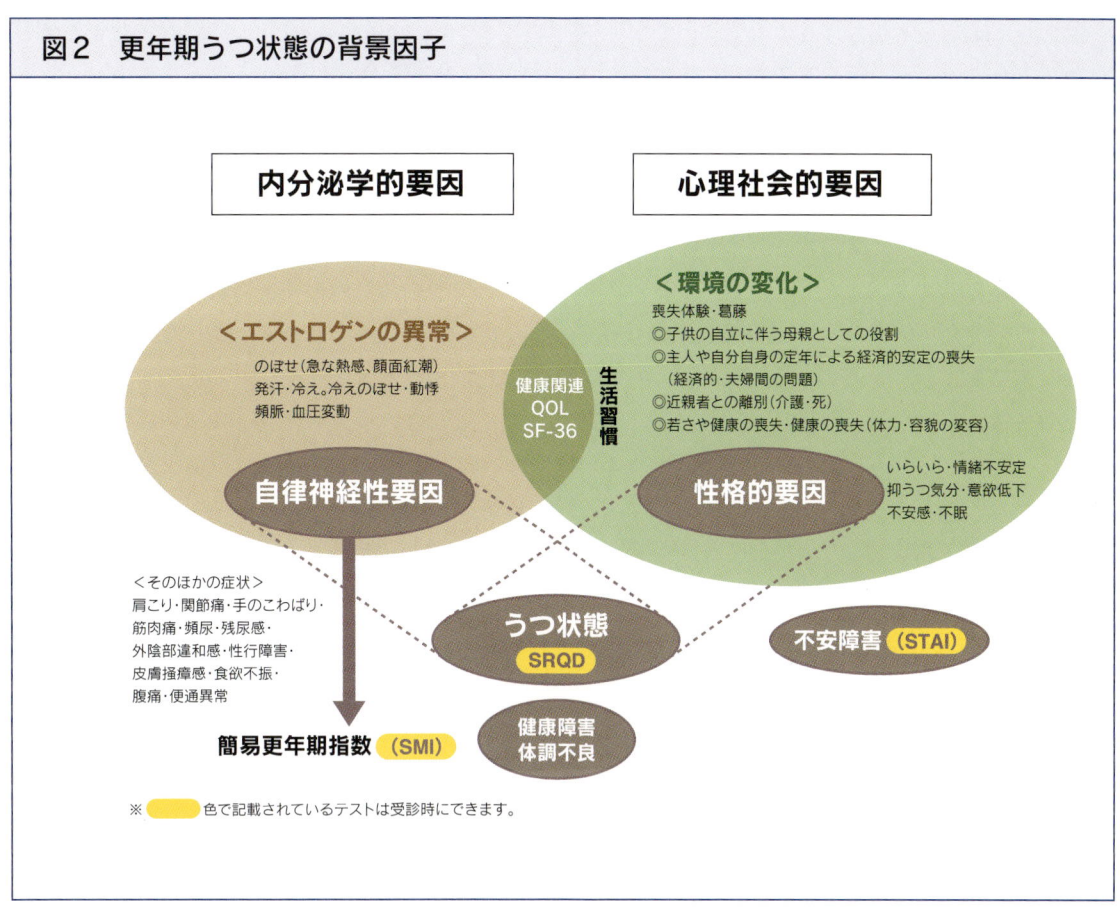

内分泌学的要因 ／ 心理社会的要因

＜エストロゲンの異常＞
のぼせ（急な熱感、顔面紅潮）
発汗・冷え。冷えのぼせ・動悸
頻脈・血圧変動

＜環境の変化＞
喪失体験・葛藤
◎子供の自立に伴う母親としての役割
◎主人や自分自身の定年による経済的安定の喪失
　（経済的・夫婦間の問題）
◎近親者との離別（介護・死）
◎若さや健康の喪失・健康の喪失（体力・容貌の変容）

健康関連 QOL SF-36
生活習慣

自律神経性要因　　性格的要因

いらいら・情緒不安定
抑うつ気分・意欲低下
不安感・不眠

＜そのほかの症状＞
肩こり・関節痛・手のこわばり・
筋肉痛・頻尿・残尿感・
外陰部違和感・性行障害・
皮膚掻痒感・食欲不振・
腹痛・便通異常

うつ状態 （SRQD）　　不安障害 （STAI）

簡易更年期指数 （SMI）　　健康障害 体調不良

※ 　　色で記載されているテストは受診時にできます。

図3　金沢医科大学病院 女性総合医療センター受診の流れ

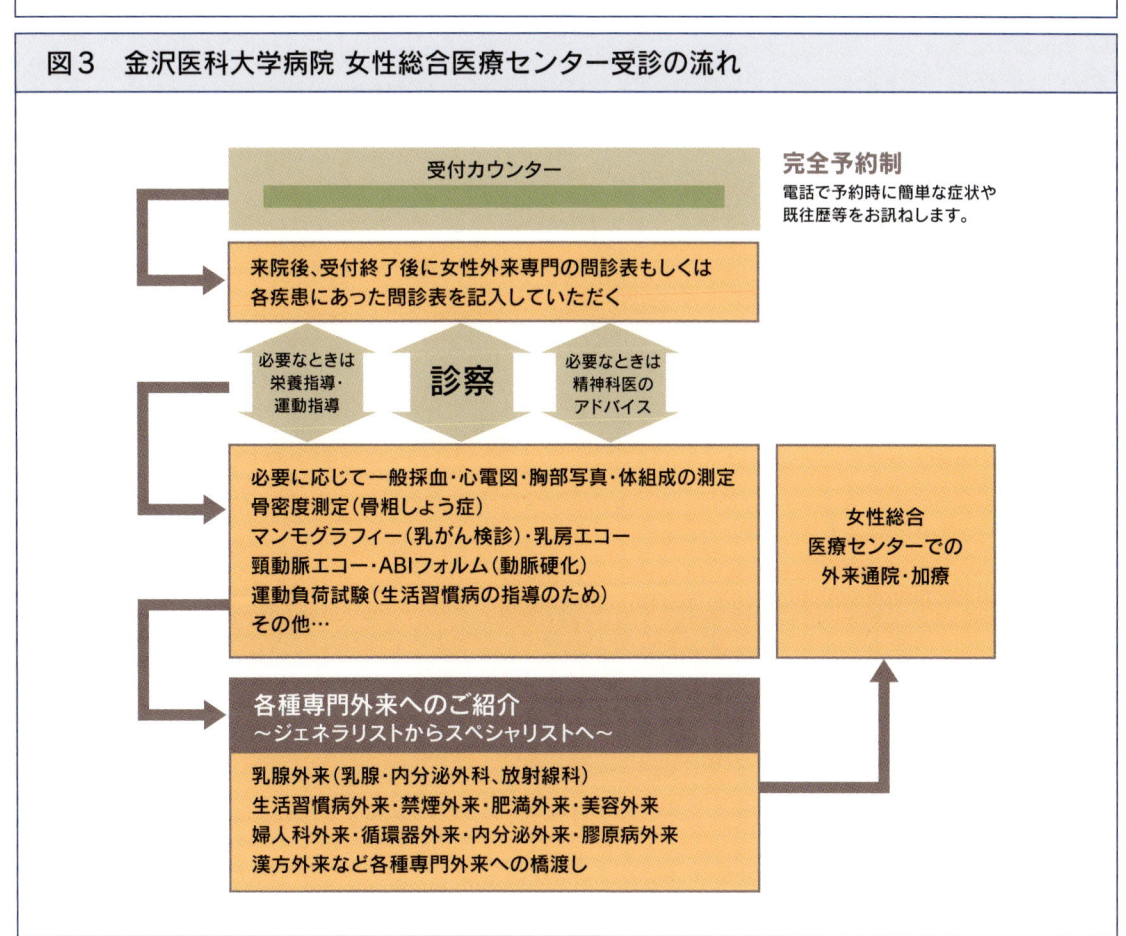

受付カウンター

完全予約制
電話で予約時に簡単な症状や
既往歴等をお訊ねします。

来院後、受付終了後に女性外来専門の問診表もしくは
各疾患にあった問診表を記入していただく

必要なときは
栄養指導・
運動指導

診察

必要なときは
精神科医の
アドバイス

必要に応じて一般採血・心電図・胸部写真・体組成の測定
骨密度測定（骨粗しょう症）
マンモグラフィー（乳がん検診）・乳房エコー
頸動脈エコー・ABIフォルム（動脈硬化）
運動負荷試験（生活習慣病の指導のため）
その他…

各種専門外来へのご紹介
〜ジェネラリストからスペシャリストへ〜

乳腺外来（乳腺・内分泌外科、放射線科）
生活習慣病外来・禁煙外来・肥満外来・美容外来
婦人科外来・循環器外来・内分泌外来・膠原病外来
漢方外来など各種専門外来への橋渡し

女性総合
医療センターでの
外来通院・加療

注意すべき病気も変化します。女性ホルモンの変動に合わせた治療や年代別の検診をしていくことは、今後ますます注目されていくでしょう。

うつ病の発症因子には、身体的因子・心理的因子・社会的因子があると言われています。しかし、更年期症候群の発症も身体的因子（卵巣機能の欠落症状）・心理的因子（性格）・社会的因子（ストレス・環境）があり、卵巣機能欠落症状のホットフラッシュを除けばほとんど発症因子が類似しています。

女性総合医療センターにおけるメンタルヘルスの相談と治療

金沢医科大学病院では、女性外来という窓口を設けており、女性特有の疾患やメンタルヘルスに関わる専門の医師が、女性のこころとからだの健康を総合的にサポートしており、内科、外科、婦人科、心身医学科などの専門的治療を必要とする場合は、各科と連携して治療に取り組んでいます（図2、図3）。また、チーム医療として、看護師、薬剤師、栄養士、臨床心理士と多種職によるチーム医療を実践しています。各科の女性医師による診療を希望されたときは、積極的に紹介しています。この場合、プライバシーや心理的側面への配慮に留意し、診療行為への抵抗感や不安感をできるだけ取り除く工夫もしております。女性外来は、女性が悩む様々な問題を解決するために設置されています。

第4章
最新の診断と治療

神経画像最先端	142
脳血管内治療	145
神経内視鏡手術	147
定位放射線治療	151

第4章 最新の診断と治療

神経画像最先端

東 光太郎、利波 久雄

核医学検査によるアルツハイマー病の診断

わが国は未曾有の高齢化社会を迎えようとしており、認知症の対策は緊急の課題となっています。アルツハイマー病に対する従来の治療戦略は、発症後に対症的治療を行うのみでありましたが、病態の分子レベルでの解明が現在急ピッチで進められており、できるだけ早期にあるいは発症前の段階で診断し、疾患の発症や進展を食い止める方向へと近い将来大きくシフトすることが予想されます。

アルツハイマー病診断の検査として、脳血流SPECTは重要な検査です。この検査は局所脳血流を画像化する核医学検査です。早期のアルツハイマー病は脳の形態的な異常を呈さないため、CTやMRIで早期のアルツハイマー病を診断できません。しかしアルツハイマー病は形態的な異常がみられる前に特徴的な血流障害を示すため、脳血流SPECTで初期診断が可能です（図1）。

FDG PETはアルツハイマー病の早期診断、鑑別診断に最も感度、特異度の高い検査であり、脳血流SPECTよりもさらに感度が高いと言われています（図2）。FDG PETは、ブドウ糖代謝を画像化する核医学検査です。現在日本ではFDG PETによるアルツハイマー病の診断に保険適応は認められていません

図1　アルツハイマー病患者の脳血流SPECT

（利波紀久、久保敦司「最新臨床核医学 第3版」より）

左右対称性に頭頂葉の局所脳血流の低下が認められます（矢印）。

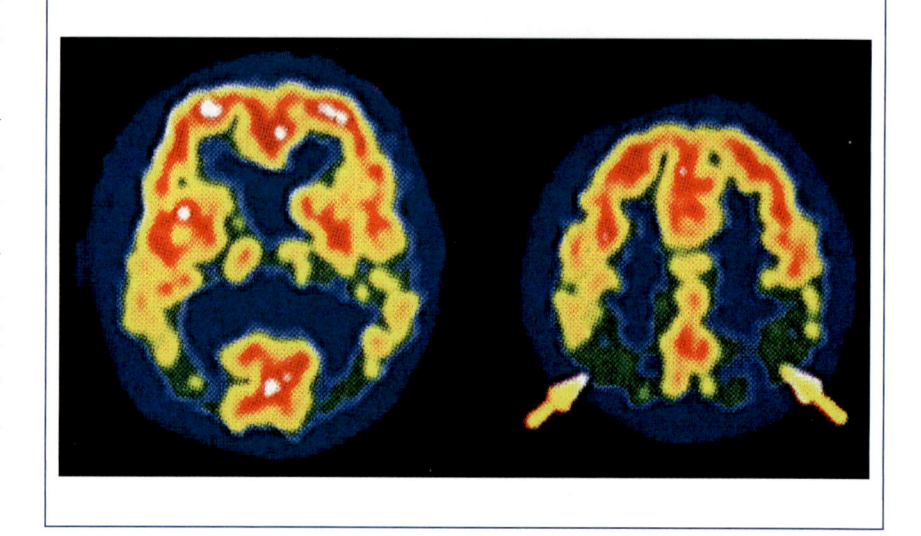

図2　アルツハイマー病患者のFDG PET

（石井一成「臨床医のためのクリニカルPET 初版」より）

左右対称性に頭頂葉の局所糖代謝の低下が認められます（矢印）。

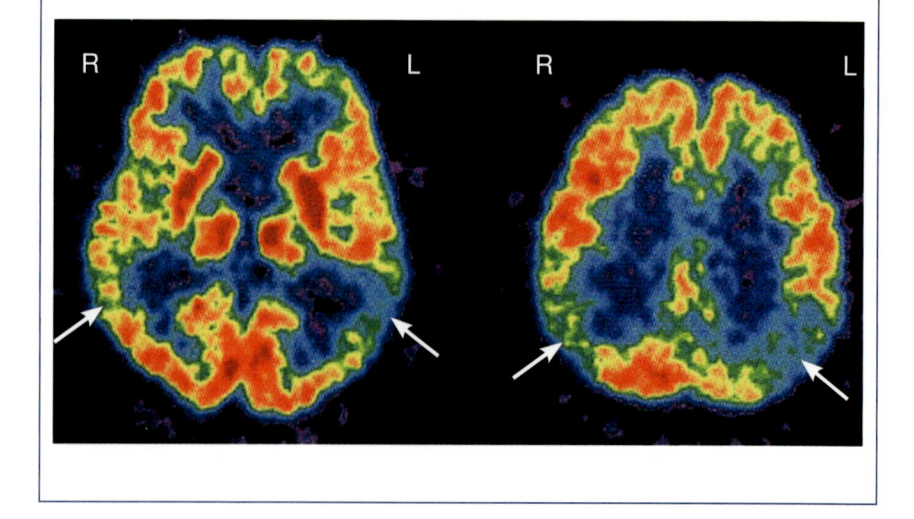

図3　アルツハイマー病患者の統計的画像法

(石井賢二「臨床医」31：9, 2005より)

赤い部分は、統計学的に有意な代謝低下部位を表しています。

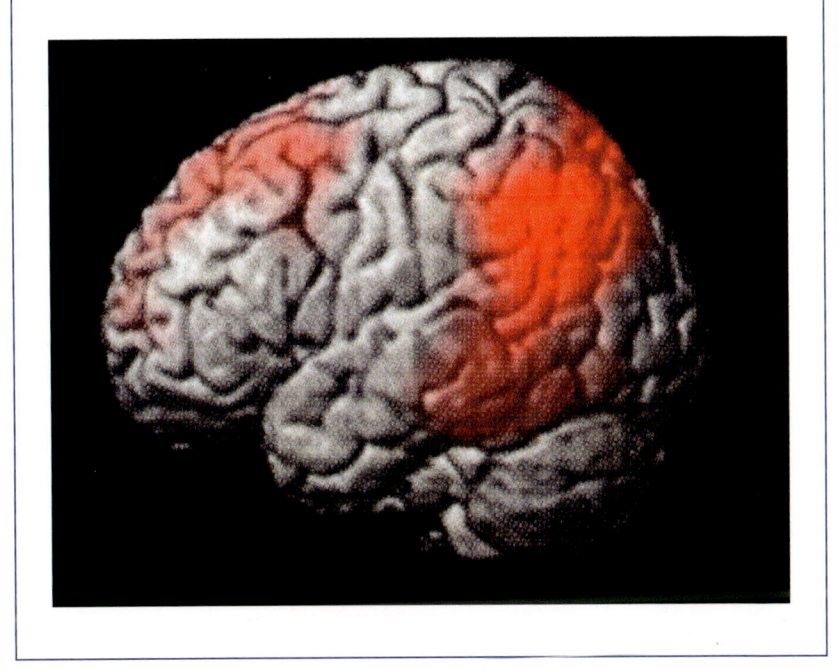

図4　てんかん患者の脳血流SPECT

(利波紀久、久保敦司「最新臨床核医学 第3版」より)

てんかん発作時、てんかん焦点の脳血流は増加します（矢印）。

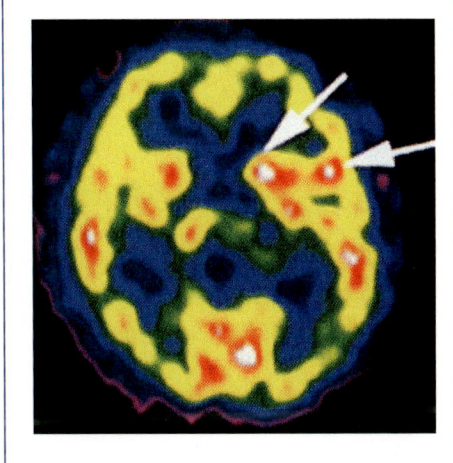

が、アメリカではすでにアルツハイマー病以外の痴呆症との鑑別診断に保険適応が認められています。脳は、その神経活動のエネルギー源をもっぱらブドウ糖の酸化的リン酸化に依存しています。FDG PETによる局所脳ブドウ糖代謝画像は、局所の神経活動をよく反映します。アルツハイマー病はシナプス機能の低下が神経細胞脱落に先行するので、形態的な萎縮が生じるよりも前に神経活動の低下を局所糖代謝の低下としてFDG PETで感度よく捕らえることができるのです。

アルツハイマー病の最も早期の変化は、後部帯状回や前楔部の糖代謝低下です。その後、糖代謝の低下は頭頂葉の外側部に及び、進行すると側頭葉内側や前頭葉の代謝も低下してきます。FDG PETを使うとかなり早期の段階で診断が可能であると考えられます。

また最近は客観的な画像の判定法として、統計画像法が広く用いられるようになりました。統計的画像法とは、正常脳と比較して、統計学的に有意な血流あるいは代謝低下のある部位を抽出する技法です（図3）。

核医学検査によるてんかんの焦点の診断

てんかんの焦点診断の検査として、脳血流SPECTは重要な検査です。てんかん発作時、てんかんの焦点は高血流となるため、脳血流SPECTでてんかんの焦点を診断できます（図4）。FDG PETも、部分てんかん患者の焦点の診断に役立ちます。このため、難治部分てんかんで手術が必要な場合はFDG PETの保険適応があります。これは、発作間欠時にててんかん焦点を中心とした機能低下部位を低ブドウ糖代謝域として描出できるためです。FDG PETや脳血流SPECTのような核医学的手法の組み合わせが難治てんかん患者の手術を適切に行うために有用であることが明らかになっています。

MRIおよびCT検査による脳血管狭窄および脳動脈瘤の診断

MR angiographyはMRIを用いた血流の画像で、造影剤を使わずに脳血管の描出が可能です（図5）。虚血性脳血管障害においては、頭部の主幹動脈の狭窄、閉塞の評価に有用です。また、動脈瘤の検出にもMR angiographyは有用です。ただし、一般的に3 mm以上の動脈瘤の検出率は高いですが、2 mm以下の動脈

瘤は検出困難なことが多いです。

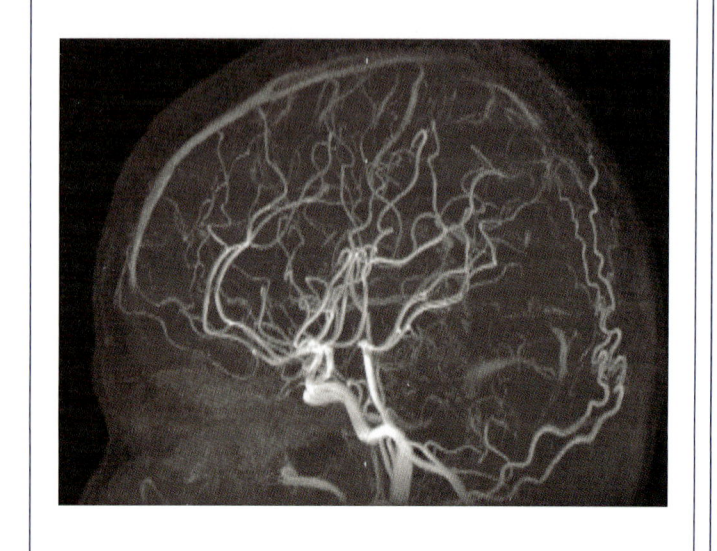

CTでも、血管を描出するCT angiographyという撮影法（図6）があります。この方法も脳血管狭窄および脳動脈瘤の診断に優れています。とくに、小さな脳動脈瘤の検出率はMR angiographyよりも優れていると言われています。ただし造影剤の急速静注を要する点で侵襲的であり、スクリーニングには低侵襲でかつ骨に影響のないMR angiographyのほうが適しています。

図5　MR angiography

造影剤を使わずに、脳血管の描出が可能です。

図6　CT angiography

脳血管狭窄および脳動脈瘤の診断に優れています。ただし、造影剤の急速静脈注射が必要です。

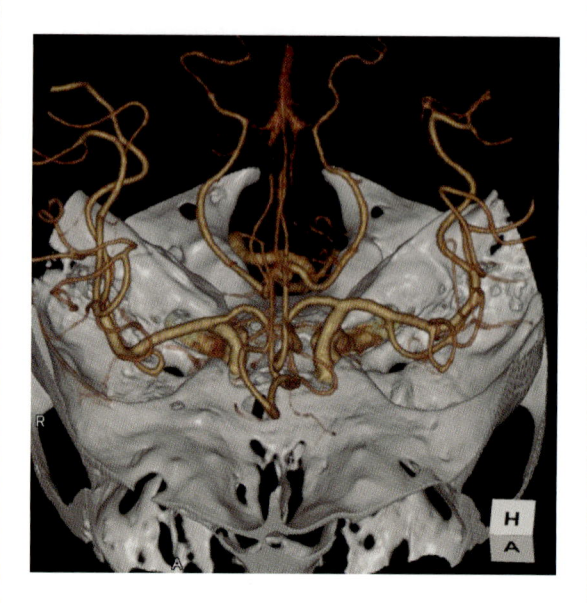

Q&A

問：アルツハイマー病を早く見つけるためにはどのような検査がいいですか？

答：脳血流SPECTやFDG PETのような核医学検査が優れています。

問：脳動脈瘤の有無を人間ドックで調べることはできますか？

答：できます。MR angiographyは造影剤を使わずに脳血管の描出が可能です。

第4章　最新の診断と治療

脳血管内治療

白神　俊祐

　脳血管内治療は、メスを使って開頭手術を行わずに、カテーテルを用いて血管内から治療を行う低侵襲な手術で、近年急速に進歩している治療です。

　血管内の治療の代表的なものとして、塞栓術と経皮的血管形成術があります。

　塞栓術とは、血管にできたこぶ（脳動脈瘤）や血管の奇形、腫瘍を栄養する血管などの病変部にカテーテルを入れ、いろいろな塞栓物質を誘導、注入し閉塞させる手術です。経皮的血管形成術とは、狭窄した血管にバルーンカテーテルという風船を狭窄部まで導き膨らませ血管を拡張させ、さらにステントという金属でできた管で、血管を拡張させる手術方法です。

　脳の血管にこぶ（脳動脈瘤）ができた場合の治療法と開頭術と脳血管内治療があります。その治療の違い、利点、欠点について述べます。

　脳動脈瘤の手術の治療は、開頭術も血管内の治療も出血しないようにすることが治療の目的です。開頭術の場合は顕微鏡を使い、脳の隙間をわけて、脳動脈瘤まで到達し、動脈瘤に血液、血流が入らないようにクリップという洗濯バサミみたいなものを動脈瘤の頚部を挟んできます。血管内の治療の場合は足の血管（股の部分の大腿動脈）よりカテーテルの管をいれて、直径2mm程度のマイクロカテーテルを動脈瘤内に留置して、コイルという特殊な金属でできたものを動脈瘤内に入れて血液、血流が入らないようにし出血を予防します。

　血管内手術の利点は、局所麻酔で手術が可能で全身麻酔がかけられない全身状態が悪い方でも手術が可能です。また、手術時間も早いものでは2時間程度で手術は終了し、開頭術より短い時間で治療ができます。開頭術では、直接脳を圧迫したり神経の損傷を起こす可能性がありますが、血管内の場合はさわるのは血管の中なので、直接的な障害はありません。また、血管内の治療では穿刺部痛はありますが、開頭術後の術創部痛に比較し軽度です。

　血管内手術の欠点とし、血管内治療での合併症として、血管の中でカテーテルを操作するため、血液が固まりそれによって血管を閉塞させて脳梗塞を起こす可能性があるため、その予防のために、血液を固まりにくくする薬（抗凝固剤や抗血小板剤）を使用します。そのため、出血した場合には開頭術であればすぐ対応できますが、血管内の場合は対応が遅れたり、血液が固まりにくくする薬を使用しているため、出血が止まらず致死的になることがありま

図1　脳動脈瘤

瘤内塞栓術に適した動脈瘤の条件
・動脈瘤頚部が小さいこと（4～5mm）
・動脈瘤自体が小さいこと（15mm以下）
・体部/頚部比が2以上であること
しかし、最近では改良型コイルやいろいろな道具の進歩で適応が拡大しています。

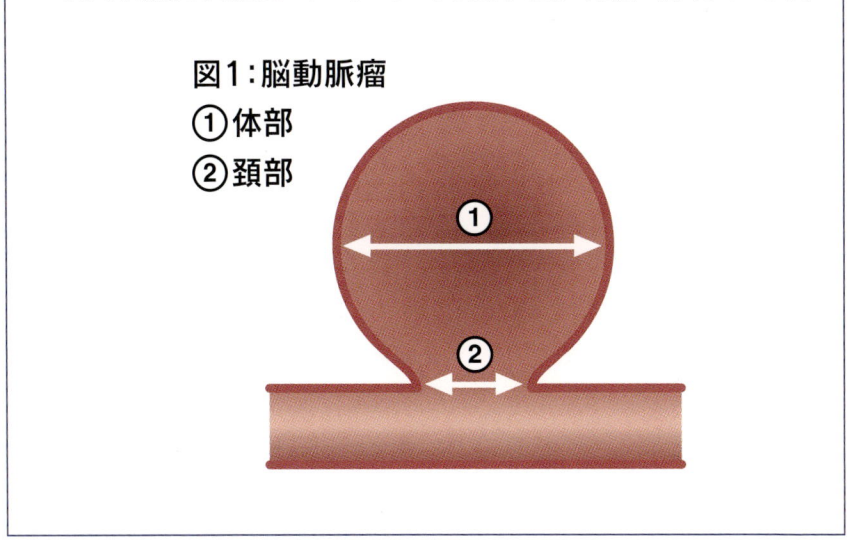

図1：脳動脈瘤
①体部
②頚部

第4章 最新の診断と治療

す。また、開頭クリッピング術では、クリップを動脈瘤にかけた時点で再出血の予防になりますが、血管内の場合は完全に閉塞したと思われても手術で動脈瘤内にコイルを入れられる体積は20～30％程度が限界です。通常はこれで再出血を起こす可能性は少ないと言われていますが、徐々に動脈瘤の頸部に膜がはり、閉塞するまでに数ヶ月程度の時間がかかると言われています。そのため、治療後に動脈瘤が増大したり、再開通して再出血を起こす可能性があり、そのときは再治療が必要になることがあります。

今後、脳血管内治療は、器械、道具の進歩により治療の適応範囲が拡大してくる手術方法です。

図2　開頭クリッピング術とコイル塞栓術の術前術後の血管造影画像

頭開クリッピング術：前交通動脈部の脳動脈瘤。クリッピング術を行い動脈瘤が写らなくなっています。
コイル塞栓術：内頭動脈部の脳動脈瘤（矢印）。コイルを動脈内に留置し、動脈瘤が写らなくなっています。

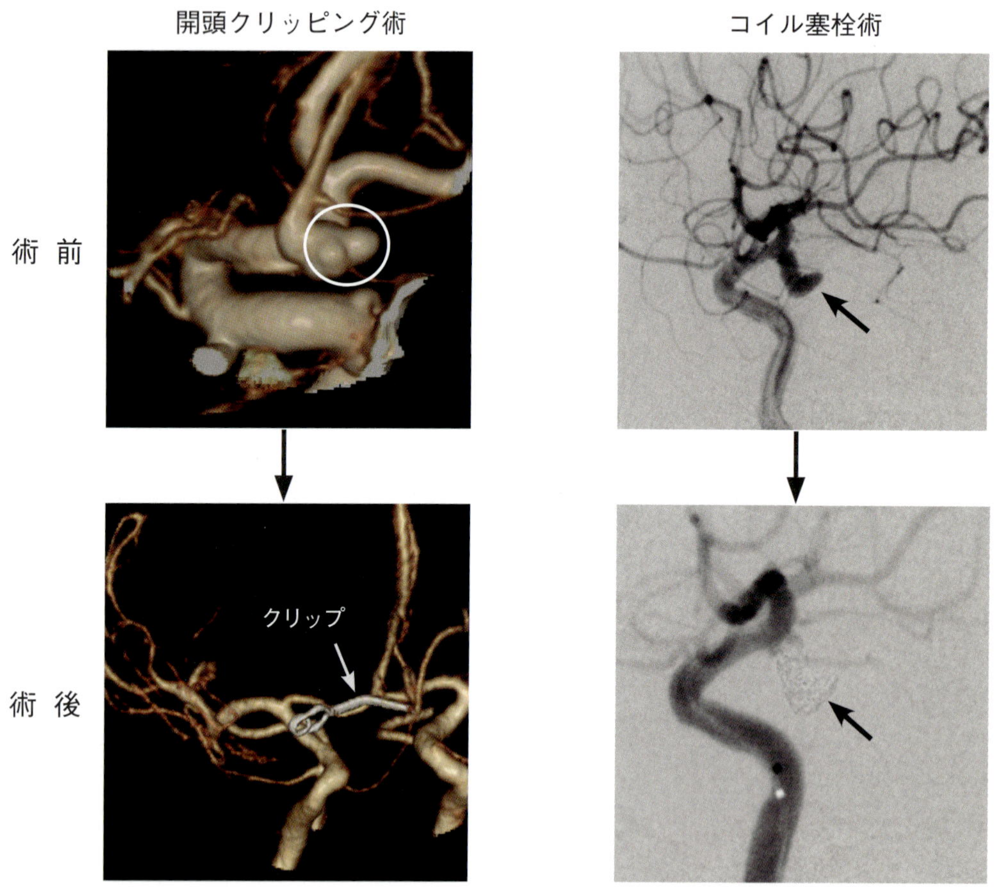

第4章　最新の診断と治療

神経内視鏡手術

赤井　卓也

神経内視鏡の概要

近年の光学機器技術の進歩により、細径でしかも3CCDカメラを搭載して鮮明な画像を提供できる内視鏡システムが開発されました。このため、狭いところで微細な動きが必要とされる脳神経外科領域においても、近年、内視鏡手術が急速に普及しつつあります。

内視鏡には、まっすぐで曲がらない硬性鏡と光ファイバーを用いて先端部が屈曲可能な軟性鏡があります（図1）。胃や大腸の内視鏡検査に主として用いられているのは軟性鏡です。通常カメラは、内視鏡の最も手前側に取り付けますが、内視鏡先端部にカメラを取り付けたビデオ内視鏡が開発されました。硬性鏡の利点は、光ファイバーを用いていないため鮮明な画像が得られることであり、軟性鏡の利点は、先端を曲げることができるので、広い範囲の観察および操作ができるところです。ビデオ内視鏡は、この両者の利点がいかされています（図2）。

神経内視鏡を用いて行うことができる手術

内視鏡を用いて手術を行うことの最も大きな利点は、"見える"ことです。脳神経外科領域では、顕微鏡を用いて手術をすることが多いのですが、内視鏡を用いることで顕微鏡では十分に見えない部分の観察が可能となります。内視鏡のチャンネルから特殊な鉗子を挿入してリアルタイムに観察しながらの操作ができます。内視鏡のみで手術ができれば、小さな開頭（穿頭）で手術を行うことも可能です。

内視鏡を用いて行える手術は、1）水頭症手術、2）腫瘍摘出術、3）脳内血腫除去術、4）脳動脈瘤クリッピング術、5）下垂体手術、などがあります。

図1　神経内視鏡の種類

硬性鏡

0度、30度、70度方向の観察が可能な内視鏡です。内視鏡は曲がりませんが、軟性鏡よりきれいな画像が得られます。透視やナビゲーションシステムにより内視鏡先端の位置を確認することができます。

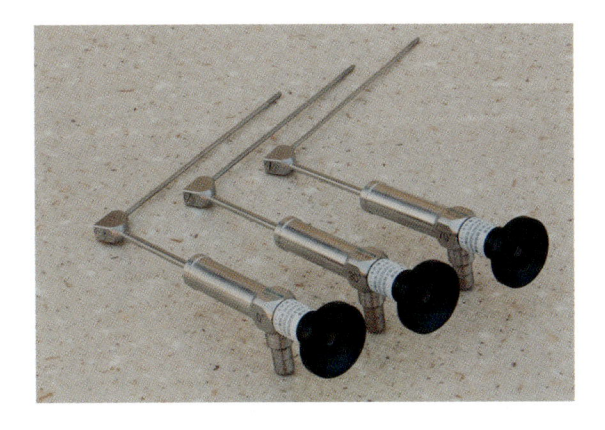

軟性鏡

光ファイバーを通して内視鏡先端部でとらえた画像をカメラへ送ります。内視鏡の先端を曲げることができるため、硬性鏡より広い範囲を観察することができます。また、内視鏡の鉗子口（⇐）から鉗子（←）を挿入し、穴をあけたり、腫瘍を摘出することもできます。

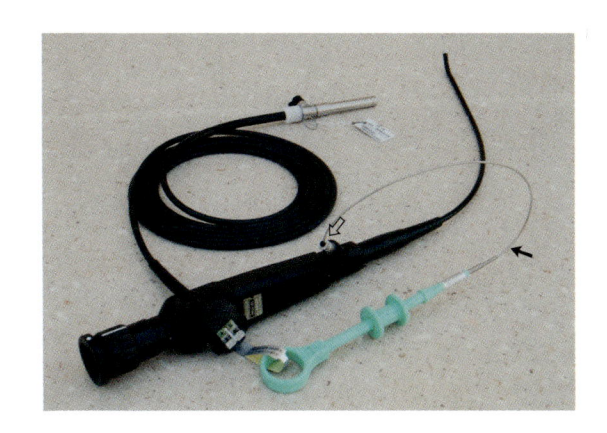

図2 ビデオ内視鏡

内視鏡先端に特殊カメラを装着した内視鏡です。先端部は決まった範囲で自由に曲げることができ、また、硬性鏡と同レベルの画像が得られます。

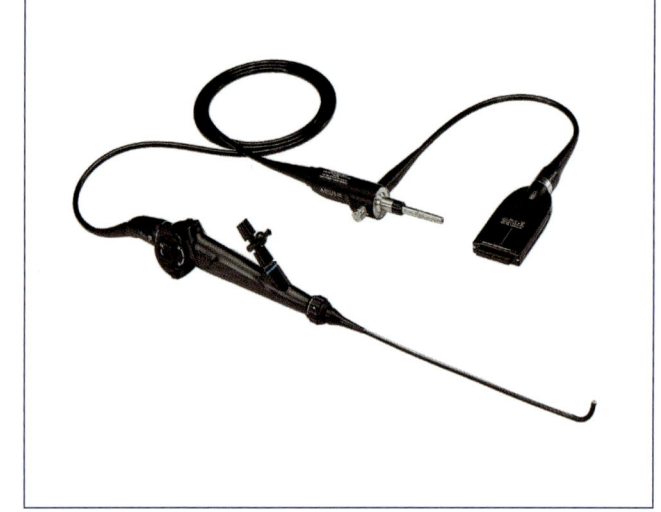

図3 第3脳室底開窓術のシェーマ

脳室内に内視鏡を挿入したところです。脳室を経由することで従来困難であった脳室底部まで到達することで可能です。内視鏡のチャンネルから特殊な器具にて第3脳室底部に穴をあけることで、脳脊髄液を脳室内から脳底部へと流すことができます。

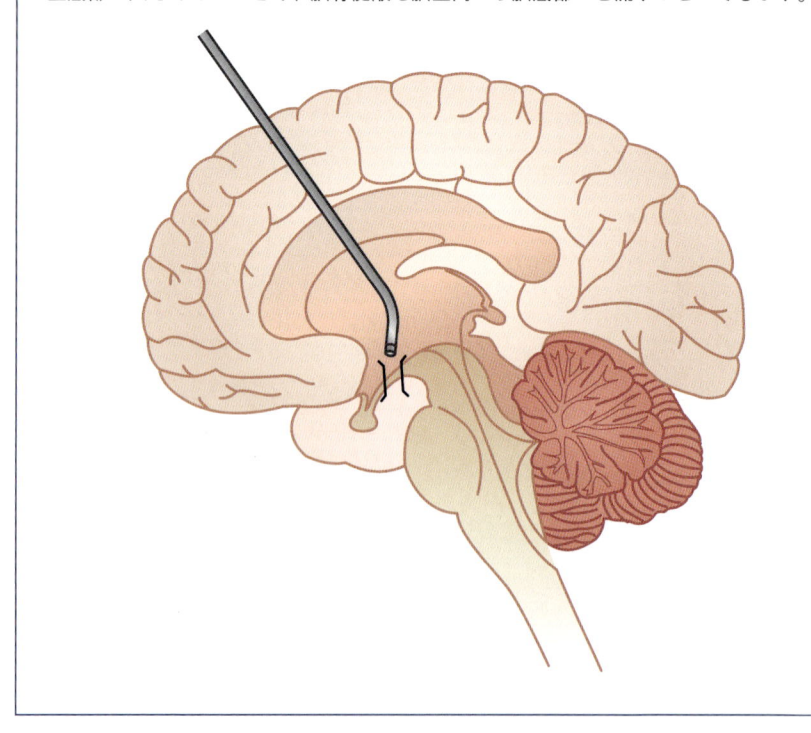

水頭症手術

水頭症は、脳の中に脳脊髄液という水がたまる病気です。大人では頭痛、嘔吐、認知症などの症状が出現します。子供では、頭が大きくなることもあります。

従来、この病気の治療は、脳室腹腔短絡術（脳の中の脳脊髄液をためている部屋（脳室）とお腹（胃、肝臓、腸などがある腹腔）を細いチューブでつないで余剰の脳脊髄液を腹腔から吸収させる手術）、脳室心房短絡術（脳室と心臓を細いチューブでつなぐ）などのシャント手術が行われていました。しかし、内視鏡手術により脳室の一部に小さな穴をあけることで（図3）、シャント手術を行わなくても水頭症の治療が可能となりました。治療の対象となるのは、主として脳脊髄液の流れがどこかで堰きとめられたようになって起こる非交通性水頭症ですが、高齢者の認知症の原因のひとつである正常圧水頭症でも、タイプによってはこの治療により症状が改善することもあります。

腫瘍摘出術

脳室内および脳室周囲腫瘍は、脳の深部に位置するため、そこへ到達することが難しく、身体の負担となる大きな手術でした。しかし、内視鏡を用いることで、脳室経由でより安全に腫瘍まで到達することが可能となりました。そのため、内視鏡により腫瘍の一部を摘出して診断を確定し、その腫瘍に適した補助療法（放射線治療、化学療法）を行うことができます。水頭症を併っているときは、その治療も同時に行うことができます。小さな腫瘍では内視鏡のみで摘出することもできます。ま

図4 ナビゲーションガイド下腫瘍生検手術

ナビゲーションシステムを用いて目標部位を計算し、その部位に正確に内視鏡を進めます。そして内視鏡観察下に特殊な細い鉗子を用いて腫瘍を摘出します。内視鏡で見ているため、出血した際は、それを確認し止血できます。

ナビゲーション画面　　　　　内視鏡像

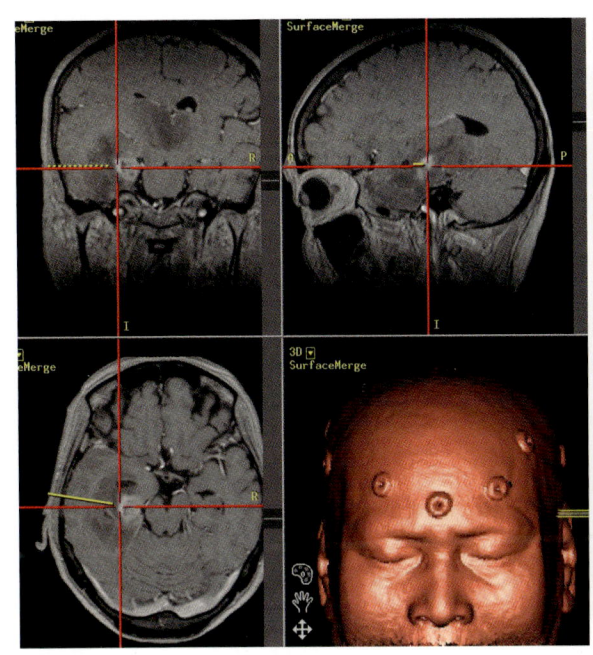

腫瘍

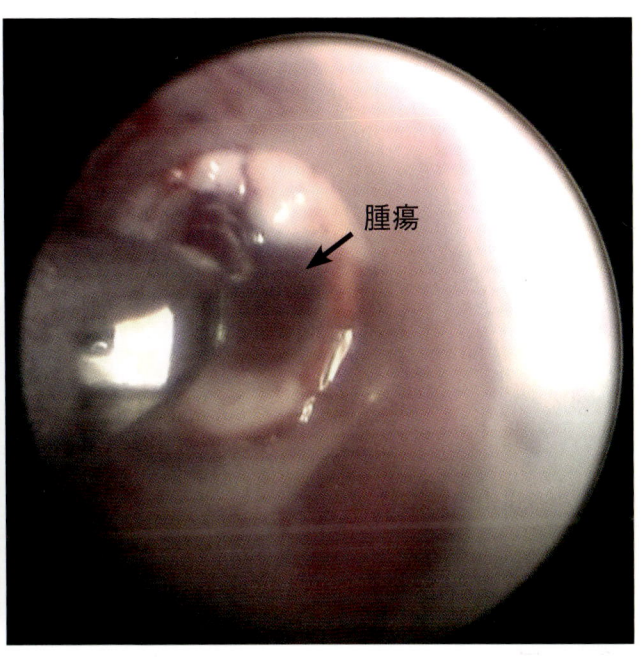

た、脳の中にある腫瘍でも、手術ナビゲーションシステムを併用することで、より安全、確実に腫瘍へ到達し、その一部を摘出することが可能となります（図4）。

脳内血腫除去術

突然の麻痺、意識障害で発症する脳出血は、従来、開頭血腫除去術（頭蓋骨を大きく開けて顕微鏡下に血腫を除去する手術）、定位的血腫除去術（頭に特殊なフレームを取り付けCT撮影後に頭蓋骨に小孔をあけ目標点を計算してその部分に針を刺して血腫を吸引する手術）が行われていました。内視鏡手術では、頭蓋骨に小孔をあけてそこから内視鏡を挿入し、観察下に血腫を吸引除去することができます（図5）。

脳動脈瘤クリッピング術（手術支援）

くも膜下出血の原因である脳動脈瘤は、開頭して、顕微鏡下に脳の隙間を剥離し、動脈瘤が破裂しないようにその基部に特殊なクリップをかける手術です。しかし、脳の隙間から操作をするので顕微鏡を用いても血管や骨の影となり動脈瘤の全貌が見えないことがあります。その際には、内視鏡を挿入して顕微鏡で見えないところを観察しつつ、より安全にクリッピング術を行うことができます。内視鏡単独でクリッピング術を行うことはできません。

下垂体手術

多くの下垂体手術は、鼻を経由する細長いルートで行います。顕微鏡を用いることで、深部正面の観察はできますが、深部外側は見えません。内視鏡を挿入することで腫瘍外側や天井側などの観察も可能となり、より安全、確実な手術が可能となります。

神経内視鏡手術の今後

神経内視鏡手術は数々の利点がありますが、脳神経外科領域に用いる機器としては、今後さらに発展すべきところがあります。それらは、3次元画像の開発、ファイバーで使用可能な鋏の開発、止血器具の開発、さらに細い内視鏡の開発などです。これらが使用可能となると、さらにいろいろな手術に内視鏡が応用されていくものと考えられます。

第4章　最新の診断と治療

図5　脳内血腫除去術

脳内血腫のCTと内視鏡手術にて血腫を除去しているところを示しています。
内視鏡にて直接血腫腔を観察しながら血腫を吸引除去することが可能です。出血部位は、凝固し止血できます。

脳内出血の頭部CT　　　　　　　内視鏡像

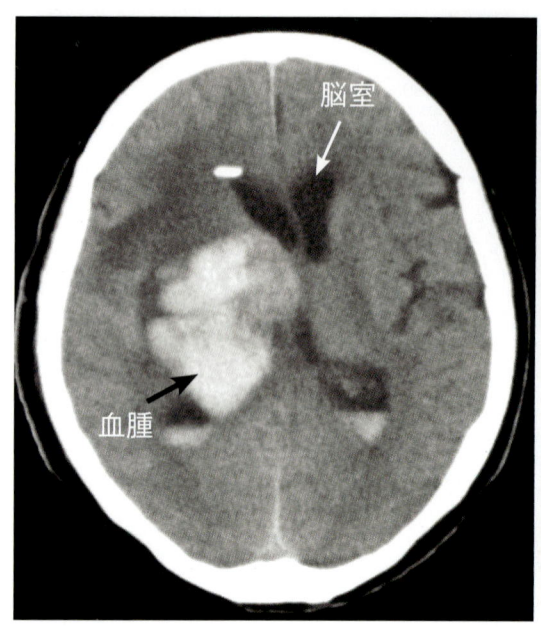

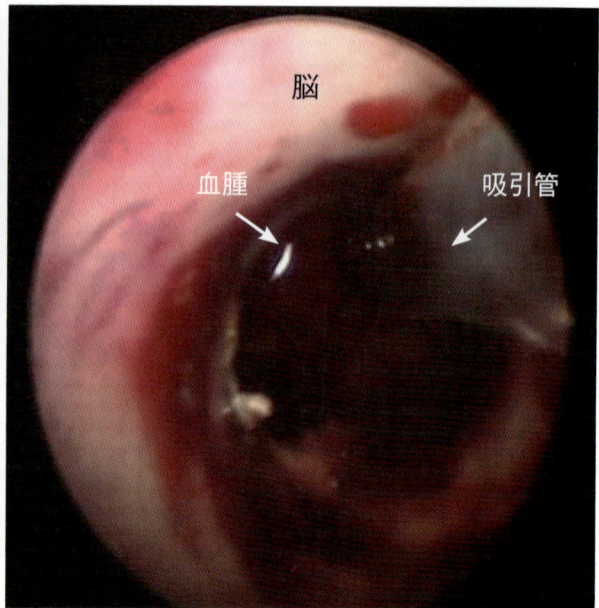

Q&A

問：どんな水頭症でも内視鏡手術で治せるのか？

答：内視鏡手術の適応となるのは、主として非交通性の水頭症（脳脊髄液の流れが途中で堰きとめられている水頭症）です。ただし、2歳未満では内視鏡手術で症状が改善する率は低いと言われています。

問：シャント手術を行っていても内視鏡手術を受けられるのか？

答：シャントが正常に働いていれば、内視鏡手術を受ける必要はありません。しかし、チューブの延長が必要なときや、シャントが詰まったとき、シャントの圧調節がうまくいかないときなどは、内視鏡手術により、それらの問題が解決できることがあります。

問：水頭症による認知症にも内視鏡手術は有効なのか？

答：認知症の原因となる正常圧水頭症の標準的治療はシャント手術ですが、そのタイプによっては内視鏡手術が有効なことがあります。

第4章　最新の診断と治療

定位放射線治療

岡本　一也

どんな治療でしょうか

定位放射線治療とは、病巣に対していろいろな方向から放射線を集中させて照射する方法で、コンピューターと機械の発達によって可能となった画期的な放射線治療法です。正常な組織にはできるだけ放射線をかけずに、病気の部分に放射線を集中させることで治療効果を上げるようにできています（いわゆるピンポイント照射）。正常組織の障害の発生率を下げ、病気の治療効果を上げることができます。

定位放射線治療にはどんな種類がありますか

代表的なものとして、一番古くから行われているガンマナイフ、リニアックを応用して治療を行うもの、ロボットアームを使用したサイバーナイフがあります。金沢医科大学病院ではリニアックを応用して治療を行っています（図1）。

どのような疾患が治療の対象になりますか

現在行われている定位放射線治療は、呼吸などによる動きが少ない頭蓋内病変が主に行われていますが、最近では肺や肝臓に行うこともできるようになってきました。一番たくさん行われているのは転移性脳腫瘍に対する治療です。他の脳腫瘍では聴神経腫瘍や髄膜腫に行うこともあります。腫瘍の大きさにはある程度の制限があり、病巣の直径が3 cm程度までがよい適応になります。

実際の治療はどうするの

転移性脳腫瘍を例にとってお話します。ピンポイントに放射線照射を行うために頭部の固定が必要です。少しの位置のずれがあっても治療に影響しますので固定が重要になります。私たちの病院では頭部の固定にピンで固定する場合とマスクで固定する場合があります。病変の大きさや治療時間を考え使い分けています。治療は通常の放射線治療と異なり、1回の治療で終了する場合が多くなります。

1回で治療する場合を定位放射線治療（Stereotactic Radiosurgery: SRS）と言います。また、腫瘍の種類によっては何回かに分けて定位放射線治療を行う場合もあります。それを分割で行う定位放射線治療（Stereotactic Radiotherapy: SRT）と言います。腫瘍の種類や脳神経の近くに腫瘍がある場合に行います。

どちらの方法でも基本的な治療法

図1　リニアック治療装置

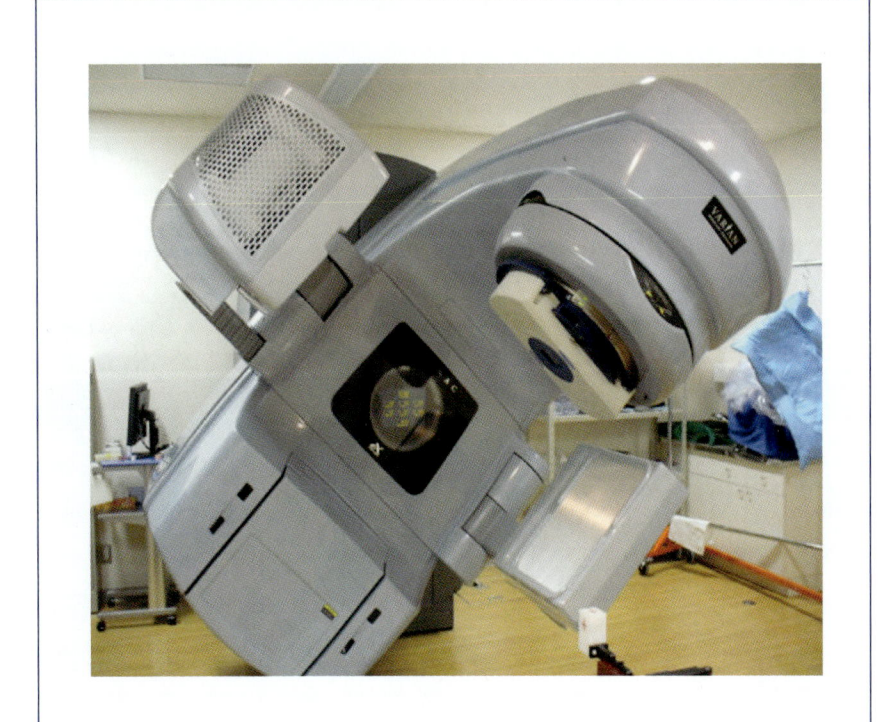

第4章　最新の診断と治療

図2　聴神経腫瘍の治療計画例

聴神経腫瘍

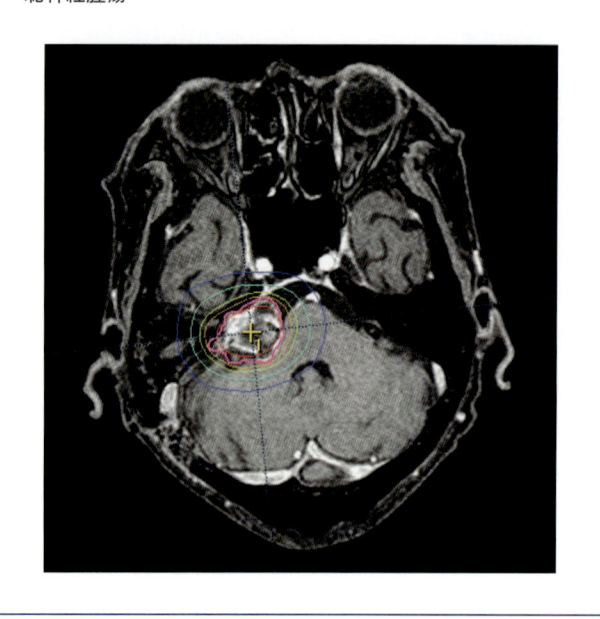

は同じですが、リニアックを回転させることとベッドを回転させることで放射線を1点に集中させます。不整形の腫瘍にも対応できるように細かい金属の扉をコンピューター制御することで形に合わせた放射線照射ができるようになっています（高精度マルチリーフコリメータ使用）。

どういう病気に有効か

治療ができる病気は幅が広いのですが、主には腫瘍病変と脳動静脈奇形です。腫瘍では先ほどご紹介しました転移性脳腫瘍、聴神経腫瘍、頭蓋咽頭腫、下垂体腺腫、一部の神経膠腫などです。血管障害では脳動静脈奇形が一番重要な疾患となります。

副作用はあるのか

1回での治療が多いため、副作用は比較的少ないことが多いのですが、個々の病気によって違いますので担当医までお尋ねください。

今後の展望

今後の放射線治療は、病気の部分により多くの線量を照射し、正常組織により少ない線量を照射するという考えが進められ、効果の高い治療方法として進歩が期待されています。また、治療できる病気の幅も広がりつつあり、定位放射線治療は治療が困難であった病気に対しても新しい治療の選択肢として発展が期待されています。

図3　高精度マルチリーフコリメータ

（㈱ BrainLAB 提供）

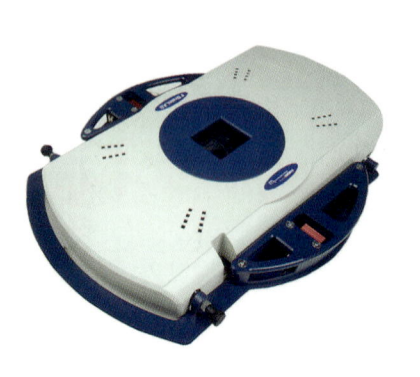

本体　　　　内部構造（3mm リーフ）　　　　照射アークの3D 画像

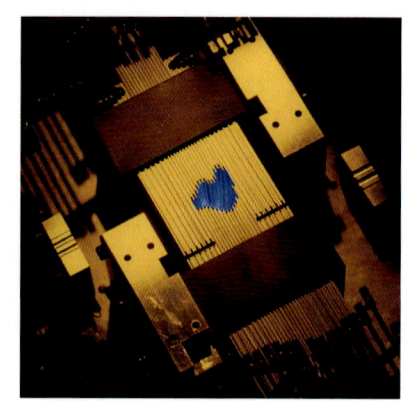

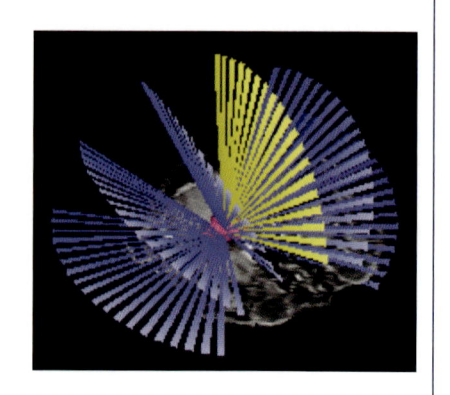

索 引

索 引

記号・英数

ABR ……………………………… 25
α-シヌクレイン蛋白 …………… 79
Body mass index(BMI) ………… 46
CAG リピート …………………… 98
CPEO（慢性進行性外眼筋麻痺症候群）… 112
CT angiography ………………… 144
early CT sign …………………… 82
familial ALS: FALS …………… 110
FDG PET ……………………… 142
GABA（ガンマ-アミノ酪酸）…… 70
Glasgow Coma Scale（GCS）…… 10
IFN-γ …………………………… 103
Japan Coma Scale（JCS）……… 10
Machado-Joseph病 ……………… 99
MELAS（ミトコンドリア脳筋症・乳酸アシドーシス・脳卒中様発作症候群）…… 112
MERRF（赤色ぼろ線維を伴うミオクローヌスてんかん）…………… 112
MR angiography ………………… 143
MRI ……………………………… 105
myelin …………………………… 102
SNRI …………………………… 43
SSRI …………………………… 43
Stereotactic Radiosurgery: SRS … 151
Stereotactic Radiotherapy: SRT … 151
T1強調 ………………………… 105
T2強調 ………………………… 105
Th1 ……………………………… 103
Th2 ……………………………… 103
TNF-α ………………………… 103
Tornwaldt病 …………………… 33
TRT療法（耳鳴再訓練療法）…… 29
Wearing off現象 ………………… 96

あ

悪性症候群 ……………………… 97
アクリン再生 …………………… 72
アクロファージ ………………… 103
アセチルコリン ………………… 70
アテローム血栓性脳梗塞 ……… 82
アドレナリン …………………… 70
アナフィラキシーショック …… 5
アミロイド蛋白 ………………… 76
アルガトロバン ………………… 84
アルツハイマー型認知症 …… 70,90
アルツハイマー病 …………… 76,142

い

イオンチャネル ………………… 70
意識障害 ……………………… 7,12
異常知覚 ………………………… 55
位置覚 …………………………… 54
一次性頭痛 ……………………… 2
一過性脳虚血発作 …………… 12,14,85
一酸化炭素 ……………………… 70
一酸化窒素 ……………………… 70
遺伝性プリオン病 ……………… 130
いびき …………………………… 48
胃瘻栄養法 ……………………… 57

インターフェロンβ …………… 104

う

ウートフ徴候 …………………… 105
ウェルニッケ脳症 ……………… 11
うつ病 …………………………… 42
右脳 ……………………………… 66
運動神経 ……………………… 51,55,79
運動野 …………………………… 51

え

エダラボン ……………………… 84
エドロホニウム試験 …………… 109
嚥下造影検査 …………………… 56
嚥下内視鏡検査 ………………… 56
炎症 ……………………………… 105
延髄 ……………………………… 64
エンドルフィン ………………… 70

お

嘔吐 ……………………………… 36
嘔吐反射 ………………………… 36
悪心 ……………………………… 36
オージオグラム ………………… 26
オザグレル ……………………… 84
オリーブ橋小脳萎縮症 ………… 99
オリゴデンドログリア ………… 73
オン・オフ（On-off）現象 …… 96

か

下位運動ニューロン …………… 52

開放隅角緑内障……………… 23	急性播種性脳脊髄炎………… 87	頚椎椎間板ヘルニア………… 122
海綿状態……………………… 80	急性緑内障発作……………… 23	頚椎前方除圧固定術………… 123
カウンセリング……………… 29	橋……………………………… 64	頚椎変性疾患………………… 122
核医学検査…………………… 142	胸髄…………………………… 52	軽度認知機能障害…………… 40
学習…………………………… 76	胸腺摘出術…………………… 109	経鼻経管栄養法……………… 57
過食症………………………… 46	胸腺腫………………………… 109	経皮的胃瘻造設術（percutaneous endoscopic
画像検査……………………… 91	恐怖…………………………… 43	gastrostomy: PEG） 111
合指症………………………… 117	恐怖症………………………… 43	経鼻的下垂体手術…………… 128
カテーテル…………………… 145	局所脳ブドウ糖代謝画像…… 143	経鼻的下垂体腫瘍摘出術…… 129
感音難聴……………………… 26	ギラン・バレー症候群……… 53,106	けいれん…………………… 7,12,120
寛解期………………………… 103	筋萎縮性側索硬化症（Amyotrophic	血液浄化療法………………… 109
感覚神経……………………… 54	Lateral Sclerosis: ALS）……… 79,110	血漿浄化療法………………… 106
感覚中枢……………………… 54	緊張型頭痛…………………… 2	血清抗AchR抗体 …………… 109
感覚鈍麻……………………… 55	筋力低下……………………… 52	幻覚…………………………… 41
眼筋型………………………… 108		言語中枢……………………… 66
環軸椎脱臼…………………… 125	**く**	顕在性二分脊椎……………… 118
間接血管吻合術……………… 120		幻視…………………………… 41
感染性髄膜炎………………… 87	くも膜………………………… 87	幻聴…………………………… 41
感染性脳炎…………………… 87	くも膜下出血………………… 86	
感染性プリオン病…………… 130	くも膜のう胞………………… 118	**こ**
間脳…………………………… 64	グラチラマーアセテート…… 104	
顔面神経麻痺………………… 59	グリア細胞…………………… 76	コイル………………………… 145
	グリア細胞質内封入体……… 79	コイル塞栓術………………… 146
	グリシン……………………… 70	抗うつ剤……………………… 42
き	クリッピング術……………… 146	抗うつ薬……………………… 43
記憶障害……………………… 39	グルカゴン…………………… 70	抗寄生虫抗体………………… 132
気管切開による人工呼吸（tracheostomy intermit-	グルタミン酸………………… 70	口腔底蜂巣織炎（Ludwig angina）… 33
tent positive pressure ventilation: TIPPV）… 111	クロイツフェルト・ヤコブ病 80,131	抗コリンエステラーゼ剤……… 109
奇形腫………………………… 118	群発頭痛……………………… 2	後根………………………… 52,54
寄生虫………………………… 132		後根神経節…………………… 54
気分（感情）障害 …………… 43		後索…………………………… 54
急性咽頭炎…………………… 32	**け**	高次脳機能障害……………… 135
急性音響障害………………… 27	頚髄…………………………… 52	後縦靭帯骨化症（OPLL）……… 122
急性腺窩性扁桃炎…………… 32	頚椎後方除圧（固定）………… 123	抗精神病薬…………………… 42
急性中耳炎…………………… 26	頚椎症………………………… 122	更年期障害…………………… 138

抗不安薬……………………… 43
硬膜……………………………… 87
誤嚥性肺炎…………………… 58
黒質……………………………… 78
固縮……………………………… 95
骨延長器……………………… 118
骨格筋………………………… 52
コルサコフ症候群…………… 11
混合難聴……………………… 26

さ

罪業妄想……………………… 42
再発期………………………… 103
左脳…………………………… 66

し

視覚誘発電位………………… 104
磁気共鳴画像(MRI) ………… 104
軸索……………………54,69,76,102
耳硬化症……………………27,72
視床…………………………… 54
歯状核赤核淡蒼球ルイ体萎縮症… 99
失外套症候群………………… 8
失行…………………………39,135
失語…………………………39,135
失神…………………………… 7
失認…………………………39,135
シナプス……………………69,76
シナプス小胞………………… 69
しびれ………………………… 55
耳鳴…………………………… 29
シャイ・ドレーガー症候群… 100
社会的因子…………………… 140

社会不安障害（社会恐怖）……… 43
シャント手術………………… 116
重症筋無力症………………53,70,108
重積状態……………………… 12
周辺症状……………………… 91
樹状突起……………………69,76
受容体………………………… 69
シュワン細胞………………73,76
循環血液量減少性ショック…… 4
上位運動ニューロン………… 51
上喉頭神経痛………………… 34
小脳…………………………64,79
静脈栄養法…………………… 57
食欲…………………………… 46
食欲不振……………………… 46
女性のメンタルヘルス……… 137
女性のライフサイクル……… 138
女性ホルモン………………… 138
ショック……………………… 4
ショック指数………………… 6
自律神経系…………………… 79
自律神経症状………………… 36
心因性難聴…………………… 28
心気妄想……………………… 42
神経画像……………………… 142
神経筋接合部………………52,70
神経原性ショック…………… 4
神経原線維変化……………… 78
神経再生……………………… 72
神経細胞……………………… 76
神経症性障害………………… 43
神経性無食欲症：Anorexia nervosa… 46
神経新生……………………… 72
神経伝達物質………………69,76
神経内視鏡…………………… 147

神経内視鏡手術……………116,147
神経ペプチドY……………… 70
心原性脳塞栓………………… 82
真珠腫性中耳炎……………… 26
滲出性中耳炎………………… 26
振戦…………………………… 95
身体的因子…………………… 140
身体表現性障害……………… 43
振動覚………………………… 54
深部知覚……………………… 54
心理的因子…………………… 140

す

随意筋………………………… 52
髄液…………………………… 104
髄鞘…………………………… 102
髄鞘蛋白……………………… 80
髄膜炎………………………80,87
髄膜脳炎……………………… 80
睡眠関連疾患………………48,135
睡眠時間……………………… 48
睡眠不足……………………… 48
頭蓋咽頭腫…………………… 129
頭蓋骨縫合早期癒合症……… 116
ステロイドパルス療法……… 133
ストレス関連障害…………… 43

せ

正常圧水頭症………………… 148
脊髄…………………………… 64
脊髄炎………………………… 132
脊髄係留……………………… 118
脊髄根………………………… 52

脊髄脂肪腫 …… 118	代謝性脳症 …… 7	伝音難聴 …… 25
脊髄腫瘍 …… 53	体性感覚野 …… 66	てんかん …… 7
脊髄小脳変性症 …… 98	大脳 …… 64	てんかん発作 …… 12
脊柱管狭窄症 …… 122	タウ蛋白 …… 78	
摂食嚥下障害 …… 56	多系統萎縮症 …… 79,100	
舌咽神経痛 …… 34	脱髄 …… 102	**と**
セロトニン …… 70	脱髄疾患 …… 102	統計画像法 …… 143
遷延性植物状態 …… 8	多巣性運動ニューロパチー（multifocal motor neuropathy MMN） …… 111	統合失調症患者 …… 41
前角細胞 …… 52		頭頂葉 …… 54
前駆症状 …… 12		糖尿病網膜症 …… 22
前根 …… 52,54	脱力 …… 52	ドーパミン …… 70,78
潜在性二分脊椎 …… 118	多発性硬化症 …… 53,101	閉じこめ症候群 …… 8
前索 …… 54		トッドの麻痺 …… 12
線状体 …… 79	**ち**	突発性難聴 …… 27
線状体黒質変性症 …… 100	治験 …… 104	突発性難聴に伴うめまい …… 19
全身型 …… 108	中核症状 …… 91	特発性プリオン病 …… 130
仙髄 …… 52	中枢神経 …… 102	ドーパミン …… 70,95
前庭神経炎 …… 19	中枢神経系 …… 52	
先天性筋ジストロフィー …… 53,114	中脳 …… 64,78	**な**
前頭葉 …… 51,66	長時間睡眠者（short sleeper） …… 48	内耳炎 …… 28
全般性不安障害 …… 43	聴神経腫瘍 …… 27	内臓幼虫移行症 …… 132
全般発作 …… 12	跳躍伝導 …… 102	ナビゲーションシステム …… 149
せん妄 …… 8,42	聴力図 …… 26	難聴 …… 25
	聴力の加齢変化 …… 27	軟膜 …… 87
	直接血管吻合術 …… 120	
そ		**に**
騒音性難聴 …… 27	**つ**	二次性頭痛 …… 3
早期リハビリテーション …… 84	錐体交叉 …… 52	日内変動 …… 108
増殖糖尿病網膜症 …… 22		二分脊椎 …… 118
組織型プラスミノーゲン・アクチベーター（rt-PA） …… 83	**て**	認知症 …… 39,76
	定位（的）放射線治療 …… 120,151	
た	デュシェンヌ型筋ジストロフィー …… 114	
代謝性意識障害 …… 7	転移性脳腫瘍 …… 151	

ね

- 熱性けいれん　12, 15
- 眠気　48

の

- 脳萎縮　76
- 脳炎　87
- 脳下垂体腫瘍　128
- 脳幹　79
- 脳幹網様体賦活系　7
- 脳機能　135
- 脳血管性認知症　90
- 脳血管内治療　145
- 脳血流SPECT　142
- 脳梗塞　53, 80, 82
- 脳挫傷　80
- 脳室腹腔短絡術　148
- 脳出血　53, 85
- 脳震盪　7
- 脳脊髄液　116
- 脳とこころと眠り　136
- 脳動脈瘤　145
- 脳動脈瘤クリッピング術　149
- 脳動静脈奇形　120
- 脳内血腫除去術　149
- のう胞開窓術　118
- のう胞腹腔短絡術　118
- ノルアドレナリン　70

は

- パーキンソン病　70, 78, 94
- 敗血症性ショック　6
- 白内障　22
- 長谷川式簡易知能スケール　39, 91
- パニック（恐慌性）障害　43
- パニック発作　43
- ハント症候群　59

ひ

- 被害妄想　42
- 非感染性髄膜炎　88
- 非交通性水頭症　148
- 非侵襲的陽圧人工呼吸（noninvasive intermittent positive pressure ventilation: NIPPV）　111
- ヒスタミン　70
- 非定型抗精神病薬　42
- 皮膚幼虫移行症　132
- 表在知覚　54
- 貧困妄想　42

ふ

- 不安　43
- 副腎皮質ステロイド　109
- 副腎皮質ホルモン　104
- 不随意筋　52
- ぶどう膜炎　22
- 部分発作　12
- 不眠　48
- プリオン蛋白　130
- プリオン病　80, 130
- ブレインアタック　82
- ブロードマン　65

へ

- 平滑筋　52
- ベッカー型筋ジストロフィー　114
- ペラグラ脳症　11
- ヘルパンギーナ　32
- ベル麻痺　59
- ベンズイミダゾール系駆虫薬　133
- 片頭痛　2
- 扁桃周囲膿瘍　32

ほ

- 傍腫瘍性小脳変性症　99
- 乏突起膠細胞　102

ま

- マクロファージ　103
- 末梢神経　52, 102
- 麻痺　52, 55
- 慢性中耳炎　26
- 慢性扁桃炎　32

み

- ミエリン　102
- ミトコンドリア　112
- ミトコンドリア脳筋症　112
- 未破裂動脈瘤　86
- 耳鳴　29

む

- 無菌性髄膜炎　88
- 無症候性脳梗塞　85

無髄線維	102
無動	95
無動性無言	8
ムンプス難聴	28

め

酩酊（めいてい）状態	7
メニエール病	18,28
めまい	16
免疫異常	104
免疫グロブリン大量投与療法（IVIg）	106,111
免疫抑制剤	109

も

妄想性障害	42
網膜色素変性症	23
網膜静脈閉塞症	22
網膜中心動脈閉塞症	22
網膜剥離	22
もうろう状態	8
もやもや病	119

や

薬物性難聴	27

ゆ

憂うつ	43
有髄線維	102

よ

葉酸	119

腰髄	52
腰椎後方除圧術	127
腰椎椎間板ヘルニア	126
腰椎椎間板ヘルニア摘出術	127
腰椎変性疾患	126
腰部脊柱管狭窄症	126

ら

ラクナ梗塞	82

り

リズム	48
良性発作性頭位めまい症	17,19
緑内障	22
リルゾール	111

れ

レセプター	69
レヴィ小体	79

ろ

老人性難聴	27
老人斑	76

わ

ワーラー（Waller）変性	72
ワルダイエル咽頭輪	32

図説 カラダ大辞典③	
	神経の病気
発行日	平成22年6月1日
編　集	図説 カラダ大辞典編集委員会
発　行	金沢医科大学 出版局 〒920-0293 石川県河北郡内灘町大学1丁目1番地 電話 076-286-2211（代） http://www.kanazawa-med.ac.jp
発　売	株式会社 紀伊國屋書店 〒163-8636 東京都新宿区新宿3丁目17番7号 電話 03-3354-0131（代）
印　刷	ヨシダ印刷株式会社 〒921-8546 石川県金沢市御影町19番1号 電話 076-241-2141（代）

本書の内容を無断で複写、複製、転載すると、著作権・出版権の侵害となることがありますのでご注意ください。
落丁、乱丁本はお取替えいたします。
Ⓒ金沢医科大学 図説 カラダ大辞典編集委員会

ISBN978-4-906394-39-5